高等医药院校新形态教材

供医学影像技术及相关专业使用

医学影像成像原理

（第 2 版）

主　编　邱建峰　胡鹏志
副主编　刘丹丹　杨鹏飞
编　委　（按姓氏汉语拼音排序）

陈祖跃　绍兴文理学院

郝　婕　邢台医学高等专科学校

胡　昊　肇庆医学高等专科学校

胡鹏志　中南大学湘雅三医院

焦德琼　白城医学高等专科学校

刘丹丹　首都医科大学附属北京同仁医院

马　超　辽宁医药职业学院

马德鹏　山东第一医科大学

邱建峰　山东第一医科大学

杨鹏飞　山东中医药高等专科学校

赵　洁　华中科技大学同济医学院附属协和医院

科学出版社

北　京

内 容 简 介

　　本教材共分 9 章：第 1 章概述，介绍了医学影像学成为临床医学重要学科的原因和这门学科的发展与现状；第 2 章至第 8 章，分别介绍模拟 X 射线摄影成像原理、数字 X 射线摄影成像原理、数字减影血管造影成像原理、计算机 X 射线体层摄影成像原理、磁共振成像技术、核医学成像原理和放射治疗设备原理；第 9 章对医学影像的图像存储与传输系统进行专门讲解。本教材力争全面、系统、与时俱进。在内容编排、文字组织、图表应用方面，努力做到概念清楚、条理分明、语言通畅、直观生动、深入浅出，做到好读、易懂、实用，适合学生学习且有益于培养学生科学思考、分析和解决问题的能力。同时，本教材的编写还注意与其他同类教材进行有机联系，既相互呼应又尽量避免重复。

　　本教材主要供医学影像技术及相关专业使用，也可以作为相关专业教师和科研工作者及医学影像爱好者的参考用书。

图书在版编目（CIP）数据

医学影像成像原理 / 邱建峰，胡鹏志主编. —2 版. —北京：科学出版社，2024.6

高等医药院校新形态教材

ISBN 978-7-03-078117-8

Ⅰ. ①医⋯　Ⅱ. ①邱⋯　②胡⋯　Ⅲ. ①医学摄影 - 医学院校 - 教材　Ⅳ. ①R445

中国国家版本馆 CIP 数据核字（2024）第 043142 号

责任编辑：丁海燕 / 责任校对：周思梦
责任印制：师艳茹 / 封面设计：涿州锦晖

科 学 出 版 社 出版

北京东黄城根北街 16 号
邮政编码：100717
http://www.sciencep.com

北京中科印刷有限公司印刷
科学出版社发行　各地新华书店经销
*

2019 年 6 月第　一　版　开本：850×1168　1/16
2024 年 6 月第　二　版　印张：11 3/4
2024 年 6 月第六次印刷　字数：347 000

定价：59.80 元

（如有印装质量问题，我社负责调换）

前　言

从伦琴拍摄出世界上第一张 X 线平片到目前先进的光子计数 CT，百余年来，医学成像技术随着科技的进步不断迭代更新，如今已成为临床诊断和治疗中不可或缺的影像学依据，并逐渐发展为一门独立的学科——医学影像成像原理。党的二十大报告对新时代新征程上推进健康中国建设作出了新的战略部署，提出"把保障人民健康放在优先发展的战略位置"。为保障人民健康，培养专业医学影像医技工作者，本教材旨在精炼地总结各种医学成像技术的原理及应用场景，以便于学生快速掌握这些技术并在临床工作中熟练使用，同时注重学生素质教育和能力的培养。教材是教学内容的重要载体，是教学的重要依据、培养人才的重要保障，本教材的编写严格坚持科学性，并将科学性与思想性有机地统一在一起，认真贯彻落实党的二十大决策部署，培养造就德才兼备的高素质人才，积极推动健康事业发展，助力国家和民族的长远发展。

本次教材修订旨在贯彻党的二十大精神，坚持为党育人、为国育才。修订内容较上一版有了较大调整：将各种成像设备成像原理的物理基础融合在各自章节中进行展开，不再单独用一个章节进行讲解；将数字减影血管造影成像原理在第 4 章进行单独细致讲解；增加了第 8 章放射治疗设备原理和第 9 章图像存储与传输系统；吸收了近几年出现的医学影像新概念、新技术，如人工智能、大数据、机器学习等新兴技术，并简化去除了部分陈旧的知识内容。本教材共分 9 章：第 1 章概述，介绍了医学影像学成为临床医学重要学科的原因和这门学科的发展与现状；第 2 章至第 8 章，分别介绍模拟 X 射线摄影成像原理、数字 X 射线摄影成像原理、数字减影血管造影成像原理、计算机 X 射线体层摄影成像原理、磁共振成像技术、核医学成像原理和放射治疗设备原理；第 9 章对医学影像的图像存储与传输系统进行专门讲解。本教材力争全面、系统、与时俱进。在内容编排、文字组织、图表应用方面，努力做到概念清楚、条理分明、语言通畅、直观生动、深入浅出，做到好读、易懂、实用，适合学生学习且有益于培养学生科学思考、分析和解决问题的能力。同时，本教材的编写还注意与其他同类教材进行有机联系，既相互呼应又尽量避免重复。

本教材的作者长期在医学影像技术领域从事科研和教学工作，积累了丰富的经验，精心编写了这本《医学影像成像原理》，内容丰富、实用。限于时间和精力，有些文献可能未被列入书末的参考文献，敬请谅解。

本教材主要供高职医学影像技术专业使用，也可以作为相关专业教师和科研工作者及医学影像爱好者的参考用书。

限于编者的专业水平和能力，教材中可能有不足之处，敬请读者批评指正，以便再版时改进。

编　者
2024 年 1 月

配 套 资 源

欢迎登录"中科云教育"平台，**免费** 数字化课程等你来！

本系列教材配有图片、视频、音频、动画、题库、PPT 课件等数字化资源，持续更新，欢迎选用！

"中科云教育"平台数字化课程登录路径

电脑端

➤ 第一步：打开网址 http://www.coursegate.cn/short/V6ON6.action

➤ 第二步：注册、登录

➤ 第三步：点击上方导航栏"课程"，在右侧搜索栏搜索对应课程，开始学习

手机端

➤ 第一步：打开微信"扫一扫"，扫描下方二维码

➤ 第二步：注册、登录

➤ 第三步：用微信扫描上方二维码，进入课程，开始学习

PPT 课件，请在数字化课程中各章节里下载！

目　录

医学影像技术是借助于某种介质（如 X 射线、电磁场、放射性核素等）与人体相互作用，把人体内部组织和器官的结构、功能等信息以影像的方式表现出来的一门科学技术。由于医学影像能以直观的形式展示人体内部组织器官的形态结构、脏器功能等，因此，医学影像技术已成为临床诊断、治疗和医学研究的一个重要领域。

《医学影像成像原理》是医学影像技术专业一门重要的基础课程。课程内容主要包括各种成像技术的相关概念、成像原理、图像的存储与传输，以及放射治疗设备的原理等。

第 1 节　医学影像技术的发展

一、X 射线成像

德国物理学家 W.C.伦琴（W.C. Rontgen）在 1895 年发现了 X 射线，并用 X 射线拍摄了一张其夫人手的照片，照片上清晰地显示了伦琴夫人的手指骨。这张照片是世界上第一张 X 射线片，标志着医学影像技术的开始。自此以后，医学上逐渐把 X 射线应用于人体检查，开创了放射医学的先河，在此后的一百多年内 X 射线检查占据了主导地位。但早期的模拟 X 射线摄影成像效果差，直到 1983 年医学成像设备生产企业推出了以成像板作为经 X 射线曝光后的人体图像信息接收器，通过扫描把信息读出得到可以后续变换处理的数字影像，图像质量有了质的飞跃。1997 年以后，出现了通过静态间接转换平板探测器的数字 X 射线设备，医学影像技术全面进入数字化图像时代，也进一步提升了 X 射线在临床疾病影像诊断中的作用。

20 世纪 70 年代末美国亚利桑那大学的 Nadelman 小组和威斯康星大学的 Mistretta 小组研制成功数字减影血管造影技术，这是一种通过减影和增强等图像处理技术进行辅助成像的血管成像方法，可以应用于全身各部位的血管成像并开展经血管的介入治疗。数字减影血管造影设备的推出和临床应用，使医学影像技术由诊断时代进入诊断和治疗并存的时代。

二、X 射线计算机体层摄影成像

20 世纪 70 年代初，英国工程师 G.N.豪斯菲尔德（G.N.Hounsfield）成功研制出世界上第一台计算机体层成像（computed tomography，CT）设备，并获得了第一幅头部 CT 图像，开启了 CT 在医学诊疗当中的应用。CT 的发明和应用是医学影像技术发展的里程碑，医学影像技术由二维进入三维时代。自此以后，CT 设备发展迅速，相继出现了螺旋 CT、多层螺旋 CT、双源 CT 及能谱 CT 等，这些设备极大地提升了 CT 的扫描速度和时间分辨率，可获取更加优质的图像，使 CT 对影像诊断更具价值。

三、磁共振成像

1946 年美国物理学家 E.M.Purcell 和 F.Bloch 发现了磁共振现象，他们凭借这项成果获得了 1952 年诺贝尔物理学奖。在磁共振现象的基础上，英国科学家 P.Mansfield 又进一步发展了有关在稳定磁场中使用附加梯度磁场的理论，为磁共振成像（magnetic resonance imaging，MRI）技术从理论到应用奠定了坚实基础。1973 年美国科学家 P.Lauterbur 利用磁共振原理获得了一幅二维的磁共振图像。1976 年 P.Mansfield 首次成功地对活体进行了磁共振成像，第一台医用磁共振成像仪于 20 世纪 80 年代问世。近年来推出的磁共振设备可以实现形态、功能和代谢成像，医学影像技术由器官和组织成像时代进入到分子成像时代。

四、核医学成像

核医学成像最早采用的是放射性核素扫描仪，20 世纪 50 年代后期，O.H.Anger 发明了 γ 照相机，为核医学影像诊断开辟了一个全新的视角，实现了静态显像到动态显像的跨越。CT 技术问世后，将放射性核素扫描与 CT 技术结合起来，开发出发射型计算机断层成像（emission computed tomography，ECT）。ECT 技术不仅能动态观察脏器的形态、功能和代谢的变化，而且能进行体层显像和立体显像。ECT 可分为单光子发射计算机断层成像（singlephoton emission computed tomography，SPECT）与正电子发射计算机断层成像（positron emission computed tomography，PET）两类，两者的数据采集原理不同。21 世纪初期，PET/CT 一体机问世，获得了 PET 与 CT 的同机融合图像，极大地提升了核医学的诊断能力，是医学影像技术新的里程碑。

五、放 射 治 疗

放射性治疗起源于 1898 年居里夫妇发现并成功分离了镭，并首次提出"放射性"的概念。1899 年开始试验性使用 X 射线来治疗皮肤癌患者，获得了良好的疗效，开启了放射性治疗的开端。1903 年细小的镭颗粒被密封入细玻璃管内，然后放置于肿瘤旁进行治疗，诞生了近距离腔内放射治疗技术。1922 年，首台 200kV 级深部 X 射线治疗机诞生，并应用 X 射线治疗进展性喉癌取得成功，奠定了放射治疗在肿瘤学中的地位。1951 年，第一台 ^{60}钴远距离治疗机问世，开始了现代外照射治疗。超高压射线治疗、调强适形放射治疗、快速回旋调强反射治疗技术相继产生，开启了精确放射治疗的新时代。

第 2 节　医学影像成像原理的研究内容

各种医学成像技术的原理是医学影像成像原理的主要研究内容之一，本教材着重介绍了模拟 X 射线成像原理、数字 X 射线成像原理、计算机体层成像（CT）原理、磁共振成像（MRI）原理、核医学成像原理、放射治疗原理、医学影像信息学相关知识。

一、模拟 X 射线成像原理

相同入射强度 X 射线通过被检体时，由于被检体组织密度和厚度不同导致 X 射线的衰减程度不同，因此，透过被检体的 X 射线的强度发生变化，即形成了 X 射线强度的差异。模拟 X 射线成像利用了 X 射线的衰减特性，将具有强度差异的 X 射线作用于胶片或荧光屏，使胶片感光或使荧光屏产生不同亮度的荧光。感光的胶片经冲洗形成 X 射线影像的过程称为 X 射线摄影检查，而荧光屏产生不同亮度的荧光就形成了传统 X 射线透视的影像，此过程为 X 射线透视检查。

X 射线摄影是一种应用非常广泛的检查方法，具有影像较清晰、空间分辨力高等特点，照片保存的长久性更能方便被检体跟踪对照不同时间拍摄的照片，了解病情的发展等。但其缺点是不能观察被检体组织器官的动态和功能，密度分辨力低，观察角度不够灵活。临床上 X 射线摄影多用于各系统的平片检查和造影检查。X 射线透视也是一种常用的 X 射线检查方法，具有经济、简便、成像速度快；可以多角度观察；还可以显示人体器官的动态及功能等优点。缺点是影像清晰度较差；小病灶不易观察到；空间分辨力较低；影像不能长久保存；被检体接受 X 射线剂量较多等。临床上常用于骨折接骨复位、取异物等。

二、数字 X 射线成像原理

随着计算机技术的发展，开启了 X 射线成像的数字化时代。数字 X 射线成像包括计算机 X 射线摄影（computed radiography，CR）和数字 X 射线摄影（digital radiography，DR）、数字减影血管造影（digital subtraction angiography，DSA）等。

1. CR 是 X 射线机产生的 X 射线穿过被检体后，照射到成像板（imaging plate，IP）上，成像板中光激励发光材料，将穿过被检体的 X 射线的能量以潜影的方式存储下来，完成影像信息的采集。然后计算机通过影像阅读装置读取影像信息，经过处理器调整，可以在显示器上显示影像，或者直接打印成照片，也可以把信息存储在计算机硬盘。其核心部件成像板可以重复使用，具有使用次数多、方便、快捷、灵活、耐用等优点。CR 可以对图像进行后处理，改善图像质量。但 CR 也存在不足，主要是时间分辨力差，不能实现动态组织器官的显示。同时，在细微结构的显示上与常规 X 射线屏-片系统比较空间分辨力稍低，需通过其他方式弥补。

2. DR 是在具有图像处理功能的计算机控制下，采用一维或二维的 X 射线探测器把 X 射线影像信息直接转化为数字信号技术，并在显示器上显示图像。DR 与 CR 系统的成像过程大致相同，主要区别在于影像接收器，平板探测器（flat panel detector，FPD）是 DR 最常用的影像接收器。与 CR 相比，OR 使病人受照射剂量更小；时间分辨力明显提高，在曝光后几秒内即可显示图像；具有更高的动态范围，量子检出效率和调制传递函数性能也更好；能覆盖更大的对比度范围，使图像层次更丰富；操作方便快捷，省时省力，提高工作效率。同时，具有双能减影、融合断层、自动无缝拼接等图像后处理技术，广泛应用于各系统的平片检查和造影检查。

3. DSA 也是数字 X 射线成像的重要组成部分，是通过计算机把血管造影影像中骨与软组织的影像消除，突出显示血管的一种影像技术，其成像原理因 DSA 设备的探测器类型的不同而不同。其特点是在计算机控制下，能够减掉与诊断无关的各种组织影像，只保留血管造影的图像，临床上主要应用于血管造影检查。目前 DSA 造影设备探测器有碘化铯非晶硅平板、非晶硒平板、影像增强器-摄影管系统和电荷耦合器件（charge coupled device，CCD）系统，临床上使用最多的是碘化铯非晶硅平板成像系统和影像增强器-摄影管成像系统。

三、计算机体层成像（CT）原理

通过 X 射线成像采集得到的二维影像，由于各组织器官的重叠对临床诊断产生了一定的干扰。CT 的出现克服了组织重叠的缺陷，使医学技术呈现出崭新的面貌。从 CT 扫描机架中的 X 射线管发出的 X

射线，经准直器形成窄细 X 射线束，穿透被检体检测层面，被薄层内组织或器官衰减后射出的含有被检体检测信息的 X 射线束到达检测器，检测器将 X 射线转变成相应的电信号，电信号经放大，由模/数转换器（analogue-to-digital converter，ADC）变成数字信号后传输给计算机系统。计算机系统按照已设计好的图像重建算法对数字信号进行处理，计算得出被检体层面上的器官或组织密度数值分布情况，把计算数值按电视监视器扫描制式进行编码，依据不同器官或组织的吸收系数表示不同的灰度，显示被检体器官或组织的图像。

CT 获取的是被检体组织器官的横断面图像，这是与普通 X 射线摄影的最大不同之处。CT 的密度分辨力高，能够对被检体组织内微小的差别进行分辨，尤其是普通 X 射线无法检查的软组织，CT 都能良好显示。

四、磁共振成像（MRI）原理

MRI 是将特定频率的射频脉冲（radio frequencypulse）施加到置于静磁场中的被检体上，使组织中的氢质子（^{1}H）受到激发而发生磁共振现象。当移除射频脉冲后，^{1}H 在弛豫过程中发射出射频信号，用接收线圈采集这些信号，并通过计算机进行处理形成图像。

MRI 具有无电离辐射性、无放射性损害、无骨伪影等特点，能对人体全身各个脏器都进行检查诊断。MR 图像对软组织分辨力极佳，能清楚地显示脑灰质、脑白质、肌肉、肌腱、脂肪及软骨等组织的解剖结构和病变形态。MRI 可以多方位成像，即对被检查部位进行轴位、矢状位、冠状位及任何斜方位的成像；可以多参数、多序列成像，图像的种类多样，可以根据临床的要求选择。MRI 除了能进行形态学成像外，还能进行功能、组织化学和生物化学分析。

五、核医学成像原理

核医学成像探测引入人体内的放射性核素放射出的 γ 射线，利用计算机重建得到医学影像，可对病灶进行定位或定性。因此，核医学成像也称为放射性核素成像。核医学影像取决于脏器或组织的血流、细胞功能、细胞数量、代谢活性和排泄引流情况等因素，而不是组织的密度变化，是一种功能性影像，影像的清晰度主要取决于脏器或组织的功能状态。由于病变过程中功能代谢的变化一般发生在形态学改变之前，因此核医学成像也被认为是具有早期诊断价值的检查手段之一。

PET/CT 是将 PET 和 CT 的功能有机地结合在一起的一种医学成像技术。PET/CT 的图像既能显示精确的解剖结构图像，又能提供生物靶区分子水平上的生理、病理和生物代谢过程，在肿瘤的精确定位、癌症的早期诊断和治疗以及心血管疾病和神经系统疾病的诊断中发挥着重要的作用。

六、放射治疗原理

放射治疗主要用于肿瘤的治疗，其原理为利用高能放射线作用于生物体，使肿瘤细胞发生坏死，从而起到治疗作用。放射治疗采用的射线包括 α 射线、β 射线、γ 射线、X 射线等。放射治疗一般包括远距离放射治疗和近距离放射治疗。远距离放射治疗又称外放射治疗，是指通过体外加速器，如医用电子直线加速器、立体定向放射治疗系统，使用伽玛刀、射波刀、托姆刀、质子刀以及 X 射线等，照射体内肿瘤，使肿瘤 DNA 双链同时打断，阻止肿瘤细胞繁殖、复制，达到杀灭肿瘤的目的。近距离放射治疗，是指放射源置入体内产生放射线来杀死肿瘤细胞。

七、医学影像信息学

医学影像信息学是以数字图像为基础，利用计算机对医学影像进行处理，并将通过网络技术获取的医学影像信息，进行存储、传输、查阅、利用，还可对医学影像临床、教学、科研、设备进行评价，以及全面的质量管理与质量控制，是一门传统医学、医学物理学和计算机科学交叉的学科。医学影像信息学的内容贯穿于医学影像学检查、诊断、治疗的全过程。

第3节　医学影像成像基本知识

一、医学影像成像要素

通过光或其他能量来表现被检体的信息状态，并以可见的光学影像呈现出来就是成像。因此，不同的成像方法均需要满足三大要素，即成像的信息源、信息载体和信息接收器。以 X 射线成像与磁共振成像为例，详细介绍这三大要素。

（一）信息源

不管是 X 射线成像，还是 CT、MR、核医学成像，这些医学成像的信息源均为被检体。但是各种成像技术与人体组织结构的关联是不一样的。

1. X 射线成像　人体组织结构由骨骼、肌肉、脂肪等组成，其中骨骼主要由胶体蛋白和钙质组成，钙质占 50%～60%，软组织内水占 75%，还有蛋白质、脂肪及糖类等。各种组织由于其自身的原子序数、密度不同，形成了对 X 射线衰减的差异。人体组织大致按骨骼、肌肉、脂肪、空气的顺序对 X 射线的衰减逐渐减弱，这种衰减的差异就形成了 X 射线影像的对比度，继而被影像接收器接收形成可见的影像。一些 X 射线的衰减是符合指数衰减规律的，即

$$I = I_0 \cdot e^{-\mu d} \tag{1-3-1}$$

式（1-3-1）中，I 是透过被检体组织结构衰减射出的 X 射线强度，I_0 是入射被检体的 X 射线强度，μ 是线性衰减系数，d 是被检体的厚度。

2. 磁共振成像　与 X 射线成像一样，磁共振成像的信息源也是被检的人体，人体内组织结构的不同导致其结构内部含水量的差异，而水的主要构成中含有氢原子。

磁共振成像利用的是人体中自旋不为零的氢原子核（^1H）。在射频脉冲磁场的激励下，处于磁场中的氢原子核发生磁共振现象，射频脉冲停止后发生弛豫现象从而获得磁共振信号，磁共振信号的强弱与人体组织的氢质子密度紧密相关。目前在人体各种组织结构中氢原子核占原子数量的 2/3，同时氢原子核也是磁化最高的原子核，所以氢原子核成像是目前生物组织磁共振成像的主要方式。受人体组织结构含水量差异（^1H 差异）、水分子的杂乱运动、脂肪含量不同等因素影响，不同组织在射频线圈中被激发的程度不一样，使得射频激励停止后由于纵向弛豫时间、横向弛豫时间、^1H 的密度、流体的流动效应、不同组织的磁敏感性等影响因素的不同，呈现出不同的磁共振信号，故我们称人体是磁共振成像的信息源。

（二）信息载体

1. X 射线成像　包括 CT 成像，X 射线是被检体组织结构的信息载体。X 射线是一种频率很高、波长很短的电磁波，频率 3×10^{16}～3×10^{19}Hz，波长 0.01～10.00nm。X 射线是 X 射线球管在高电压激励下，球管内阴极灯丝发射出的高速电子撞击阳极靶面产生的。在球管内的真空条件下，高速电子与阳极

靶物质的原子核和内层轨道电子作用，分别产生连续 X 射线和特征 X 射线。从 X 射线球管发出的 X 射线束与靶面物质的原子序数（Z）、管电流量（单位 mAs）、管电压（单位 kV）及高压波形有关。

在 X 射线成像中，X 射线球管发出的 X 射线束穿过被检体时，各种组织对 X 射线的衰减程度不同，导致透过各种组织到达影像接收器的 X 射线强度不同，可以理解为透过被检体的 X 射线成为带有被检体组织结构信息的载体，也就是信息载体。

2. 磁共振成像　射频脉冲（射频电磁波）是磁共振成像过程中，被检体组织结构的信息载体。置入静磁场中的被检体，当受到特定频率的射频脉冲作用时，原子核会吸收射频脉冲的能量，这些吸收了射频脉冲能量的原子核将在它们的能级之间进行共振跃迁，产生磁共振现象。当撤去射频脉冲后，处于跃迁状态的原子核把之前吸收的能量逐渐释放出来并回到初始状态，在能量释放的过程中就产生了磁共振信号，接收线圈采集磁共振信号，按照一定数学方法进行处理而建立数字图像。

（三）信息接收器

不同的成像技术其影像信息的接收器也是不同的。医学影像成像中常用的接收器有模拟 X 射线成像中的屏-片系统、CR 中的成像板、DR 中的平板探测器、CT 中的探测器、MRI 中的接收线圈以及核医学成像中的放射性探测器。

二、医学影像图像表现形式

医学影像图像作为医学影像成像过程的最终显示，它有两种表现形式，即模拟图像与数字图像，根据传输信号的连续性也可以分为连续方法和离散方法。肉眼往往很难分辨一幅图像在显示前是模拟影像还是数字影像，在解决某一具体问题时，往往两种方法混合使用。

（一）模拟图像与数字图像的概念

模拟图像通常是由无数个图像元素构成，而且图像元素理论上在空间上是无限可分的，图像上的每个元素的明暗强度也是连续变化的。

模拟图像是由模拟信号构成的图像，模拟信号是一种连续变化的信号，医学影像系统采集的绝大多数信号都是模拟信号，比如 X 射线照片，光学图像及人眼看见的影像都是模拟图像，这类图像计算机是无法直接处理的。相反，数字图像是由有限数量的图像元素构成，数字图像中的图像元素称为像素，而像素之间并非无限可分，换而言之，像素间距是离散的，每个像素的明暗程度也并非连续可变的。

数字图像由数字信号组成，计算机能够识别的信号是数字信号，进行图像处理的图像也是数字图像。数字图像是将模拟影像分解成有限个小区域，每个小区域中像素密度的平均值用一个整数表示，即数字图像由许多不同数值的点组成。数字图像是以一种规则的数字量的集合来表示物理量。医学影像系统在进行图像处理时涉及模/数转换与数/模转换，模/数转换是通过模/数转换器把模拟信号转换为数字信号的量化过程，把连续的模拟信号赋予相应的数字量，把图像像素从黑到白的连续灰度分解为不连续的"灰阶"（黑白程度等级划分），灰阶水平数目越大，数字图像处理误差越小。数/模转换是利用数/模转换器（digital-to-analog converter，DAC）将数字化处理的数字图像转换成模拟影像的过程，与模/数转换正好相反，把离散的数字量（数字脉冲信号）转换成模拟量在显示器上显示，以便观察。当然，模拟信号可以转换成数字信号，数字信号也可以转换成模拟信号，两者是可逆的。

（二）数字图像的优势

与模拟图像比较，数字图像具有以下优势。

1. 抗干扰能力强　由于数字信号只采用 0 和 1 两种状态进行数据传输，信号不容易被干扰，故其抗干扰能力强。数字图像对机器设备的变化不敏感，可以预先设定精度，可靠性高，更适用于非线性控制。

2. 可以存储、调阅、传输和拷贝　数字图像可以存储于磁盘、磁带、光盘及各种记忆卡中，并可随时进行调阅、传输。影像数据的存储和传输是建立医学影像存储与传输系统（picture archiving and communication system，PACS）和医学影像信息系统（medical imaging information system，MIIS）最为重要的部分，是实现远程会诊、医疗资源共享的基础。

3. 可以进行多种后处理　图像后处理是数字图像的最大特点，只要保留原始数据，就可以根据诊断需要，通过软件功能有针对性地对图像进行处理，以提高诊断率。数字图像的后处理内容包括窗技术、参数测量、特征提取、图像识别、二维或三维重建、灰度变换、数据压缩等。

4. 密度分辨力高　模拟 X 射线成像的屏-片系统的密度分辨力只能达到 2^6 灰阶，而数字图像的密度分辨力可达到 2^{10} 灰阶，甚至到 2^{12} 灰阶，数字图像可以通过改变窗宽、窗位、转移曲线等技术，使全部灰阶分段得到充分显示，扩大了密度分辨力的信息量，使图像更加细节化、清晰度更高。

三、数字图像处理

数字图像处理是一门具有完整知识体系的独立学科，数字图像形成以后，还需要进行一定的处理，才能得到满意的图像。医学上常用的图像处理技术有图像形成、图像运算、图像增强、图像分割、图像变换等。

（一）图像形成

医学影像成像系统需要借助计算机形成数字图像，数字图像不同于模拟 X 射线胶片直接成像，其必须将收集到的模拟信号转换成数字信号，经计算机处理才能形成数字图像。在医学图像中，如 CT、MRI 等图像是直接以数字形式生成的，不经转换即可以输入计算机进行处理。而 X 射线胶片图像等都是模拟图像，必须经过数字化转换成相应的数字图像后，才能输入计算机进行处理。

也就是说图像数据采集就是数据通过如探测器、电荷耦合器件、摄像机、探头、成像板等接收器实现了从模拟信号到数字信号的转变。这其中，无论采用哪种数字成像设备、哪种采集方式，数字图像的形成都会经过采样、量化的相同环节。

1. 采样　是图像数字化不可或缺的一环，采样也可以称为抽样，是将模拟图像中连续分布的图像元素转换为数字图像中离散分布的像素的过程，就是用有限数量的像素集合来近似表示原来模拟图像的方法，实现了图像元素的离散化。在采样的过程中，用采样率表示采样间隔的大小，采样率越高，单位空间内的像素就越多，像素间距也越小，原图像的细节越能得到反映。而采样率越低，原图像中的某些细节就可能无法表达。为了不失真地恢复模拟信号，根据香农采样定理，采样频率应该不小于模拟信号频谱中最高频率的两倍。在采样的过程中，通常采用等间距采样和非等间距采样两种方式，等间距采样是一种常用的采样方法，在水平和垂直两个方向上以相等的间距进行采样形成正方形栅格，其优点是便于计算和处理，非等间距采样形成的是非正方形栅格，该方法适用于某些信号在某个细小区间内变化比较大的情况，可以在图像细节丰富处采用较高的采样率，在图像变化平缓处采用较低的采样率，兼顾了图像细节的同时实现了资源的有效利用，但存在使后续处理复杂化的缺点。

2. 量化　用离散的数值来近似表示原来连续可变的像素明暗程度的过程称为量化，用以近似地表示明暗程度的离散数值称为像素的灰度值（gray level）。在量化过程中同样要注意两个问题，一是均匀量化的方式。数字图像根据亮度的变化，从最暗到最亮划分为不同的灰度级别，量化的灰度级数越多，就越能反映图像的明暗层次及其细微变化。反之，如果划分的灰度级数过少，原图像中有意义的明暗变化就可能不足以反映，这不但会造成图像明暗层次和图像轮廓的失真，还会影响对原图像信息的正确理解。二是必要时也可以采取非均匀量化。由于人的眼睛先天对于明暗变化缓慢处的识别能力较差,图像处理时可用较少的灰度级数来量化这部分图像区域,或者对于出现频率较低的明暗范围采用较少的灰度级数来量化。采取非均匀量化的好处是有利于提高某些资源的效率,但同样也会给后续处理带来不便。

医学图像处理系统中多数都采用等间距采样和均匀量化的方式。数字图像的质量受采样率和灰度级数直接影响,采样率越高,灰度级数越多,图像质量就越高,而衍生出的问题是数据存储空间加大,图像处理的计算量也随之剧增,相关费用也随之增加。因此,应该根据实际需要合理地选择采样率和灰度级数。

(二)图像运算

图像运算实际上是对构成图像的像素逐一进行运算,图像像素的特征由灰度值和空间坐标值表示,也就是说,对图像的运算实际上也是对像素灰度值和坐标值的运算,因此,参与运算的对象既可以是两幅图像中的相应像素,也可以只是一幅图像的像素自身按一定规律进行的变换。图像运算可分为点运算、代数运算、几何运算和逻辑运算。①点运算是指输出图像每个像素的灰度值仅仅取决于输入图像中相对应像素的灰度值。也就是说,点运算只涉及一幅原图像(称为输入图像),运算对象是输入图像像素的灰度值。②代数运算是指对两幅或两幅以上的输入图像中对应像素的灰度值做加、减、乘、除等运算后,将运算结果作为输出图像相应像素的灰度值。该处理的基本单位是像素,通过运算改变像素灰度值,但不改变像素之间的相对位置关系。例如,图像相减则可以减去某些组织的影像而突出另一些组织的影像,如 DSA 中减去了骨、肌肉的影像而获得充盈对比剂后的血管图像。③几何运算是指对图像进行平移、旋转、缩放、拉伸、剪切、镜像等改变像素相对位置的处理。④逻辑运算是指将两幅或多幅图像通过对应像素之间的逻辑与、或、非运算得到输出图像的方法,一般只用于二值图像之间。两幅二值图像的逻辑运算实际上是两幅图像中对应像素的逻辑运算,并将运算结果赋予输出图像的对应像素。在图像处理中,利用逻辑运算可以检测目标物体的边缘或实施数学形态学分析等。

(三)图像增强

图像增强是根据需要人为增强图像中某些有用的信息,削弱或者消除无用信息,比如增强图像对比度、提高信噪比、图像边缘锐化等。增强图像对比度是指通过使用灰阶变换曲线修改图像原始灰阶,放大或压缩原有对比度;提高信噪比能增强影像信息,降低噪声对影像诊断的干扰;图像边缘锐化能增强组织器官的图像轮廓,使图像中组织边缘清晰锐利。图像增强能够使经过处理的输出图像具有更好的图像质量,改善其视觉效果,更有利于进行图像的后续处理。

(四)图像分割

图像分割是将图像中感兴趣的目标区域和图像背景相分离,并从整个图像中提取出来的过程,图像分割是按照某种原则将图像分成若干个有意义的部分,使得每一部分都符合某种一致性要求。图像分割属于较为复杂的图像处理技术,常用于医学图像的深入处理与分析。比如,通过软件提取感兴趣区,需要用到图像分割;计算机进行病灶的自动识别与检测,也需要分割出病灶区域;对多幅断层图像进行三维重建时,每层断面图像也必须先进行二维的图像分割。图像分割的方法很多,常用的有灰度阈值分割法、基于边界的图像分割、基于区域增长或分裂的分割等。

(五)图像变换

图像变换是指将图像转换到频率域或其他非空间域的变换域中进行处理。在这些变换域中往往能体现出图像在空间域中表现不出来的信息,对这些信息进行处理可以获得更好的图像效果。在医学影像成像技术中,图像变换常用于医学图像重建、图像信息压缩或图像编码,目前图像变换的方法主要有傅里叶变换和小波变换等。

四、医学影像常用概念

（一）数字影像常用术语

1. 矩阵 是一个数学概念，它表示在图像上一个横行和纵行的数字方阵，即由纵横排列的直线相交成栅格状，称为矩阵。目前数字成像的矩阵有 512×512、1024×1024、2048×2048 等。采集矩阵是指每幅画面观察视野所含像素的数目，是数字曝光摄影时所选择的矩阵；显示矩阵是指显示器上显示的图像像素数目。显示矩阵一般大于或等于采集矩阵。

2. 数据 由探测器直接接收到的信号经过放大后通过模/数转换得到的数据称为原始数据；而组成图像的数据称为显示数据。

3. 像素 指组成数字图像矩阵的基本单位，或指矩阵中被分割的最小单元，即构成图像的最小元素，其大小决定于图像的空间分辨力。

4. 体素 图像实际上包含人体某一部位的一定厚度，代表一定厚度的三维空间的体积单元称为体素，体素是一个三维的概念。

5. 采集时间 又称成像时间或扫描时间，指获取一幅图像所花费的时间。

6. 重建 指用原始数据经计算而得到显示数据的过程。

7. 重建时间 指阵列处理器用原始数据重建成显示数据矩阵所需要的时间。

8. 重建算法 指图像重建时采用的一种数字计算程序。运算方法有多种，如反投影法、傅里叶变换法、滤波反投影法以及二维傅里叶变换法等。

9. 噪声 指不同频率和不同程度的声音无规律地组合在一起。在电路中由电子持续性的杂乱运动或冲击性杂乱运动而形成的频率范畴相当宽的杂波，称为噪声。在数字 X 射线成像中规定噪声定义为影像上观察到的亮度水平的随机波动。

10. 信噪比 指信号与噪声的比值。信噪比是评价电子设备灵敏度的一项技术指标，信噪比越大，噪声对信号的影响就越小，信息传递质量就越高。

11. 灰阶 把白色与黑色之间分成若干级，用以表现黑白图像上的各点不同深度的灰色，称为"灰度等级"，表现灰度（亮度）信号的级别称为灰阶。

12. 位深（bit depth） 代表一幅图像中包含的二进制位的数量。8 位深（2^8）表示有 256 种灰度或彩色组合。

13. 亮度响应 转换器把光能转换为电流的能力称为该转换器的亮度响应。

14. 动态范围 对光电转换器而言，亮度响应并非从零开始，也不会持续至无限大的亮度，亮度的最大值与最小值之比即为动态范围。

15. 观察视野 指数字成像的区域。

16. 窗宽 表示所显示信号强度值的范围，窗宽越大，图像层次越丰富；窗宽越小，图像层次越少，对比度越大。

17. 窗位 又称窗水平，是指图像显示过程中代表图像灰阶的中心位置。

18. 窗口技术 指调节数字图像灰度的一种技术，即通过选择不同的窗宽和窗位来显示成像区域，使之清晰地显示病变部位。

19. 分辨力

（1）时间分辨力 又称动态分辨力，是指成像系统对运动部位成像的瞬间显示能力。时间分辨力越高对动态组织器官的成像显示能力越强，影像越清晰。

（2）**密度分辨力** 又称低对比分辨力，是从影像中所能辨认密度差别的最小极限，是对影像细微密度差别的辨别能力。密度分辨力常以百分数表示（%）。

（3）**空间分辨力** 又称高对比分辨力，是从影像中所能辨认的组织几何尺寸的最小极限，是对影像空间细微结构的辨别能力。它是一幅图像质量的量化指标，常用单位距离内的线对数（LP/cm）或单位距离内的像素数（pix/mm）表示。

20. 量子检出效率 是将 X 射线输入信号转换成有用的输出信号的效率。

21. 调制传递函数（modulation transfer function，MTF） 表示光学系统的输出图像与输入图像的对比度之比。这个对比度的变化量与空间频率特性有密切的关系。因为输出图像的对比度总小于输入图像的对比度，所以 MTF 值介于 0 到 1 之间，MTF 越大，表示系统的成像质量越好。

（二）其他概念

1. 密度 有双重含义，即物质密度和影像密度。物质密度系指单位体积内物质的质量，由物质的组成成分和空间排布情况决定。影像密度则指照片上影像的黑化程度，即对光的吸收程度，又称照片的光学密度或黑化度。

2. 对比度 包括两层含义，其一是指照片显示的模拟影像上相邻两点间的光学密度的差别，即照片对比度；其二是狭义的影像对比度，系指去除光学对比因素，仅反映物体成分的对比度。

3. 造影 对缺乏自然对比的结构或器官，可将密度高于或低于该结构或器官的物质引入器官内或周围间隙，使之产生对比显影。

4. CT 值 指 CT 影像中每个像素所对应的物质对 X 射线线性平均衰减量的大小，通常为人体中被检组织的衰减系数与水的衰减系数的相对差值。

5. 弛豫 磁共振成像中，吸收能量后处于高能状态的质子在静磁场的作用下回到平衡状态的过程。

6. 核素显像 利用引入人体内的放射性核素发射射线，并通过体外的探测仪器检测射线的分布与量，达到成像的过程。

7. 放射治疗 是利用 α 射线、β 射线、γ 射线等高能放射线作用于生物体内的肿瘤细胞，使其发生坏死从而起到治疗作用的过程。

（马　超）

🎯 学习目标

1. 掌握　照片密度及其影响因素，X 射线对比度、X 射线照片光学对比度及其影响因素，照片锐利度及其影响因素，照片颗粒度及其影响因素，照片失真度及其影响因素。

2. 熟悉　X 射线管焦点及成像性能参量，X 射线照射野的线量分布、阳极效应，X 射线束焦点和被检体以及胶片摄影之间的关系，散射线的产生、危害及其含有率，散射线的减少与消除，X 射线影像信息形成与传递，X 射线影像质量的评价。

第 1 节　X 射线影像信息的形成与传递
一、X 射线的基本概念

（一）X 射线管焦点

在 X 射线成像系统中，影响 X 射线成像质量的最大因素是 X 射线管焦点。因此实际工作中对 X 射线管焦点的成像性能要求比较严格。X 射线管焦点除与 X 射线机本身的设计有关外，还与焦点的摄影方位及使用的曝光条件有关。焦点的大小是 X 射线管焦点成像性能的主要参量之一。

1. 基本概念

（1）实际焦点　是指阴极灯丝发射的电子经聚焦后在阳极靶面上的瞬间轰击面积。目前，医学诊断用 X 射线管的灯丝均绕成螺旋状，灯丝发射的电子经聚焦后，以细长方形轰击在靶面上，形成细长方形的焦点，故称为线焦点。实际焦点的大小（一般指细长方形的宽度），主要取决于聚焦罩的形状、宽度和深度。实际焦点越大（受轰击的靶面积越大，可承受的功率值相应增加），X 射线管的热容量就越大，曝光时间就可以缩短。

（2）主焦点与副焦点　阴极灯丝在聚焦槽内的位置，对阴极电子流动以及焦点的形成产生重要作用。从灯丝正面发射出的电子先发散，后汇聚，撞击阳极靶面，形成主焦点；从灯丝侧方发射的电子先发散，后汇聚，再发散，撞击阳极靶面，形成副焦点；主焦点与副焦点共同形成实际焦点（图 2-1-1）。焦点大小与灯丝在聚焦槽中的位置有关，当灯丝在聚焦槽内的深度越深、聚焦槽的宽度越小时聚焦作用越大，即灯丝深度大，主焦点变小，副焦点变大。理想的副焦点是处于主焦点内侧，此时热量容易被分散，焦点尺寸变化小。

（3）有效焦点及标称值　有效焦点亦称为作用焦点，是指实际焦点在 X 射线摄影方向上的投影。有效焦点与实际焦点之间的关系，如图 2-1-2 所示。设实际焦点宽度为 a，长度为 b，则摄影后的长度为 $b\sin\theta$，宽度不变，即

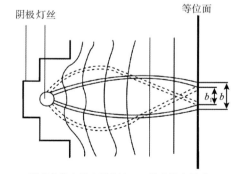

—— 形成主焦点的电子轨迹　　b 为主焦点尺寸
--- 形成副焦点的电子轨迹　　b_1 为副焦点尺寸

图 2-1-1　主、副焦点形成示意图

$$有效焦点 = a \times b\sin\theta \qquad (2\text{-}1\text{-}1)$$

式（2-1-1）中，θ 表示阳极面与 X 射线摄影方向的夹角。当摄影方向与 X 射线管长轴垂直时，θ 角称为靶角或阳极倾角，一般为 $17° \sim 20°$。靶角是一个与热容量和 X 射线辐射强度的分布密切相关的重要

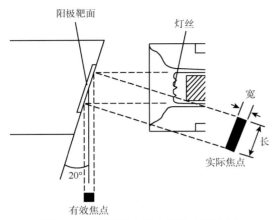

图 2-1-2 实际焦点和有效焦点示意图

参数。

实际焦点在垂直于 X 射线管长轴方向的投影，称为有效焦点。X 射线管特性参数表中标注的焦点为标称焦点。有效焦点的标称值为 1 个无量纲的数值（如 1.0、0.3、0.1）。目前，有效焦点的标注方法还可以用习惯标注法，如 2.0mm×2.0mm、1.0mm×1.0mm 或 0.3mm×0.3mm 等。

2. X 射线管焦点成像性能主要参量 X 射线管焦点是决定 X 射线设备成像质量优劣的主要因素之一。描述 X 射线管焦点成像性能的主要参量包括焦点的大小、焦点的极限分辨力、焦点的调制传递函数和焦点的增长值。

（1）焦点的大小（F） 是影响清晰度的主要原因之一。焦点是一个具有一定面积的发光源，X 射线影像是由物体（G）吸收了 X 射线后，产生的本影（S）和几何原因形成的半影（H）共同组成的。F 值越大，半影越大，影像越模糊。

（2）焦点的极限分辨力（R） 是在规定测量条件下不能成像的最小空间频率值，一般以每毫米中能够分辨出的线对数（单位 LP/cm）来表示，即用星形测试卡测试时，在星形测试卡像面上出现第一个模糊带所对应的空间频率值即

$$R=1/（2d）\tag{2-1-2}$$

式（2-1-2）可以计算出焦点的极限分辨力，d 值为不能成像时星形测试卡的线径宽度（单位 mm），$2d$ 是测得的模糊区的一对楔条对应的弧长。在 X 射线管焦点小、焦点面上的线量分布为单峰时，R 值大；反之，在 X 射线管焦点大、焦点面上的线量分布为多峰时，R 值就小。说明 R 值大时成像性能好。

焦点的极限分辨力测试方法：测试设备主要采用星形测试卡或者矩形波测试卡。拍摄星形测试卡照片时，先做好准直，要求基准线与测试卡所成角度必须小于或等于 10^{-3}rad。调节焦点至测试卡和测试卡至胶片的距离，使测试卡照片的两个方向上测得的最外模糊区尺寸 Z_W 和 Z_L，应大于或接近测试卡影像直径的 1/3，但不得小于 25mm。曝光条件应使照片的最大密度值在 1.0～1.4。

（3）焦点的调制传递函数（MTF） 是描述 X 射线管焦点这个光源使肢体成像时，肢体组织影像再现率的函数关系。一般来说，在同一个空间频率值时，MTF 值大的焦点成像性能好；MTF 值小的焦点，成像性能差。因此，焦点尺寸越小，MTF 值越大，成像性能越好。

MTF 域值范围：其最大值为 1，最小值为 0，即 0≤MTF≤1；MTF=1，表示成像系统的输入对比度与输出对比度相等；MTF=0，表示成像系统的输出对比度为 0，即影像消失。

（4）焦点的增长值（B） 描述 X 射线管焦点的极限分辨力随着负荷条件的改变而相对变化的量，又称散焦值或晕值。

管电流（单位毫安培，mA）增高时，灯丝附近的电子密度较大，由于电子间的库仑斥力的作用，有效焦点有增大的倾向，当管电流低时，此倾向变小。当管电压升高时，电子束向阳极靶面撞击的速度加快，该方向矢量增大，电子束向外扩散的时间较短，因此焦点的扩散程度也较小；反之，电子束有较长的扩散时间，因而引起焦点尺寸变大。

3. X 射线管焦点特性

（1）照射野内的线量分布 照射野是指通过 X 射线管窗口的 X 射线束入射在肢体形成曝光面的大小。在照射野内的线量分布是不一样的，用一块厚为 1.0mm 的铅板，在上面加工几排平行的针孔，并将此铅板置于焦点和胶片正中。在适当的条件下进行曝光，得到一张多焦点针孔像的照片。从照片上可以看到：焦点具有一定的方位特性和阳极效应。

（2）焦点的方位特性　在平行于 X 射线管的长轴方向的照射野内，近阳极侧有效焦点小，近阴极侧有效焦点大，这一现象被称为焦点的方位特性。在短轴方向上观察，有效焦点的大小对称相等，如图 2-1-3 所示。

（3）焦点的阳极效应　当阳极倾角约为 20°时，进行 X 射线的测量，其结果是在平行于 X 射线管的长轴方向上，近阳极端 X 射线量少，近阴极端的 X 射线量多，最大值在 110°处（图 2-1-4），分布呈非对称性。这种越靠近阳极，X 射线强度下降得越多的现象被称为 X 射线管的阳极效应。在 X 射线管的短轴方向上，X 射线量的分布基本上对称（图 2-1-5）。因此，在摄影时应注意将肢体厚度大的组织放在阴极端，而须重点观察的细致结构组织及厚度小的部位应置于阳极端。

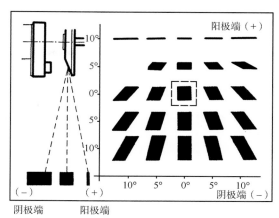

图 2-1-3　焦点的方位特性

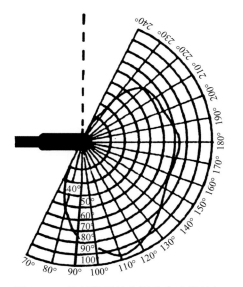

图 2-1-4　X 射线量的空间分布（长轴）

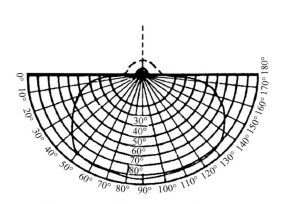

图 2-1-5　X 射线量的空间分布（短轴）

（二）X 射线束

X 射线成像中的影像信息载体是 X 射线，X 射线是由 X 射线管产生的。在 X 射线成像中，利用 X 射线的穿透性与被检体发生作用，形成透射 X 射线信息影像。

1. X 射线束的形状　X 射线管将电能转换为 X 射线能，产生 X 射线。X 射线管主要由阴极、阳极、玻璃壳三部分组成。其中 X 射线管阴极发射出的电子流，在管电压的作用下，高速飞向阳极，撞击阳极靶面，发生能量转换，产生 X 射线。阳极靶面可视为由无数微小面积组成，那么每个微小面积都发出一个光锥样的 X 射线束。

X 射线管发射的 X 射线是以阳极靶面的实际焦点为锥顶的锥形射线束，经过管壁玻璃、油层、管套窗口及滤过板的滤过吸收，最终与人体发生作用的是一束波长不等，具有一定穿透能力的混合射线。

2. X 射线的中心线　X 射线束中心部分的射线称为中心线，中心线是摄影方向的代表。一般情况下，X 射线的中心线应通过被检部位的中心与胶片的中心在一条直线上，并与胶片垂直；为了减少肢体影像的重叠，也可采用倾斜一定角度经被检体射入胶片。X 射线束中除中心线外的射线称为斜射线，在某些特殊体位摄影时可利用斜射线进行摄影，以减少影像的重叠。

3. X 射线的强度 是在垂直于 X 射线束的单位面积上，单位时间内通过的 X 射线束中的光子数量与每个光子能量乘积的总和。连续 X 射线波谱中每条曲线下的面积表示连续 X 射线的总强度。在实际应用中，常以 X 射线的量与质的乘积表示 X 射线强度。

$$X 射线强度 = X 射线的量 \times X 射线的质 \tag{2-1-3}$$

X 射线的量就是 X 光子的数目，即管电流量，取决于 X 射线管的管电流与照射时间的乘积，通常以毫安·秒（mA·s）为单位。X 射线的量越大，X 射线强度越大，与人体发生作用的 X 射线数量越多。

X 射线的质则是光子的能量，代表 X 射线的穿透能力。临床上，一般用管电压表示，通常以千伏（kV）为单位。提高管电压，则 X 射线的穿透力增加，同时 X 射线强度增加。

（三）X 射线的散射线

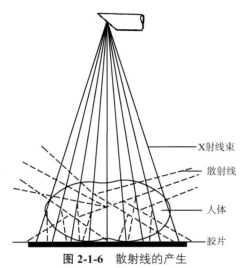

图 2-1-6 散射线的产生

1. 散射线的产生、危害及其含有率 散射线是指 X 射线与物质作用时，原始射线与物质的原子、原子外层电子或自由电子碰撞后改变方向的射线。

（1）散射线的产生 当 X 射线管发出的原始射线作用于被检体时，因康普顿效应产生方向不定、能量较低的射线（图 2-1-6）；或者是 X 射线照射到被检体、摄影台、建筑物体产生的反射、折射的二次射线。

（2）散射线的危害 ①使照片产生灰雾，照片对比度下降；②对工作人员和受检者的健康不利。

（3）散射线含有率 是指散射线在作用于胶片上的全部射线量中所占的比例。散射线量的多少通常用散射线含有率表示。影响散射线含有率的因素有以下几种。

1）管电压：散射线含有率随着管电压的升高而增大。当管电压高于 80～90kV 时，散射线含有率趋于平稳。

2）被检体厚度：体厚在 15cm 以下时，散射线含有率随着体厚的增加而增大；体厚超过 15cm 时，散射线不再增加。

3）照射野：小于 2cm×2cm 时，散射线很少；随着照射野的增加散射线含有率大幅上升，照射野增加到 30cm×30cm 时，散射线达到饱和。

2. 散射线的减少与消除

（1）散射线的减少 为避免无用的散射线使胶片感光，将焦点外的 X 射线在到达胶片之前吸收掉。

1）遮线器：主要通过控制照射野的大小来减少散射线的产生，通常用相互垂直的两对铅板控制照射野的大小，摄影时照射野应尽量缩小，略大于被检部位。

2）滤过板：将适当厚度的金属薄板，如铝板、铜板等，置于 X 射线发生器窗口处，吸收原发射线中能量较低的无用射线。

（2）散射线的消除 是指将被检体产生的散射线在到达胶片之前吸收掉。消除的方法有空气间隙法和滤线栅法。

1）空气间隙法：是利用 X 射线衰减与距离的平方成反比的规律，减少到达胶片散射线的方法（图 2-1-7）。其原理是：增加肢-片距（b_1）后，一部分能量较低的散射线不能到达胶片，一部分与原发射线夹角较大的散射线投射出胶片以外，以减少散射线对照片影像质量的影响。空气间隙法在减少散射线的同时，原发射线能量也随之减少，为了达到相同的感光效应，需要选用高速增感屏、高感度胶片等措施予以补偿。同时肢-片距的增加增大了半影，导致影像的几何模糊，需要通过加大焦-片距来弥补。

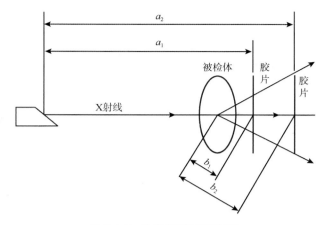

图 2-1-7 空气间隙法示意图

a_1 为 X 射线管焦点到胶片之间的距离（焦-片距）；a_2 为 X 射线管焦点到胶片（增加胶-片距后）之间的距离；b_1 为肢体到胶片之间的距离（肢-片距）；b_2 为肢体到胶片（增加肢-片距后）之间的距离

2）滤线栅法：是直接吸收散射线最有效的方法。

滤线栅构造：将易透过 X 射线的低密度物质（木、铝或有机化合物等）作为填充物，使铅条相互平行或按一定斜率固定排列，两面附加铝板或合成树脂起支持保护作用，即滤线栅（图 2-1-8）。铅条宽度（d）为 0.05～0.10mm、充填物宽度（D）为 0.15～0.35mm。

滤线栅的分类：根据构造特点分为聚焦式、平行式及交叉式。聚焦式是指滤线栅的铅条延长聚焦于一条直线；平行式是指滤线栅的铅条互相平行没有聚焦；交叉式是指滤线栅的铅条相互垂直或斜交叉组成。根据运动性能分为静止式（固定式）和活动式两种。

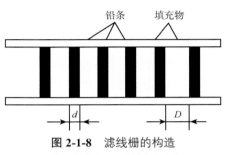

图 2-1-8 滤线栅的构造

d 为铅条宽度；D 为填充物宽度

滤线栅的工作原理：摄影时，将滤线栅置于被检体与胶片之间，焦点至滤线栅的距离应在滤线栅焦距允许范围内，中心线对准滤线栅中心。这样，从 X 射线管发出的原发射线与铅条平行，大部分穿过铅条间隙到达胶片，少部分不能穿过铅条间隙被吸收，减少了到达胶片上的散射线，极大地改善了照片对比度。

注意事项：使用聚焦式滤线栅时，不能倒置；中心线应对准滤线栅的中线，左右偏差不超过 3cm；倾斜 X 射线管时，倾斜方向只能与铅条排列方向平行；使用聚焦式滤线栅时，摄影距离在允许的焦-栅距离边界内。

二、X 射线影像信息的形成

由 X 射线管焦点辐射出的 X 射线穿过被检体时，受到被检体各组织的吸收和散射而衰减，使透过后 X 射线强度的分布呈现差异；随之到达屏-片系统（探测器或成像板）或影像增强管的受光面等，转换成可见光强度的分布，并传递给胶片，形成银颗粒的空间分布，再经显影加工形成二维光学密度分布，形成光密度 X 射线照片影像（图 2-1-9）。

三、X 射线影像信息的传递

如果把被检体作为信息源，X 射线作为信息载体，那么 X 射线诊断的过程就是一个信息传递与转换的过程。此过程分为五个阶段。

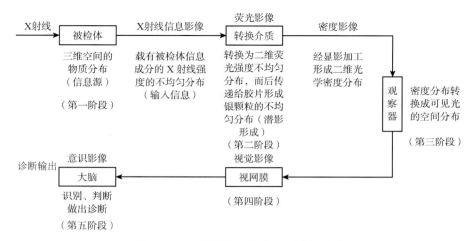

图 2-1-9 X 射线信息影像的形成与传递

1. 第一阶段 X 射线对三维空间的被检体进行照射，取得载有被检体信息成分的 X 射线强度的不均匀分布。此阶段信息形成的质与量，取决于被检体因素（原子序数、密度、厚度）和射线因素（线质、线量、散射线）等。

2. 第二阶段 将不均匀的 X 射线强度分布，通过接收介质（增感屏-胶片系统、荧光屏或影像增强系统等）转换为二维荧光强度分布。若以增感屏-胶片体系作为接收介质，那么这个荧光强度分布传递给胶片形成银颗粒的分布（潜影形成），再经显影加工形成二维光学密度分布。此阶段的信息传递转换功能取决于荧光体特性、胶片特性及显影加工条件。此阶段是把不可见的 X 射线信息影像转换成可见密度影像的中心环节。

3. 第三阶段 借助观片灯，将密度分布转换成可见光的空间分布，然后投影到人的视网膜上。此阶段信息的质量取决于观片灯的亮度、色光、观察环境以及视力。

4. 第四阶段 通过视网膜上的视觉细胞感觉明暗不同的图案，形成视觉的影像。

5. 第五阶段 最后通过识别、判断做出评价或诊断。此阶段的信息传递取决于医师的学历、知识、经验、记忆和鉴别能力。

四、X 射线照片影像的形成

X 射线管产生的 X 射线，穿过被检体（三维空间分布）时，由于人体不同组织的原子序数、组织密度和厚度的不同，对 X 射线衰减的程度不同，所以透过人体后的 X 射线强度分布出现了差异，形成了不可见的 X 射线信息影像。这种不可见的 X 射线影像，到达探测器（成像板）、荧光屏（影像增强器）等，经过信息转换，形成可见光强度的影像分布，或者通过屏-片系统使胶片感光，经过化学处理后转换成有一定照片密度的可见光胶片影像。

X 射线照片影像的五大要素：密度、对比度、锐利度、颗粒度及失真度，前四项为构成照片影像的物理因素，最后一项为构成照片影像的几何因素。

第 2 节 X 射线照片影像质量的评价及影响因素

一、X 射线影像质量的评价

X 射线影像质量的评价方法包括主观评价、客观评价和综合评价。

（一）主观评价

主观评价指通过人的视觉在检出识别过程中根据心理学规律、以心理学水平进行的评价，主观评价也称为视觉评价。以往，主观评价方法主要有金属网法、Burger 法、并列细线法等。目前，主要应用的是受试者操作特性（receiver operating characteristic，ROC）曲线，它是一种以信号检出概率方式，对成像系统在背景噪声中微小信号的检出能力进行解析与评价的方法。

（二）客观评价

客观评价是指对形成 X 射线照片影像的密度、模糊度、对比度、颗粒度以及信息传递功能，以物理量水平进行的评价。主要通过特性曲线、相应函数等方法予以测定、评价。

（三）综合评价

综合评价是以诊断学要求为依据，以物理参数为客观手段，再以满足诊断要求的技术条件为保证，同时充分考虑减少辐射量的评价方法。

无论是主观评价、客观评价还是综合评价，其评价的前提是必须了解影响影像质量的基本因素。

二、X 射线照片密度

（一）概念

照片密度又称光学密度或黑化度，用 D 表示，是指 X 射线胶片经过曝光后，通过显影等处理在照片上形成的黑化程度。将 X 射线照片置于观片灯上，可以看到照片密度不同的影像，组织密度高的部位，X 射线胶片感光少，经冲洗后银原子堆积少，照片显示白色；组织密度低的部位，X 射线胶片感光多，冲洗后银原子堆积多，照片显示黑色。照片密度是观察 X 射线照片影像的先决条件，构成照片的密度必须适当，才能符合影像诊断的要求。

（二）光学密度值

光学密度值是一个对数值，无量纲。其大小取决于入射光线强度（I_0）与透过光线强度（I）的比值。光学密度值用照片阻光率的对数值表示，正常值为 0.25～2.00，良好的 X 射线诊断照片的密度范围为 0.3～1.5。

（三）影响照片密度的因素

1. 曝光量　当管电压一定时，决定 X 射线照片密度的因素是曝光量（单位 mA·s），即管电流和曝光时间的乘积。不同的曝光量，在照片上得到不同的照片密度，两者的关系符合胶片特定的曲线关系。在正确曝光时，曝光量与照片密度成正比。但在曝光不足或曝光过度时，照片密度的变化小于照射量的变化。

2. 管电压（单位 kV）　决定 X 射线的硬度。X 射线胶片的感光效应与管电压的 n 次方成正比。管电压增加，X 射线穿透物体到达胶片的量增多，即照片密度增加。

管电压的 n 值，可因管电压的数值、被检体厚度、增感屏-胶片组合等因素发生改变。管电压的变化为 40～150kV 时，n 的变化从 4 降到 2，所以使用低电压摄影技术时，管电压对照片密度的影响要大于高电压摄影技术。使用高电压摄影时，摄影条件选择的通融性要大；使用低电压摄影时，管电压选择要严格。

由于照片密度与管电压的 n 次方成正比，故管电压数值变化比曝光量数值变化对照片密度的影响要大。但是，由于管电压的升高可增加散射光子，降低照片对比度，所以在摄影中，应当利用照射量调节照片密度，利用管电压控制照片对比度。

3. 摄影距离 X 射线强度与摄影距离的平方成反比。在摄影中，摄影距离越小，X 射线强度越大，照片的密度越高，但缩短摄影距离，必将增加影像的模糊度及放大失真度。确定摄影距离的原则：一要考虑 X 射线机容量，在条件允许的情况下，尽量增加摄影距离，减少影像的模糊度及放大失真度，确保影像的清晰度；二要根据诊断的要求，选择适合的摄影距离。

4. 增感屏 主要是提高胶片的感光效率，增加照片的密度，为摄取组织密度高、厚度大的部位提供条件。提高照片密度的能力，取决于增感屏的增感率。增感率越高，获得的照片密度就越大。

5. 胶片的感光度 照片的密度随着胶片感光度的增大而增高。在曝光量一定时，胶片的感光度越大，形成的照片密度越大。

6. 被检体的密度及厚度 照片密度随着被检体的厚度和密度的增加而降低。人体除肺部外，体厚大、密度高的组织，照片显示的密度就低。肺部吸气时，体厚增加，但密度降低，要获得相同照片的密度，吸气位与呼气位曝光量要相差约 30%。

7. 照片冲洗因素 照片冲洗加工不是导致胶片产生照片密度的决定因素，但胶片曝光后，只有通过冲洗加工才能显示出照片的密度。因此，冲洗环境的安全性、显影液的特性、显影温度、显影时间等因素，对照片密度都有较大的影响。

三、X 射线照片的对比度

（一）X 射线对比度

1. 概念

（1）定义 X 射线照射物体时，如果透过物体两部分的 X 射线强度不同，就产生了 X 射线对比度 K_X，也称射线对比度。

$$K_X = \frac{I_2}{I_1} = \frac{I_0 e^{-\mu_2 d_2}}{I_0 e^{-\mu_1 d_1}} = e^{\mu_1 d_1 - \mu_2 d_2} \tag{2-2-1}$$

式（2-2-1）中，I_0 为入射线量；I_1、I_2 为不同部位透过的 X 射线强度；μ_1、μ_2 为物体不同部位的吸收系数；d_1、d_2 为物体不同部位的厚度。

（2）影响 X 射线对比度的因素 包括 X 射线吸收系数（μ）、物体厚度（d）、人体组织的原子序数（Z）、人体组织的密度（ρ）、X 射线波长（λ）。

（3）人体对 X 射线的吸收 其按照骨、肌肉、脂肪、空气的顺序变小，所以在这些组织之间产生了 X 射线对比度。而在消化道、泌尿系统器官、生殖系统器官等器官内不产生 X 射线对比度，无法摄出 X 射线影像，但可以在这些器官内注入原子序数不同或者密度不同的物质（对比剂），即可形成 X 射线对比度。

2. X 射线对比度指数特点 管电压上升，对比度指数下降，软组织之间的对比度指数更小。软组织的对比度指数在 40kV 时仅是 0.07，30kV 时上升到 0.14，若管电压下降，则指数上升很快。肺的对比度指数在管电压上升时下降很快，但在 60～80kV，对比度指数几乎不变化（因为 X 射线衰减的主要原因已移到康普顿效应）。骨因含钙元素（Ca），到高压时才影响到光电吸收，所以骨的对比度保持较高，直到 120kV 时，骨的对比度指数也无明显变化。

3. X 射线对比度观察法

（1）透视法 通过荧光倍增管，将波长为 $0.1 \times 10^{-8} \sim 0.6 \times 10^{-8}$cm 的 X 射线转换成波长为 $5 \times 10^{-5} \sim 6 \times 10^{-5}$cm 的可见影像。

（2）摄影法　使 X 射线胶片感光的方法分为直接摄影法和间接摄影法。

1）直接摄影法：是胶片接收 X 射线对比度形成潜影后，通过显影处理而成为可见影像的方法。由于胶片感光膜对 X 射线的吸收很少，X 射线 99% 能穿过胶片，需利用由荧光物质制成的增感屏将 X 射线转变为透过力弱的荧光，使胶片感光。医用 X 射线摄影几乎都用这个方法。

2）间接摄影法：是用荧光倍增管将荧光板像增强为荧光像，然后通过光学系统将荧光摄于胶片上的方法，这种方法可在短时间内进行多次检查。

（二）X 射线照片的光学对比度

1. 概念

（1）定义　X 射线照片上相邻组织影像的密度差称为光学对比度，又称照片对比度。照片对比度依存于被照体不同组织吸收所产生的 X 射线对比度，以及胶片对 X 射线对比度的放大结果。

（2）照片上光学对比度（K）与 X 射线对比度（K_X）的关系　光学对比度是依存于 X 射线对比度 K_X 的。利用胶片特性曲线可得

$$K = D_2 - D_1 = \gamma \lg \frac{I_2}{I_1} = \gamma \lg K_X = \gamma(\mu_2 d_2 - \mu_1 d_1) \lg e \qquad （2-2-2）$$

式（2-2-2）中，γ 表示 X 射线胶片特性曲线的斜率；μ_1、μ_2 表示被照体两部分的线性吸收系数；d_1、d_2 表示被照体两部分的厚度（单位 mm）；D_1、D_2 表示 X 射线穿过被照体两部分所形成的光学密度。

2. 影响照片对比度的因素　主要有胶片因素、射线因素，以及被检体本身的因素。

（1）胶片因素　胶片的反差系数（γ 值）直接影响着照片对比度，因 γ 值决定着对 X 射线对比度的放大能力，故称其为胶片对比度。当应用 γ 值不同的胶片摄影时，所得的照片影像对比度是不同的，用 γ 值大的胶片比用 γ 值小的胶片获得的照片对比度大。此外，使用屏-片系统摄影，与无屏摄影相比，增感屏可提高照片对比度。同样，冲洗胶片的技术条件也直接影响着照片对比度。

（2）射线因素

1）X 射线质的影响：照片对比度的形成，实质上是被检体对 X 射线的吸收差异，而物质的吸收能力与波长（受管电压影响）的立方成正比。在高千伏摄影时，骨、肌肉、脂肪等组织间 X 射线的吸收差异减小，所获得的照片对比度降低；在低千伏摄影时，不同组织间 X 射线的吸收差异大，所获得的照片对比度高。

2）X 射线量（单位 mA·s）的影响：一般认为 X 射线量对 X 射线照片的对比度没有直接影响，随着 X 射线量的增加，照片密度增高时，照片上低密度部分影像的对比度有明显好转。反之，密度过高，将 X 射线量适当减少，也可使对比度增高。

3）灰雾对照片对比度的影响：由 X 射线管放射出的原始射线，照射到人体及其他物体时，会产生许多方向不同的散射线，在照片上增加了无意义的密度，使照片的整体发生灰雾，造成对比度下降。灰雾产生的原因为胶片本底灰雾，焦点外 X 射线和被检体产生的散射线，显影处理。

（3）被检体本身的因素

1）原子序数：在 X 射线诊断中，被检体对 X 射线的吸收主要是光电吸收。特别是使用低千伏时，光电吸收随物质原子序数的增加而增加。人体骨骼由含高原子序数的钙、磷等元素组成，所以骨骼比肌肉、脂肪能吸收更多的 X 射线，它们之间也就能有更高的对比度。

2）密度：组织密度越大，X 射线吸收越多。人体除骨骼外，其他组织密度大致相同。虽然肺就其构成组织的密度来讲与其他脏器相似，但是活体肺是个充气组织，气体与血液、肌肉对 X 射线的吸收比例为 1∶1000，因此肺具有很好的对比度。

3）厚度：当被检体密度、原子序数相同时，照片对比度为厚度所支配，如胸部的前、后肋骨阴影与肺部组织形成的对比度不一样，原因是后肋骨厚于前肋骨。另外，当组织出现气腔时也能造成组织厚

度的差别，因为空气对 X 射线几乎没有吸收，在软组织中出现空腔等于把厚度减薄。

四、X 射线照片的锐利度

（一）概念

1. 锐利度（S） 是指在照片上所形成的影像边缘的清晰程度。若以 X 射线照片相邻点的密度差（D_2-D_1）为照片对比度（K），从 D_1 到 D_2 移行距离（L）为照片影像的模糊度（H），则锐利度（S）为

$$S = \frac{D_2 - D_1}{HL} = \frac{K}{HL} \qquad （2\text{-}2\text{-}3）$$

2. 模糊度（H） 是锐利度的反义词。它表示从一个组织的影像密度过渡到相邻的另一个组织影像密度的幅度大小。当移动幅度超过 0.2mm 时，人眼即可识别出影像的模糊度。H 值越大，表示两密度移行幅度越大，其边缘越模糊（图 2-2-1）。

（二）照片锐利度与对比度、模糊度之间的关系

模糊度的概念多用于对某些图像质量下降因素的评价。在分析影像锐利度（S）时，均以模糊度的概念分析影响锐利度的因素。

1. 对比度 照片模糊度（H）一定时，S 与 K（对比度）成正比，即随着照片对比度的增加，锐利度越来越好。

2. 模糊度 照片 K 一定时，S 与 H 成反比，即随着照片模糊度增大，锐利度越来越差。

一般情况下 S 与 K 成正比，与 H 成反比。理论计算与人眼感觉并不完全一致。当 K 与 H 同时增加时，S 虽然不变，但人眼感觉锐利度降低。又如当 $H=0$ 时，不论 K 如何小，S 都是无限大的，即 X 射线影像应该非常锐利，但实际给人的印象并非如此。当 K 值小时，人眼无锐利之感；K 值大时，人眼才有锐利度变好的感觉。

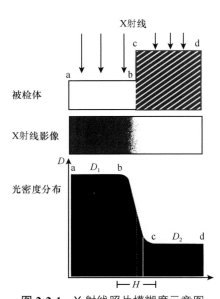

图 2-2-1 X 射线照片模糊度示意图

a、b 为密度相同的一种组织结构，c、d 为另一种密度相同的组织结构。D_1 为组织 a、b 在照片上的光学密度分布，D_2 为组织 c、d 在照片上的光学密度分布。D 为光学密度。H 为从一种密度值（D_1）到另一种密度值（D_2）移行的距离。

（三）影响照片锐利度的因素

X 射线照片锐利度是由多种原因引起的综合效果，其中影响较大的是焦点引起的几何模糊、运动模糊和屏-片系统模糊。

1. 几何模糊 X 射线焦点不是理想的点光源，而是具有一定面积的点光源。因此，在 X 射线摄影时，由于几何学原因可形成半影，即几何模糊（图 2-2-2）。半影是影响影像清晰度的重要因素之一。

（1）半影大小（H）的计算：取决于焦点的大小（F），焦-肢距（a），肢-片距（b），即

$$H = F \cdot \frac{b}{a} \qquad （2\text{-}2\text{-}4）$$

（2）影响半影大小的因素

1）焦点的大小：半影的大小与焦点的大小成正比，焦点越大则半影就越大。因此，在 X 射线摄影中，为了使影像清晰，应尽量采用小焦点摄影。

2）放大率：是指照片影像对被检组织和器官的放大能力。照片上的影像大小（S）与肢体尺寸（G）的比值（图 2-2-3）称为影像的放大率（M）。影像的放大率为

$$M = \frac{S}{G} = \frac{a+b}{a} = 1 + \frac{b}{a} \qquad (2\text{-}2\text{-}5)$$

式（2-2-5）中，a 为焦-肢距；b 为肢-片距。当 a 越小，b 越大时，影像的放大率越大。

3）焦点允许放大率：国际放射学界公认的人眼的模糊值为 0.2mm，即半影在 0.2mm 以下时，人眼观察影像没有模糊之感，当半影大于 0.2mm 时，观察影像开始有模糊之感。

焦点允许放大率（$M_{0.2}$），即

$$M_{0.2} = 1 + \frac{0.2}{F} \qquad (2\text{-}2\text{-}6)$$

式（2-2-6）中，$M_{0.2}$ 为半影=0.2mm 时焦点允许的放大率；0.2 为人眼的模糊阈值。如果已知焦点的大小（F），即可求出该焦点所允许的最大放大率（$M_{0.2}$）。

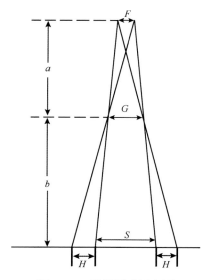

图 2-2-2 半影形成示意图

F 为焦点的尺寸；G 为肢体尺寸；S 为照片上的影像
大小；H 为半影大小；a 为焦-肢距；b 为肢-片距

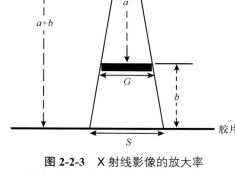

图 2-2-3 X 射线影像的放大率

G 为肢体尺寸；S 为照片上的影像大小；a 为焦-肢距；
b 为肢-片距；$a+b$ 为焦-片距

（3）减少半影的方法 在 X 射线摄影过程中，为了减少半影，提高影像清晰度，可采取：①尽量采用小焦点摄影；②缩短肢-片距，尽量使被检体紧贴胶片；③在 X 射线负荷允许的情况下，增加摄影距离。

2. 运动模糊 X 射线摄影过程中，X 射线管、被检体及照片三者之间任何一个发生移动，所得摄影必然出现模糊，称为运动模糊（H_m）。在一般情况下，运动模糊是影像模糊最主要的因素。

（1）运动模糊的计算 取决于物体运动的幅度（m）和照片影像的放大率（M），即

$$H_m = m(1+b/a) = m \times M \qquad (2\text{-}2\text{-}7)$$

式（2-2-7）中，m 为物体运动幅度，a 为焦-肢距，b 为肢-片距，M 为照片影像的放大率。

（2）影像运动模糊的因素 ①X 射线管运动，主要是球管固定不牢固或发生机械故障。②胶片移动，主要是机械故障引起活动滤线栅托盘、摄片架的稳定性变差，或被检体运动引起胶片移动等。③被检体运动，是引起运动模糊的主要因素，有些运动是不可避免的，常见于生理性运动，如呼吸运动、心脏大血管搏动、胃肠道蠕动；病理性运动，如哮喘、肢体震颤、胃肠道痉挛等；受检者不合作，如婴幼儿哭闹、精神疾病患者等。

（3）减少运动模糊的方法 ①保证 X 射线管、诊视床以及滤线器托盘的机械稳定性，发现故障及时维修。②固定受检者肢体、屏气、缩短曝光时间或选择活动度较小的时机曝光。③尽量缩小肢-片距，使被检体紧贴胶片。④配用高灵敏度探测器、高感光度胶片、高增感率增感屏、强力显影液，

减少曝光时间。

3. 屏-片系统模糊

（1）定义　屏-片系统模糊是指屏-片组合系统对照片影像产生一定程度的模糊。

（2）影响屏-片系统模糊的因素

1）增感屏性模糊：产生模糊是光扩散现象造成的。增感屏荧光颗粒越大，发光效率越高，扩散现象越严重，产生的模糊就越大。另外，荧光到达胶片之前有不同程度的反射，反射层越大，荧光层越厚，模糊度就越大。

2）屏-片接触性模糊：X 射线摄影一般均使用屏-片系统，若两者接触不良，产生的屏-片接触性模糊，对影像质量的影响更明显，因此屏-片系统必须紧密接触，要求增感屏粘贴后必须进行屏-片接触性测试，合格者方可使用。

3）中心线斜射效应：中心线倾斜照射时，胶片前后乳剂层形成的影像将错开一定的距离，中心线倾斜角度越大，影像模糊度就越大，这种现象即为 X 射线对屏-片系统的斜射效应，特别是使用双屏和双面乳剂胶片时，中心线斜射效应更明显。

（3）减少产生屏-片系统模糊的方法　在 X 射线摄影中，为了减少屏-片系统模糊，常采用以下措施：①使用银盐颗粒小的低感光度胶片，以及荧光颗粒小的低增感率增感屏；②使用密着性较好的屏-片系统；③尽量使中心线垂直于屏-片系统摄影。

五、X 射线照片的颗粒度

（一）概念

均匀的 X 射线束照射探测器（成像板）或屏-片系统之后，在照片上观察光学密度约为 1.0 时，照片出现不规则斑点，这种由小密度差形成的不均匀结构，呈现粗糙或沙粒状的效果，称为照片斑点，或称照片颗粒度。颗粒度差，可造成一定程度的影像模糊。

（二）影响颗粒度的因素

在 X 射线摄影中影响颗粒度的因素主要有增感屏结构斑点、X 射线量子数和胶片感光颗粒。

1. 增感屏结构斑点　由增感屏结构问题引起的斑点统称为增感屏结构斑点，产生的因素包括荧光物质性能方面和工艺方面。例如，增感屏荧光颗粒大小不等、分布不均匀、涂布厚度不同等，均可导致斑点多少发生变化。

2. X 射线量子数　由 X 射线量子数引起的照片斑点称为量子斑点。通过被检体的 X 射线量可以形成 X 射线影像，若到达胶片上的 X 射线量子数无限多，单位面积上量子可以认为处处相等，或认为 X 射线量子分布"均匀性"较好；然而当 X 射线量子总数相对较少时，成像面的单位面积上量子数产生分布的差异，或认为 X 射线量子分布"均匀性"较差，称为 X 射线量子的"统计涨落"。计算方法如下。

每平方毫米的光子数量服从概率分布，以 X 射线束总截面除以光子的总数，可以求出单位面积光子平均数（n）。每一单位面积内的实际光子数虽然不等于平均光子数，但是在平均值的一定范围内波动。根据概率定律，这种波动的大小为 $\pm\sqrt{n}$，则任一平方毫米内光子数的范围为 $n\pm\sqrt{n}$，平均光子数越小，实际光子数的波动百分比就越大。例如，平均光子数为 100，则波动范围为 $100\pm\sqrt{100}$，即 90～110，波动率为 10%；如果平均光子数为 10 000，波动范围为 $10\,000\pm\sqrt{10\,000}$，即 9900～10 100，波动率为 1%。

综上所述，量子斑点是单位面积吸收量子的计数率波动造成的，量子数越少，量子斑点越大。随着高千伏摄影技术的普遍应用和稀土增感屏的广泛使用，形成的量子斑点显著增多，为了减少量子斑点对照片质量的影响，在 X 射线摄影中量子数的最低限度为 105/mm^2，透视约为 40/mm^2。

3. 胶片感光颗粒　由胶片内卤化银感光颗粒造成的斑点称为胶片斑点。卤化银颗粒大，则影像颗粒粗，即产生模糊。这种模糊在屏-片系统形成的模糊中可以忽略不计，因为胶片卤化银的颗粒比荧光物质的颗粒小得多，且胶片厚度不及增感屏的 1/10。

六、X 射线照片失真度

（一）概念

照片影像较原物体大小及形状的改变称为失真，其变化的程度称为照片影像的失真度。

（二）照片影像失真度的种类

根据影像失真的原因，照片影像失真主要包括放大失真、歪斜失真和重叠失真三大类。

1. 放大失真

（1）定义　X 射线摄影的照片影像均有放大，由于被检体各部与胶片的距离不同，所以被检体各部位的放大率不一致，称为影像的放大失真（图 2-2-4）。

（2）计算方法　如图 2-2-4 在体内有 A、B 两点，A 点离焦点近，B 点离焦点远。焦点离 A 点的距离为 a，A、B 之间的距离为 b，B 点到胶片的距离为 c，则 A 点的放大率（α）为

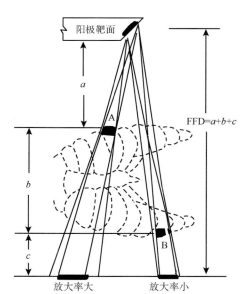

图 2-2-4　X 射线影像放大失真示意图

a 为焦-肢距；b 为肢体的厚度；c 为肢-片距；$a+b+c$ 为焦-片距（FFD）；A 为远离胶片的组织结构；B 为靠近胶片的组织结构

$$\alpha = \frac{a+b+c}{a}$$

（2-2-8）

B 点的放大率（β）为

$$\beta = \frac{a+b+c}{a+b}$$

（2-2-9）

如果用 w 表示放大率的比值，即引起的失真，则

$$w = \frac{\alpha}{\beta} = 1 + \frac{b}{a}$$

（2-2-10）

由式（2-2-10）可知，当两个物体位于体内，相距较大，且焦点至物体的距离较小时，失真度是不能忽略的；当焦-片距增大，肢-片距较小时，w 值近似 1，这时可以认为 X 射线几乎是平行的，失真度可以被忽略。

（3）减少方法　被检查的组织或器官与胶片平行；被检查的组织或器官尽量贴近胶片；被检体置于焦点正下方，中心线垂直射入。

2. 歪斜失真

（1）定义　摄影时 X 射线中心线、胶片与被检体的位置关系不合理，被检体不在焦点的正下方引起的失真，称为歪斜失真，又称形状变形（图 2-2-5）。歪斜失真除诊断上的特别要求外，主要是指被检体影像被拉长或缩短。

（2）减少方法　被检体置于焦点正下方，中心线应垂直被检体及胶片；尽量使被检体与胶片平行；缩短肢-片距；在 X 射线机负荷允许的情况下，增加焦-片距。

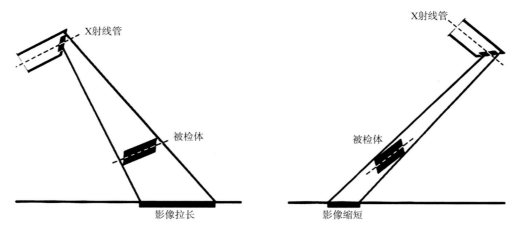

图 2-2-5　X 射线影像歪斜失真示意图

3. 重叠失真

（1）定义　由于被检体组织结构相互重叠，在影像上形成的光学密度减低，对比度下降，乃至影像消失的现象称为重叠失真。

被检体为三维立体复杂结构，而照片影像则是二维平面影像，所以必然会存在影像重叠现象。X 射线照片影像的重叠有 3 种情况：①大物体密度小于小物体密度，且相差很大，其重叠的影像中对比度较好，可以看到小物体的影像，如胸部肺野中的肋骨阴影；②大小物体组织密度相等，且密度较高时，重叠后小物体隐约可见，对比度差，如膝关节正位片中髌骨的影像；③大小物体组织密度相差很大，且大物体的密度大于小物体的密度，重叠后小物体的阴影由于对 X 射线吸收很少，不能显示，如正位胸部 X 射线片中看不到胸骨的影像。

（2）减少方法　选择合理的摄影体位，采用多体位摄影；调整中心线的摄影方向，采用多方位摄影；采用切线位摄影，使某些物体边缘或表面病灶显示清晰。

（刘丹丹）

第3章
数字 X 射线摄影成像原理

学习目标

1. **掌握** 掌握 CR 成像原理，DICOM 格式概念，直接转换型平板探测器及间接转换型平板探测器的成像原理。
2. **熟悉** 影响数字成像质量的因素，数字乳腺摄影成像原理。
3. **了解** 了解 CR 图像的处理，了解数字断层融合成像的原理。

X 射线摄影是临床上常规的诊断手段，传统的 X 射线影像一旦产生，其图像质量就不能进一步改善，且因信息为模拟量，不便于计算机处理，也不便于图像的存储、管理和传输，所以其发展受到限制。

传统 X 射线摄影在医学影像学领域中应用最早、最普遍，但实现图像信息数字化最晚。1983 年，存储荧光体方式的计算机 X 射线摄影（CR）系统技术出现并进入临床应用，解决了常规 X 射线摄影数字化的问题。1997 年以后数字 X 射线摄影设备相继问世，为医学影像全面实现数字化奠定了基础。

随着电子技术、计算机技术及数字图像处理技术的发展，能够对 X 射线图像进行量化、存储、处理、显示和传输的数字成像技术进入了 X 射线影像领域。传统的 X 射线成像技术与现代计算机技术相结合形成了数字 X 射线成像技术。

数字 X 射线成像技术生成、处理的主要是数字图像，如第 1 章所述，数字图像具有模拟图像所不能比拟的诸多优势。数字 X 射线成像技术生成以矩阵形式存储的数字图像，这些图像还需要特定的方式处理后才能存储于计算机中，如确定矩阵大小、灰度级大小，矩阵文件头内容以及图像是否进行压缩等。这些信息决定了数字图像格式，即数字图像存储文件的格式。不同文件格式的数字图像，其分辨力、压缩方式、存储容量及色彩表现不同，在使用中也有所差异。常见的数字图像格式有 JPEG、BMP 等格式。

医学数字图像常使用的格式为 DICOM 格式，DICOM（digital imaging and communications in medicine）即 "医学数字成像和通信"，是自 1985 年由美国放射学会（American College of Radiology，ACR）与美国电气制造商协会（National Electrical Manufacturers Association，NEMA）制订的用于数字化医学影像传送、显示与存储的标准。目前大多数医学影像系统均支持 DICOM 格式，且通常将成像获得的 X 射线、DR、CT、磁共振及 PET/CT、冠脉造影等图像以 DICOM 格式进行保存、传输、查阅和研究。

相比于常规图像格式，DICOM 格式具有大矩阵尺寸、高灰阶等特点，能够保存丰富的医学图像信息。同时，DICOM 格式具有信息丰富的文件头，文件头中可以包含成像设备名称、设备类型、扫描序列、成像条件、设备所在医院、被成像者个人信息等。

第 1 节　计算机 X 射线摄影成像原理

CR 是 X 射线照片数字化比较成熟的技术。CR 系统是使用可记录并由激光读出 X 射线影像信息的成像板（IP）作为载体，经 X 射线曝光及信息读出处理，形成数字图像。CR 系统实现了常规 X 射线摄影信息数字化，使常规 X 射线摄影的模拟信息转换为数字信息，提高了图像的分辨力、显示能力，突破了常规 X 射线摄影技术的固有局限性。采用计算机技术实施各种图像后处理，增加了显示信息的层次；可实现 PACS 及远程医疗；成像板替代胶片可重复使用，可与原有的 X 射线摄影设备匹配使用。

CR 系统也存在不足之处，主要是时间分辨力较差，不能实现动态组织器官的显示。同时在细微结构的显示上与常规的 X 射线屏-片系统比较，其空间分辨力稍低，需通过其他方式弥补。

CR 系统中入射到成像板的 X 射线量子被成像板的成像层内的荧光颗粒吸收，释放出电子，其中一部分电子散布在成像层内呈半稳定状态，形成潜影。当用激光照射已形成的潜影时，半稳定状态的电子释放出光量子，发生光激励发光（photo stimulate luminescence，PSL）现象，光量子随即被光电倍增管检测到，并被转化为电信号，这些代表模拟信息的电信号再经模/数转换器转换为数字信号，然后数字信号被传送到存储元件中作进一步处理与显示。

一、成 像 板

1. 成像板的结构　成像板是 CR 成像技术的关键设备。作为采集影像信息的载体，成像板可以重复使用，但没有显示影像的功能，其结构如 3-1-1 所示。

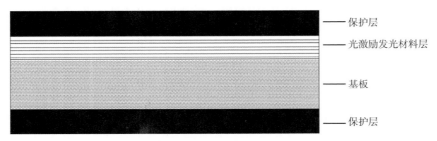

保护层
光激励发光材料层
基板
保护层

图 3-1-1　成像板结构示意图

（1）保护层　作用是防止光激励发光材料层在使用过程中受到损伤。因此它不能随外界温度、湿度的变化而发生变化，并且在非常薄的条件下能弯曲、耐磨损、透光率高。常用聚酯树脂类纤维制造。

（2）光激励发光材料层　将光激励发光材料混于多聚体溶液中，涂在基板上干燥而成。多聚体溶液的作用是使光激励发光材料均匀分布在基板上形成均匀的膜，并具有适度的柔软性和机械强度，不因湿度、温度、放射线、激光等因素的影响而发生物理性质的变化。多聚体材料一般为硝化纤维素、聚酯树脂、丙烯及聚氯酸酯等。

光激励发光材料晶体颗粒的直径多在 4～7μm，晶体颗粒的直径增大，则发光量增大，但影像的清晰度降低。

（3）基板　基板的作用是保护光激励发光材料层免受外力的损伤。因此要求具有很好的平面性、适度的柔软性及机械强度，材料是聚酯树脂纤维胶膜，厚度在 200～350μm。为了避免激光在光激励发光材料层和基板之间发生界面反射，影响影像清晰度，要将基板制成黑色。此外，为了防止光透过基板而影响到下一张成像板，可以在基板上加一个吸光层。

此外还有为避免在输运过程中产生静电干扰的导电层。

2. 成像板的特性　成像板的主要成分是光激励发光材料层，它对放射线、紫外线的敏感度远高于普通 X 射线胶片，摄影后成像板的潜影会因光的照射而消退，避光不良或漏光的成像板上的图像会因储存的影像信息量减少而发白。成像板具有以下特性。

（1）发射光谱与激发光谱　当 X 射线初次照射掺杂二价铕离子的氟卤化钡晶体（BaFX：Eu^{2+}晶体）时，其吸收光谱在 37keV 处有一锐利、锯齿形的不连续吸收，这是晶体中钡原子的 K 缘所致。被 X 射线激活的 BaFX：Eu^{2+}在受到二次激发光照射时，作为发光中心的 Eu^{2+}可发出波长峰值为 390～

400nm 的紫色荧光，荧光的强度主要取决于作为一次光激励发光的 X 射线的照射量。

成像板第二次读出光线以 600nm 左右波长的红光最佳，它可最有效地激发光激励发光，称为激发光谱。发射光谱与激发光谱波长的峰值间需有一定的差别，以保证两者在光学上的不一致，从而达到影像最佳的信噪比。但是，光激励发光的光谱与 X 射线激发成像板后在荧光体内产生的色彩中心的吸收光谱是一致的。

（2）成像板的时间响应特征　光激励发光的强度还与二次激发光的功率有关，在一定的范围内，光激励发光的强度随二次激发光功率的增大而增大。荧光体被第二次激发后，其发射荧光的强度达到初始值的 1/e 所用的时间称为光发射寿命期，成像板光发射寿命期为 0.8μs。

最理想的发光时间是当被 X 射线激活的光激励发光物质受到二次激发光照射时，能立即产生光激励发光；一旦停止照射，光激励发光立即消失。但实际上光激励发光不会立即消失，而是在逐渐衰减。光激励发光消失的速度对于快速读取影像信息至关重要，这是因为如果光激励发光衰减速度慢，在二次激发光束的移动扫描、读取信号的过程中，已经扫描过的地方仍在发光，这会对正在被读取的信号形成干扰，降低信噪比而影响图像质量。以 Eu^{2+} 为发光中心的 $BaFX$：Eu^{2+} 的光激励发光寿命为 0.8μs，由于这个时间极短，所以能在很短的时间内，以很高的密度读取大面积成像板上的影像信息，而不发生采集信息与读出信息的重叠干扰，也就是说，成像板具有可满足医学成像需要的极好的时间响应特征，从而满足医学影像的要求。

（3）成像板的动态范围　当 X 射线第一次激发成像板中的光激励发光材料时，其吸收特征与激发光二次激发时发射荧光的特征无关。

成像板发射荧光的量依赖于第一次激发时的 X 射线量，在 1：10^4 内具有良好的线性。故成像板用于 X 射线摄影时，具有良好的动态范围，可精确地检测组织结构间极小的 X 射线吸收差别。

（4）成像板存储信息的消退　储存在光激励发光物质中的影像信息随储存时间（读取前的时间）的延长而衰减，这是因为一部分被俘获的电子会在读取信号前逃逸，从而使第二次激发时荧光体发射出的光激励发光强度减少，这种现象称为消退。成像板的消退现象很轻微，读出前储存 8h，其荧光体的光激励发光量减少约 25%。时间延长、存储温度升高，消退速度增快。由于 CR 系统对光电倍增管增益的电子补偿和自身补偿，用标准条件曝光的成像板在额定的存储时间内几乎不会受到消退的影响。若成像板的曝光不足或存储过久（大于 8h），则会由于检测到的 X 射线量不足和天然辐射的影响而发生颗粒衰减，以致影像噪声加大。所以，最好在第一次激发后的 8h 内读出成像板内的信息。

（5）天然辐射的影响　成像板不仅对 X 射线敏感，对其他形式的电磁波等也敏感，如紫外线、α射线、β射线、γ射线以及电子等，因而会受到自然界放射性物质的照射而储存能量，在读取影像时出现一些微小的黑点，对读取影像形成干扰。

3. 成像板使用注意事项　成像板可以重复使用，在成像板再次使用前，为避免天然辐射的影响，应当用光照射，消除任何可能存在的潜影。在使用中应注意避免成像板出现擦伤，定期清洁，以延长成像板的使用寿命。

由于成像板中的光激励发光材料对放射线、紫外线的敏感度远高于普通 X 射线胶片，所以摄影前、后的成像板都要屏蔽。避光不良或漏光的成像板上的图像会因储存的影像信息量减少而变得发白，这与普通胶片正好相反。

二、CR 成像基本原理

CR 系统的成像过程为：X 射线机产生的 X 射线穿过人体后，照射到成像板上，成像板中的光激励发光材料，将穿过人体的 X 射线的能量以潜影的方式储存下来，完成影像信息的采集。用激光束扫描带有潜影的成像板，光激励发光物质被激励，释放其储存的能量，发出的荧光被集光器收集送到光电倍增管，由光电倍增管将其放大并转换成电信号，经模/数转换器转换成数字信号，完成影像信息的读取与数字化。数字信号被送入计算机和数字图像处理系统，经处理后，形成最终的 CR 数字图像被显示与储存。将 CR 的成像原理归结为四象限理论，具体内容如下。

1. 影像信息采集（第一象限）　CR 系统的影像不是直接记录在胶片上，而是通过一种涂在成像板上的特殊材料——光激励发光材料来完成影像信息采集的。

某些材料在第一次受到光照射时，能将一次激发光所携带的信息储存下来，当再次受到光照射时，能发出与一次激发光所携带信息相关的荧光，这种现象被称为光激励发光，这种材料就称为光激励发光材料。如掺杂二价铕离子（Eu^{2+}）的氟卤化钡（$BaFX：Eu^{2+}$，X=Cl、Br、I）的结晶，当掺杂 Eu^{2+} 的 $BaFX：Eu^{2+}$ 受到 X 射线照射时，产生电离，形成电子-空穴对，空穴被光激励发光材料络合体俘获，电子则被以往形成的 X^- 空位捕获，形成亚稳态的 F 中心，这个过程储存了 X 射线的能量，即将 X 射线携带的影像信息记录下来，形成潜影。此后当用特定波长的二次激发光照射受到 X 射线激活的 $BaFX：Eu^{2+}$ 晶体时，F 中心吸收二次激发光，将捕获的电子释放，并把能量转移给 Eu^{2+}，Eu^{2+} 向低能级状态跃迁发出荧光。这个过程是通过二次激发光的激励，将储存的 X 射线能量释放出来，即读取影像信息。

第一象限表示成像板的固有特征，即 X 射线辐射剂量与激光束激发的光激励发光强度之间的关系。两者的关系在 $1：10^4$ 内是线性的，该线性关系使 CR 系统具有高的敏感性和宽的动态范围（图 3-1-2）。CR 的成像原理习惯上分为四部分，借用了数学四象限的概念，把这四部分放在了四个象限中，仅此而已。其他与数学中的四象限概念就完全不一样了。四个象限理论中的坐标轴代表着不同概念。第一象限中，X 轴表示 X 射线曝光量，Y 轴表示 IP 二次激发后释放的可见光强度；第二象限中，X 轴表示影像的灰度值，Y 轴还是 IP 二次激发后释放的可见光强度；第三象限中，X 轴是灰度值，Y 轴是影像的密度；第四象限中，X 轴表示 X 射线曝光量，Y 轴是影像的密度。这四个象限坐标轴表示的含义与每一个象限所代表的 CR 成像原理一致。由于只是原理图，因此坐标轴的数值主要用来辅助理解。

例 1 和 2 是指四象限图上方的两个示例，表示的是同一部位使用两种不同的曝光量获得的图像，进而以这两幅图像对比来解释四象限的意义。

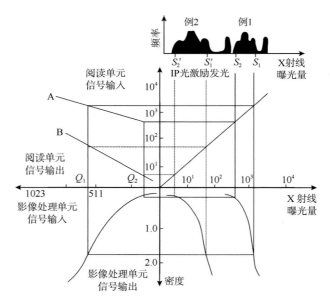

图 3-1-2　CR 系统的四象限理论

S_1、S_2 为例 1 的 X 线曝光量的范围，S_1'、S_2' 为例 2 的 X 线曝光量的范围；IP 为成像板；A 为例 1 阅读单元信号输入，B 为例 2 阅读单元信号输入；Q_1、Q_2 为影像处理单元的线性范围

2. 影像信息读取（第二象限）　储存在光激励发光物质中的影像信息是以模拟信号的形式记录下来的，要将其读出并转换成数字信号，需使用激光扫描仪，又称光激励发光扫描仪（图 3-1-3）。

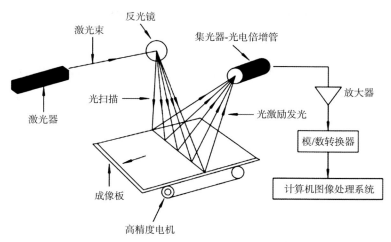

图 3-1-3　CR 系统影像信息读取原理

随着由高精度电机带动的成像板匀速移动，激光束（二次激发光）经摆动式反光镜或回旋式多面体反光镜的反射，在与成像板垂直的方向上，依次对成像板进行精确而均匀的扫描。与此同时，随着激光束的扫描，成像板上释放出的光激励发光被自动跟踪的集光器收集，经光电倍增管转换成相应强度的电信号，并被进一步放大，再由模/数转换器转换成数字化的影像信号。扫描完一张成像板，便可得到一幅完整的数字图像。

第二象限表示输入到影像读出装置（image reading device，IRD）的信号和输出信号之间的关系。IRD 的作用如图 3-1-2 所示：例 1 的读出条件由 A 线指示，使用了较高的 X 射线剂量和较窄的动态范围；例 2 的读出条件由 B 线指示，使用了较低的 X 射线剂量和较宽的动态范围。由于第二象限的自动设定机制，显示的特征是独立控制的。读出的影像信息被馈送到第三象限的影像处理装置中。

3. 影像信息处理（第三象限）　馈送到第三象限的影像信息经影像处理装置（image processor controller，IPC）处理，显示出适用于诊断的影像，其特征是可以独立控制的，可根据诊断要求进行谐调处理、频率处理和减影处理等。

CR 系统由于影像信息被转换为数字信号，成为数字图像，因此可以根据不同的诊断要求对图像进行处理，在较大的范围内自由改变影像特性，具有很强的图像处理功能。

4. 影像再现（第四象限）　馈入影像记录装置（image recorder controller，IRC）的影像信号重新被转换为光学信号以获得 X 射线照片。IRC 对 CR 系统使用的胶片特性曲线自动实施补偿，以使相对于曝光曲线的影像密度是线性的。这样第四象限决定了 CR 系统中输出的 X 射线胶片的特性曲线。CR 系统的特性曲线是依据 X 射线剂量和成像范围自动改变的。

储存在光激励发光物质中的 X 射线影像是一种潜影，由激光扫描仪读取并输入计算机进行数据处理后，还需要变换成人眼能看见的影像。常用的方法为荧光屏显示，用激光照相机直接将影像信号记录下来。

四象限理论中，第一象限涉及成像板的固有特性，在系统运行中是不能调节的，第二象限至第四象限则在系统运行中可充分调节，实现图像处理功能。

三、CR 图像处理

实际运行中实施图像处理功能分为 3 个主要环节：第一个环节是与系统的检测功能有关的处理，即第二象限功能。该环节基于适当的影像读出技术,保证整个系统在一个很宽的动态范围内自动获得具有最佳密度与对比度的影像,即采用最佳阅读条件,并使其数字化。这个处理环节称为曝光数据识别器(exposure data recognizer,EDR)技术。第二个环节是与显示的影像特征有关的处理,即第三象限功能。这一环节的功能在于通过各种特定处理(如谐调处理、频率处理、减影处理等)为医生提供可满足不同诊断要求的、具有较高诊断价值的影像。第三个环节是与影像信息的存储、传输功能有关的处理,即第四象限功能。这个功能是获得质量优良的照片记录,并在不降低影像质量的前提下实施影像数据的压缩,以达到高效率的存储与传输。

(一)与检测功能有关的处理

为了克服由于曝光过度或曝光不足产生的影像密度的不稳定性,影像读出装置建立一个自动设定每幅影像敏感性范围的机制,根据摄影部位(如胸、腹、骨骼等)和摄影技术(如平片、体层摄影、造影检查等)的不同分别具有特定的形状。在把被检者的具体 X 射线摄影信息(部位、摄影方法等)输入 CR 系统后,在 IRD 正式读出影像之前,进行曝光区域识别,先用一束微弱的激光束读出一次激发(X 射线曝光)后的成像板,得到一组抽样数据,形成一个预读出影像的直方图。然后,使用输入的 X 射线摄影信息和自动检测到的每幅影像的敏感性范围来调整直方图的特征。

直方图分析中,有 5 种类型用于不同的诊断目的:①用于骨骼-皮肤的显示;②用于骨骼-软组织的显示;③用于胃肠道钡剂造影检查的显示;④着重突出软组织信息的软组织显示;⑤着重突出骨骼信息的骨骼显示。

(二)与显示功能有关的处理

为提高诊断的准确性,以及扩展诊断范围,显示功能的处理包括动态范围压缩处理、谐调处理、空间频率处理、能量减影处理和灰阶处理。

1. 动态范围压缩处理 需在谐调处理与空间频率处理之前施行。通过 CR 的压缩处理,在胸部影像中可以清楚地显示出纵隔内的细微结构。在胃肠道双重对比造影检查的影像中,对高密度区域的动态范围控制处理有利于显示充满空气部位组织结构的细节。在乳腺摄影中,对高密度区域的动态范围压缩处理可以良好地显示邻近皮肤边缘部分的结构。

2. 谐调处理 也称层次处理。主要用来改变影像的对比度、调节影像的整体密度。以 16 种谐调曲线类型(gradation type,GT)作为基础,以旋转量(gradation amount,GA)、旋转中心(gradation center,GC)、移动量(gradation shift,GS)作为调节参数,来实现对比度和光学密度的调节,从而达到影像的最佳显示。CR 系统利用成像板有很宽的曝光宽容度,即对每一个部位的曝光条件有一个范围,即使曝光量高一点或低一点,通过谐调处理技术,都能把读出的影像调节为符合诊断要求的图像。

(1)谐调曲线类型 谐调曲线是一组非线性的转换曲线,其作用是显示灰阶范围内各段被压缩和放大的程度,针对不同的部位有不同的配置。在实际应用中,针对不同影像部位的密度和对比度差异,在 CR 系统中相对应地匹配不同的转换曲线,以获得最佳的影像效果。

(2)旋转中心 为谐调曲线的中心密度。改变旋转中心即改变了曲线的密度中心,甚至可由正像变成负像,或相反。实际应用中,诊断医生总是追求图像感兴趣区最清晰的显示,那么首先就要选择好旋转中心,若图像感兴趣区在激光阅读完后已经达到了诊断的要求,就没有必要再调整旋转中心值了。

(3)旋转量 亦称转换灰度量,曲线的旋转主要用来改变影像的对比度。旋转量有一定的数值范围,旋转量的值是–4~4(不包括 0)。当旋转量为 1 时,表示所选择的谐调曲线上无对比度的变化,相当于屏-片系统中 H-D 曲线的 $\gamma=1$ 时,输入与输出影像的对比度无变化;旋转量大则对比度大,旋转量小则对比度小。在实际应用中,旋转量总是围绕着旋转中心进行调节。

(4)移动量 亦称灰度曲线平移。移动量的范围为–1.44~1.44,利用微细调节来获得最优化密度。

移动量用于改变整幅影像的密度。降低移动量值曲线向右移，减小影像密度；增加移动量值曲线向左移，增加影像密度。

借助这 4 个参数可以获得适用于诊断目的的影像对比度、总体光学密度及黑白反转的效果等。在进行图像处理时，一般谐调曲线类型不作改变，其他 3 个参数根据图像感兴趣区的密度、对比度特征再做调整或不做调整。调整过程中，先确定旋转中心，然后再调整旋转量和移动量。层次处理根据系统的敏感性范围自动设定机制，即使摄影中 X 射线量与 X 射线质有某些改变，在一定的敏感性范围内，也可读出影像的信号。CR 系统中的谐调处理可独立控制影像的显示特征，决定用何种密度再现影像，谐调处理是在频率处理之后施行的。

用同一种谐调处理技术处理所有影像的方式是不理想的，故一些 CR 系统设置有对不同的成像目的的各种谐调处理程序。

3. 空间频率处理　是指系统对空间频率响应的调节，空间频率响应处理影响影像的锐利度。

CR 系统中使用的空间频率处理为模糊掩模滤波法，处理中使用一个模糊图像作为蒙片影像，以增加空间频率响应。一幅影像中，主要增强成分的频率是由模糊蒙片的大小决定的。即如果使用了 1 个大的蒙片，模糊影像在较低频率上的响应将变得较少，这样响应峰值将移向低频侧，低频成分将被增强。相反，若使用 1 个小的蒙片，则将增强高频成分。通过调节蒙片的尺寸，选择性地增强低频或高频成分的频带，得到适用于诊断的影像。决定空间频率处理的频率响应方式有 3 个参数。

（1）频率等级（RN），即对空间频率范围的分级。涉及由频率处理所增强的影像频率成分的频带，可按结构尺寸设置。如低频等级用于增强大结构，如软组织、肾脏和其他内部器官的轮廓。中频等级，用于增强普通结构，如肺部脉管和骨骼轮廓线。高频等级，用于增强小结构，比如微细骨结构、肾小区等。

（2）频率类型（RT），用于调整增强系数，控制每一种组织密度的增强程度。

（3）频率增强程度（RE），指增强程度的最大值，用以控制频率的增强程度。

在某些影像处理中，为了充分显示正常组织或病变结构，往往是谐调处理和空间频率处理结合起来应用。如较低的旋转量与大的空间频率增强结合产生的影像可覆盖较宽的信息范围，并使组织器官的边缘增强，用于显示软组织；若较大的旋转量与较小的频率增强程度结合使用，就可产生类似于屏-片系统的影像。

4. 能量减影处理　CR 系统也可完成血管造影与非血管造影影像的减影功能。CR 系统中减影方式有两种：时间减影和能量减影。时间减影通常不具备较高的时间分辨力。能量减影方式又分为两次曝光法和一次曝光法，前者是在曝光中切换 X 射线管输出的能量，得到两幅不同能量的照片进行减影；一次曝光法是在暗盒中放置两块成像板，中间放一块铜板，两块成像板在同一时间曝光，但两幅影像的曝光能量不同，对两块成像板的影像加权相减来实施能量减影。

5. 灰阶处理　CR 系统中，读取影像时将影像信号在需要的范围内变成数字化信号，从而可以调整某一数字信号以黑白密度再现，这一过程即为灰阶处理。灰阶处理即为窗口调节技术，是数字化影像所共有的。对窗宽、窗位的调节，使显示的影像符合诊断的需要。

第 2 节　数字 X 射线摄影原理

数字 X 射线摄影（DR）是指在具有图像处理功能的计算机控制下，采用一维或二维的 X 射线探测器直接把 X 射线影像信息转化为数字信号的技术。DR 与 CR 系统的成像过程大致相同，主要区别在于影像接收器，DR 的影像接收器为平板探测器（FPD）。

平板探测器是将薄膜晶体管（TFT）阵列技术应用于二维平面 X 射线探测元阵列而制成的 X 射线

接收装置。它分为直接转换型平板探测器和间接转换型平板探测器。用于数字透视和摄影的 30 帧/秒的大面积平板探测器应用于临床，可获得空间分辨力和高对比度的数字动态影像及静态影像。

DR 与 CR 相比，具有 5 个优点：①曝光剂量降低，被检者受照射剂量更小；②时间分辨力明显提高，曝光后几秒内即可显示图像；③具有更高的动态范围，量子检出效率和调制传递函数性能好；④能覆盖更大的对比度范围，使图像层次更丰富；⑤操作快捷方便，省时省力，能够提高工作效率。

一、直接转换型平板探测器

直接转换型平板探测器主要由导电层、电介层、非晶硒（α-Se）层、顶层电极、集电矩阵层、玻璃衬底、保护层，以及高压电源和输入输出电路组成，其中非晶硒层和集电矩阵层最为重要。

（一）基本结构

1. X 射线转换单元 应用非晶硒为光电材料，将 X 射线转换成电子信号。当 X 射线照射非晶硒层时，光电导性使非晶硒层产生一定比例的正负电荷。通过使用几千伏的电压，产生的电荷以光电流的形式沿电场移动，并且探测元阵列的存在使电荷无丢失或散落地聚集起来。

2. 探测元阵列单元 用薄膜晶体管技术在一玻璃基层上组装几百万个探测元的阵列，每个探测元包括一个储能电容和一个薄膜晶体管，且对应图像的一个像素。诸多像素被安排成二维矩阵，按行设门控线，按列设图像电荷输出线（图 3-2-1）。

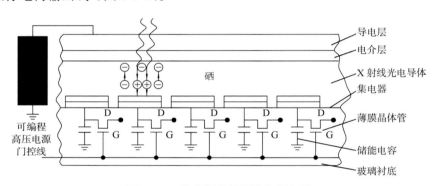

图 3-2-1 数字矩阵截面结构示意图
+：正电荷；−：负电荷；D：数据线；G：门控线

3. 高速信号处理单元 产生地址信号并随后激活探测元阵列单元中探测元的薄膜晶体管。作为对这些地址信号的响应而读出的电子信号被放大后送到模/数转换器。

4. 数字影像传输单元 对数字信号的固有特性进行补偿，并将数字信号传送到主计算机。在 X 射线透视中，动态影像的采集达到 30 幅/秒，相应的数据传输速度应超过 10^9 位。

（二）工作原理

集电矩阵层由按阵元方式排列的薄膜晶体管组成，非晶硒涂覆在集电矩阵上。当 X 射线照射非晶硒层时，由于光电导性产生一定比例的电子-空穴对，在顶层电极和集电矩阵间外加高压电场的作用下，电子和空穴以电流形式沿电场移动，导致薄膜晶体管的极间电容将电荷无丢失或散落地聚集起来，电荷量与入射光子成正比。这样，每个薄膜晶体管成为一个采集图像的最小单元（像素）。每个像素区域内形成一个场效应管，起开关作用。读出时，某一行被给予电压，这一行的开关就被打开，电荷从被选中行的所有电容中按顺序逐一送到外电路。由于正负电荷主要沿电场线运动，所以只有在 X 射线直接吸收的像素上才发生对电荷的收集，每个 X 射线光子产生的电荷不会扩散到相邻像素中去。

在大型电路中，这样产生的几个信号必须同时被读出，薄膜晶体管被来自高速处理单元的地址信号激活时，聚集的电荷就会被以电信号形式读取到高速信号处理单元中，经读出放大器放大后被同步地转换成数字信号。像素信息的读取方式如图 3-2-2 所示。

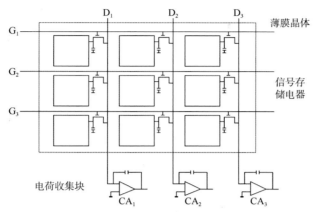

图 3-2-2　直接转换型平板探测器像素矩阵的读出方式
D：数据线；G：门控线；CA：电荷放大器

由于放大器和模/数转换器都置于平板探测器暗盒内，所以从外部看，平板探测器暗盒接收 X 射线图像而直接输出数字图像信息。信号读出后，扫描电路自动清除非晶硒层中的潜影和电路存储的电荷，以保证平板探测器的反复使用。

总之，直接转换型平板探测器是直接将 X 射线光子通过电子转换为数字图像。X 射线透过人体后有不同程度衰减，当作用于直接转换型平板探测器内的非晶硒层时，由于 X 射线的强弱不同，非晶硒层光电导体按吸收 X 射线能量的大小产生正负电荷对，顶层电极与集电矩阵层间的高电压在非晶硒层产生电场，使 X 射线产生的正负电荷分离，正电荷移向集电矩阵层储存于电容器内，矩阵电容器所储存的电荷与 X 射线强度成正比。随后扫描控制器扫描电路，读取一个矩阵电容单元的电荷，将电信号转换为数字信号，数字图像数据在系统控制器内储存、处理，最后重建图像在显示器上显示。上述过程完成后，扫描控制器自动对直接转换型平板探测器内的感应介质进行恢复。

二、间接转换型平板探测器

间接转换型平板探测器是一种以非晶硅（α-Si）光电二极管阵列为核心的 X 射线影像间接转换探测器。在 X 射线照射下，平板探测器的闪烁体或荧光体层将 X 射线光子转换为可见光，而后由具有光电二极管作用的非晶硅阵列转变为电信号，通过外围电路检出及模/数转换，获得数字图像。由于其经历了 X 射线—可见光—电荷—数字图像的成像过程，所以通常称作间接转换型平板探测器。

间接转换型平板探测器具有成像速度快、较好的空间分辨力和密度分辨力、高信噪比、直接数字输出等优点，从而被广泛地应用于各种数字化 X 射线成像装置。

（一）基本结构

间接转换型平板探测器基本结构由荧光材料层、探测元阵列层、探测器外围电路及探测器系统接口四部分构成。

1. 荧光材料层　即碘化铯闪烁体层。闪烁体是一种吸收 X 射线并把能量转换为可见光的化合物。好的闪烁体对每个 X 射线光子可以产生许多个可见光光子，每 1keV X 射线输出 20～50 个可见光光子。

闪烁体通常是高原子序数的物质，有高的 X 射线接收能力。因为铯具有高原子序数，所以是 X 射线接收器的好材料。

平板探测器所采用的碘化铯闪烁体材料由连续排列的针状碘化铯晶体构成,针柱的直径约 6μm,外表面由重元素铊包裹,以减少漫射。为防潮,闪烁体层生长在薄铝板上,应用时铝板位于 X 射线的入射方向,同时还可起到反射光波的作用。闪烁体层的厚度为 500~600μm,通常将碘化铯晶体的这种针状结构称作碘化铯闪烁体。

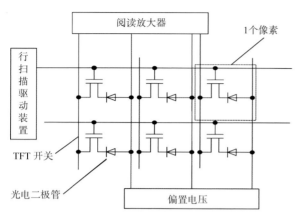

图 3-2-3 间接转换型平板探测器像素矩阵的读出方式

碘化铯的 X 射线吸收系数是 X 射线能量的函数,随着 X 射线能量的增加,碘化铯的吸收系数逐渐降低;厚度增加吸收系数升高。在常规诊断用 X 射线能量范围内,碘化铯材料具有优于非晶硒材料及其他 X 射线荧光体材料的吸收性能。

2. 探测元阵列层 每个探测元包括一个非晶硅光电二极管和起开关作用的薄膜晶体管(图 3-2-3)。在运行时薄膜晶体管关闭,给光电二极管一个外部反向偏置电压,通过闪烁体的可见光产生的电荷聚集在二极管上。读取时给薄膜晶体管一电压使其打开,电荷就会由二极管沿数据线流出,以电信号的形式"读"到信号处理单元。

非晶硅光电二极管阵列完成可见光图像向电荷图像转换的过程,同时还实现了连续图像的点阵化采样。作为平板探测器的核心,其性能特征是决定平板探测器成像质量的关键因素。

典型的非晶硅光电二极管阵列,由间距为 143μm 的非晶硅光电二极管按行列矩阵式排列,17in×17in(1in=2.54cm)的平板探测器阵列由 3000 行×3000 列共 900 万个像素构成,根据临床应用的不同要求也可采用不同的像素尺寸以及不同的阵列大小。

每一像素由非晶硅光电二极管、不能感光的开关二极管、行扫描驱动线和列读出线构成。位于同一行所有像素的行扫描驱动线相连,位于同一列所有像素的列读出线相连,则构成了平板探测器矩阵的总线系统。每一探测器像素均由负极相连的一个光电二极管和一个开关二极管对构成,通常将这种结构称作双二极管结构,也有采用光电二极管-晶体管对构成平板探测器像素的结构形式,称作薄膜探测器阵列。双二极管结构平板探测器是通过检出每一个像素的充电电荷量而获取图像信息的。

3. 探测器外围电路 由时序控制器、行扫描驱动电路、读出电路、模/数转换电路、通信及控制电路组成。在时序控制器的统一指挥下,行扫描驱动电路将像素的电荷逐行检出。读出电路由低功耗CMOS 模拟集成电路构成,该芯片集成多路开关,将并行的列脉冲信号转换为串行脉冲信号。读出电路上包含的模/数转换电路将脉冲信号转换为数字信号,并通过数字接口发送到图像处理器。

4. 探测器系统接口 包括:①图像数据光纤接口,图像数据被编码为 160Mbit/s 的串行数据流,通过光电转换器发送给数据光纤。900 万像素图像矩阵的读出时间为 1.2s,图像采集循环的典型时间间隔为 5s;②双向通信接口用于控制及状态信息的传输。

部分间接转换型平板探测器 DR 使用碘化铯闪烁体层和光学镜头、CCD 式数码相机组合。CCD 式DR 的探测器系统是一个高分辨率 CCD 相机,内部结构由碘化铯的闪烁体层、反射镜面、镜头和 CCD芯片组成。闪烁体层将 X 射线转化为可见光,可见光被镜面反射并被镜头聚焦后到达 CCD 芯片,被转化为电信号。由于器件易于大量生产,CCD 式 DR 价格较为便宜,应用较广。但 CCD 式 DR 包含有光学器件,会在光传导过程中产生信息丢失,同时不同 CCD 芯片性能也存在差异。因此 CCD 式 DR 的信号损失比较严重。同时成像过程中,可见光存在非直线传播,图像四周存在失真现象。

（二）工作原理

位于平板探测器顶层的碘化铯闪烁晶体将入射的 X 射线图像转换为可见光图像。位于碘化铯闪烁晶体层下的非晶硅光电二极管阵列将可见光图像转换为电荷图像，每一个像素的电荷量变化与入射 X 射线的强度成正比，同时该阵列还将空间上连续的 X 射线图像转换为一定数量的行和列构成的点阵式图像，点阵的密度决定了图像的空间分辨力。在中央时序控制器的统一控制下，居于行方向的行扫描驱动电路与居于列方向的读取电路将电荷信号逐行取出，转换为串行脉冲序列并量化为数字信号。获取的数字信号经通信接口电路传送至图像处理器，从而形成 X 射线数字图像。

三、多丝正比电离室型

1999 年研制成功低剂量数字 X 射线机（LDRD），或称低剂量 X 射线机。采用一种狭缝式的线扫描装置，其扫描剂量低、动态范围宽、重建图像快、具有当今数字化 X 射线摄影装置中最大的探测面积（120cm×40cm），实现了实质上的直接数字化成像。

多丝正比电离室的成像原理是 X 射线管发射的锥形 X 射线束经水平狭缝准直后形成了平面扇形 X 射线束。通过被检者的透射线射入水平放置的多丝正比电离室窗口，被探测器接收后，扫描器使 X 射线管、水平狭缝及探测器沿垂直方向作均匀同步平移扫描，到达新位置后再作水平照射投影；如此重复即完成了一幅图像的采集（图 3-2-4）。多丝正比电离室的每根金属丝都与放大器相连，经模/数转换器数字化后，输入计算机进行图像处理。

低剂量数字 X 射线机系统的工作程序是在控制台准备工作就绪后，选好曝光条件，用鼠标点击采集功能，即开始一幅图像的扫描工作，整个扫描支架从定位由下向上运动采集影像数据，图像的每行曝光时间为 5～

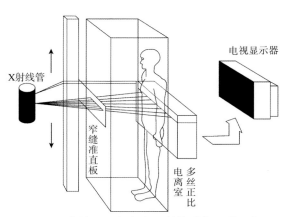

图 3-2-4　多丝正比电离室 X 射线成像原理示意图

6ms。X 射线管的射出窗口被屏蔽材料阻挡成一个水平缝隙，经过 X 射线限束器使 X 射线束在入射人体前的前准直器上形成一个约 200mm×20mm 的窄条。再经前准直器上 1mm 的准直器缝隙，形成一个极窄的线状断面的扇形波束。当射线经人体后再经过一个约 1mm 的准直器缝进入探测系统，每根阳极连接一个计数器，记录 X 射线光子所引起的脉冲。然后把每个像素的统计数据（数字信号）高速传输至计算机，重建图像、变换处理和存储，从扫描到显示图像和存储在数秒钟内便可完成。

四、DR 特殊成像技术

1. DR 断层融合技术　又称为三维断层容积成像技术，是在传统体层摄影的基础上，基于 DR 动态平板与图像后处理软件相结合的一种体层成像技术。成像原理是一次扫描、多次曝光，可以获得多幅不同角度、连续、独立的数字图像，计算机对采集图像应用位移叠加算法，将序列图像分别进行适当的位移后再叠加融合，重建出检查区内不同深度层面的图像。由于每幅图像的厚度可以人机交互进行调整，选择不同的起始和终末层高度，调整层厚、重叠百分比及层间距，最终重建出任意深度层面的图像。

2. DR 图像拼接技术　DR 图像拼接是在自动控制程序模式下，一次性采集不同位置的多幅图像，然后由计算机进行全景拼接，合成为大幅面 X 射线图像。该技术一次检查能完成大幅面、无重叠、无拼缝、最小几何变形、密度均匀的数字图像。例如，骨科、矫形外科等需要对人体的大范围结构做整体显示，精确测量全脊柱、全肢体的解剖结构改变，特别是对脊柱侧弯及前后凸术前诊断、术后检查、治疗效果分析等方面具有重要的作用。

3.DR 组织均衡技术 是利用后处理软件将厚度大、密度高的区域与厚度小、密度低的区域分割开，分别赋予各自的灰度值，使厚薄和高低密度组织的部位形成对比良好的图像，使高密度组织与低密度组织在一幅图像上同时显示出来，最后得到的图像层次丰富，在增加图像信息量的同时，不损失图像的对比度。运用组织均衡技术处理图像，不但要选择恰当的组织均衡技术参数，还需足够的曝光剂量，以便得到丰富的图像层次。

第 3 节　数字乳腺 X 射线摄影成像原理

一、乳腺摄影概述

20 世纪 80 年代后，欧美部分国家陆续开始使用乳腺 X 射线摄影进行乳腺癌筛查，通过早期发现实现早诊早治。随着数字 X 射线技术的发展，乳腺 X 射线摄影进入数字化时代（图 3-3-1）。由于成像方法的根本改变，新型 X 射线乳腺摄影机具有更优质的图像、更低的辐射剂量和更高效的工作流程。

乳腺摄影的图像分辨力取决于像素尺寸。乳腺平板探测器的像素尺寸，从最早的 100μm（700 万像素）逐步缩小到目前最小的 50μm（2800 万像素）。单纯无限缩小像素尺寸会增加辐射剂量。为了能两者兼顾，目前的 50μm 像素尺寸已是乳腺摄影最合适的像素尺寸。

由于乳腺正常解剖结构与病变之间的吸收差异小，所以要提高图像显示的精度，必须提高图像的对比度。目前高精度的乳腺 X 射线摄影机可达 16bit（32 768×32 768）。

二、钼靶乳腺 X 射线摄影

早期乳腺摄影曾采用钨靶 X 射线机，但效果不理想，主要原因是当时影像记录介质是 X 射线胶片，受制于胶片感光特性、动态范围的影响，无法记录全部信息。20 世纪 60 年代末法国科学家将钼靶 X 射线机应用于乳腺摄影，此后在相当长的时期内被认为是检查乳腺癌的有效方法，特别对显示中老年妇女部分退化的乳腺对比良好。但钼靶 X 射线摄影对密实型乳腺的细节显示效果差，且辐射剂量较高。随着数字化成像技术的发展，数字化摄影探测器的动态范围远较钼靶时代的增感屏-胶片系统宽，从而为采用钨靶提供了必要的技术条件。

在钼靶乳腺 X 射线摄影机的基础上增加钨靶，主要是针对致密型乳腺摄影，因为钨靶 X 射线对致密型乳腺具有良好的穿透力。钨靶 X 射线能量比钼靶高，穿透力更强，它能在保证图像质量的前提下，减少被检者 40%～60% 的辐射剂量。

尽管钨靶有优势存在，但钼靶仍是目前应用最广泛的乳腺摄影 X 射线源。对于脂肪较多、组织较疏松的乳腺，钼靶 X 射线为检查首选。因此，钼/钨双靶设计的乳腺机能为临床提供全面的应用选择。

钨靶与非晶硒平板探测器及光子探测器结合应用，在诊断乳腺微小钙化灶方面存在明显优势。非晶硒平板探测器及光子探测器对于较低管电压值钨靶射线的吸收良好，信号强，能使图像分辨力显著提高，从而显著提高诊断的敏感性。各种新型探测器件及优化的图像处理软件能有效提高影像的采集速度，从而缩短了检查时间，可较传统器件成像速度提高 1 倍，同时能减少乳腺压迫造成的不适感觉。

数字乳腺机（图 3-3-2）重新引入钨靶，具有扩展数字乳腺体层合成（digital breast tomosynthesis，DBT）的优越性。这种成像方式使乳腺摄影由单点静态的二维成像阶段进入多点动态的三维成像阶段。乳腺 X 射线三维断层摄影通过对乳腺进行不同角度多次摄影，并由系统重建得到三维容积数据，最终克服平面摄影的局限性，传统乳腺摄影所固有的组织重叠效应得到减轻或消除，有利于乳腺癌的早期检测，从而争取最佳治疗时机。

乳腺平板探测器采用非晶硒作为成像材料，在低于 40kV 的低能量 X 射线摄影时，非晶硒的 X 射线转换利用率高于非晶硅。

随着乳腺摄影技术的发展，乳腺成像的后处理技术也得到不断改进。专门针对早期乳腺癌微钙化点的增强，可有效提高对钙化的形态及分布的显示。通过对不同频率范围的信号做增强处理，可不破坏组成图像的结构，自然地显示不可视区域，改善诊断图像质量。通过多种同步处理功能，让左右侧乳腺同步调整，实现左右侧乳腺同步对比诊断。通过提高目标区域的局部对比度，提高显示局部细节的能力。

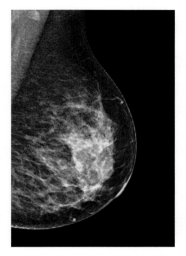　　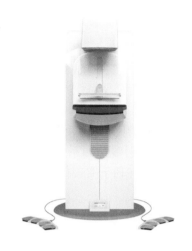

图 3-3-1　数字乳腺 X 射线摄影影像　　图 3-3-2　数字乳腺机

三、光子计数数字化乳腺 X 射线摄影

光子计数数字化乳腺 X 射线摄影系统自 2003 年起应用于临床。

（一）扫描结构与方式

光子计数数字化乳腺 X 射线摄影系统的扫描结构由 X 射线管前准直器、后准直器和光子计数探测器组成。扫描过程中 X 射线管产生的扇形 X 射线束在散射线屏障内传输，抵达前准直器后被转换为若干束等距射线，穿透乳腺组织后，由后准直器转换为与探测器相匹配的射线束，最后被探测器接收而完成信号采集。其中，探测器与准直器均为多狭缝结构，且呈平行排列，该结构不仅有利于降低散射辐射和噪声，同时还在扫描过程中使 X 射线间断投射于乳腺组织，整个系统的 X 射线输出呈脉冲式，这种脉冲式 X 射线的发射形式较传统的连续发射方式所产生的辐射剂量会大幅降低。

扫描结构中最关键的组件——光子计数探测器则由等距晶体硅条构成，每一硅条背面均与应用型专用集成电路（application specific integrated circuit，ASIC）元件相连；当 X 射线抵达探测器后，会激发晶体硅条产生电子-空穴对，电子-空穴对在高压电场作用下形成脉冲信号，最终由 ASIC 元件采集处理。ASIC 元件由前置放大器、整流器、比较器以及计数器构成，通过设置阈值的方式有效过滤噪声，最终获取高低两种不同能级的 X 射线脉冲计数，直接应用于数字化处理。

在光子计数数字化乳腺 X 射线摄影系统的扫描过程中，X 射线管与探测器同步旋转，扇形射线束、前准直器、后准直器及探测器轨迹均以连续运动的方式构成与 X 射线管焦点共轴的弧形的同步运动，以类似计算机体层摄影（CT）的扫描方式获取多次重复成像，有利于解决 X 射线使用效率低下、易出现像素缺失等问题。

（二）自动曝光控制

数字化乳腺 X 射线摄影系统通常根据乳腺压缩厚度和乳腺组成来估算最优扫描条件，由于乳腺的组成在照射 X 射线之前很难预估，因而大部分机器须在正式照射前经由一个低剂量预照射 X 射线来估算最优扫描条件。而光子计数数字化乳腺 X 射线摄影系统采取调节扫描速度以及扫描时间进行辐射剂量和图像质量的实时调整。当扫描至致密乳腺组织时，通过增加扫描时间或降低扫描速度的方式来实现图像质量的最优化。当扫描至脂肪等疏松组织时，则经由加快扫描速度和减少扫描时间来实现辐射剂量的降低。光子计数数字化乳腺 X 射线摄影系统能够在扫描过程中根据乳腺腺体厚度和密度情况对照射参数进行实时调整，从而确保照射的准确性以获取最优化的图像质量。

（三）光子计数数字化乳腺 X 射线摄影技术优势

光子计数探测器的技术特征使系统具有能量区分能力，能够在一次扫描内实现双能量成像并进行物质鉴别，相对于通过两次扫描减影所得的双能量成像技术，前者可以避免两次扫描过程中由移位导致的伪影配准不良，而提高扫描精度，并有利于定量分析。

光子计数数字化乳腺 X 射线摄影系统因其独特的扫描结构与扫描方式，可以大幅提高低能级 X 射线利用率并降低散射效应，有利于实现低剂量条件下的高质量成像。

第 4 节　口腔曲面全景体层摄影

口腔曲面全景体层摄影是将曲面分布的颌部通过 X 射线管与胶片的相对旋转，获得一张展开排列成平面影像的一种特殊摄影技术，又称颌面全景体层。在这张 X 射线照片上不仅可以显示出全口牙齿，而且可以同时显示下颌骨、上颌骨、颞颌关节、上颌窦及鼻腔等部位，还能观察全部牙列的咬合情况，牙齿倾斜角度，乳恒牙交替及牙根形成情况。对于上颌骨、下颌骨及髁状突的骨折尤其是多发性骨折的诊断与定位具有较大的优势，对上颌窦炎、囊肿及颌面部肿瘤、畸形的诊断有很大的帮助。目前，口腔曲面全景体层摄影随着时代的发展，也进入数字化医学影像时代。

一、口腔曲面全景体层摄影成像原理

全景摄影技术，经历了从单一固定的旋转中心发展到三轴连续转换；由受检者旋转发展到受检者不动，机架旋转；由单一摄影程序发展到可根据不同颌弓解剖形态进行调节的多方式摄影；从屏-片系统发展为数字化系统的过程。到目前为止，全景摄影技术发生了很大的变化。目前大部分口腔曲面全景体层摄影采用的是受检者不动，X 射线管与 X 射线接收器同轴运动的方式，即受检者被固定在一个专用的支架上，接收器采用屏-片系统，而胶片装在一个软性增感屏中，并固定在一个与 X 射线管同步运动的转轴上。在胶片与颌部之间设置一块带有狭缝的铅板，阻挡其他部位的投影对图像质量的影响，如图 3-4-1 所示。X 射线管围绕颌部从 A 点旋转时，X 射线管发出很窄的射线束，通过狭缝，穿过颌部的某一点到达胶片接收器的相应点 A′，同时 X 射线接收器以与 X 射线管相同的角速度做同步、同相运动，当旋转到 B 点时，其 X 射线的投影在胶片的 B′点上。这样，窄束 X 射线通过狭缝后，曲面分布的颌部就成为平面的图像。曝光结束后，旋转部分将自动或人工复位，以待下次摄影使用。目前大部分的机器把屏-片接收器改为 CCD 或数字平板，使口腔曲面全景体层摄影图像变为数字化图像，提高了摄影效率。

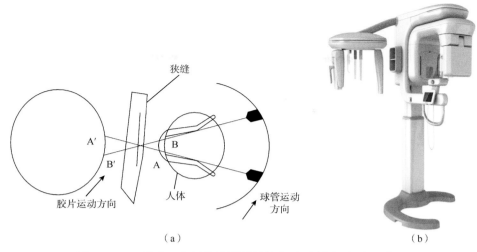

图 3-4-1　口腔曲面全景体层摄影原理（a）和设备（b）示意图

二、口腔全景摄影临床应用

1. 常规检查　口腔全景摄影是口腔临床医疗的常规检查，如颌部外伤、炎症及肿瘤的影像学检查。

2. 牙科检查

1）观察牙齿的排列，了解牙齿的全貌：对儿童、青少年受检者的牙齿发育情况进行全面评价。明确恒牙胚的有无及其解剖形态、乳牙与同名恒牙胚的解剖关系、相邻恒牙胚之间的解剖关系。对成年受检者，可进行全部牙齿的观察，全面了解牙齿间的关系与危害。如对阻生牙的拔除，采用常规的牙齿摄影，会在受检者口内放置胶片时导致其恶心、呕吐，无法忍受，不能拍出牙齿的全貌，无法提供准确的解剖信息。通过全景片的摄影，减少了受检者的痛苦，有利于牙齿的治疗。

2）对牙齿治疗方法、治疗效果进行评价：很多疾病因病因不同，治疗方法截然不同。一位牙周炎受检者通过口腔全景摄影，可以了解炎症是否波及牙槽骨的边缘、牙槽硬骨板、骨小梁等结构，残留在受检者牙龈、牙槽骨内的小根片、残根，对其疾病是否有影响等，根据不同的情况采取相应的治疗措施。因疾病涉及的范围不同，故治疗方式不同。一张全景片一次曝光即可显示全部牙齿、牙周及骨质，使分析更加准确、全面、直观。

3）作为治疗前的原始记录：口腔全景片能清晰地显示全口牙齿、牙周及颌骨的整体情况，给每位受检者建立一套治疗前后的口腔全景片，对提高口腔影像诊断水平有很大的帮助。

第 5 节　数字断层融合成像原理

数字断层融合成像系统也称三维断层容积成像技术、层析 X 射线融合技术，它由 DR 动态平板探测器、运动的 X 射线管组件、计算机后处理工作站及软件组成。DR 动态平板探测器具有快速采集能力，X 射线管组件在机械运动装置驱动下以直线运动完成对受检部位的多角度多次曝光，通过一次扫描可以获得检查区域内任意深度的多层面断层图像，其空间分辨力高，照射剂量相对较低，操作简单便捷。

数字断层融合成像技术可获得受检部位任意冠状层面的数字化图像，也可通过一些特殊的体位操作，获得人体某些部位的轴位及矢状位图像。数字断层融合成像技术弥补了常规 DR 重叠成像的不足，所能观察的影像信息量大为增加，扩大了临床的应用范围，相对于 CT 扫描成像，辐射剂量大为降低。

当数字化成像技术和计算机技术达到一定水平后，数字断层融合成像进入实用阶段。目前在很多临床应用领域，如胸部、骨科、腹部和乳腺等部位的 X 射线影像学检查都开始采用数字断层融合成像技术。

数字化 X 射线机增加数字断层融合成像功能，硬件配置要求甚高，技术也相当复杂，系统配置必须具备以下条件：①X 射线管具有自动和受控运动功能；②X 射线管的运动具有一定的速度，并且运动平滑；③X 射线机能快速进行脉冲照射；④平板探测器的残影小，数据读取速度快；⑤工作站计算机的运算处理速度足够快。

一、数字断层融合成像原理概述

传统的 X 射线体层摄影，一次运动照射摄影过程仅能对物体一个层面进行成像，而数字断层融合成像技术在一次扫描采集后，可以重建出多个不同深度的层面图像。

数字断层融合成像过程与传统的 X 射线体层摄影相同，也是通过改变摄影角度，对物体进行多次平片摄影（25～60 次拍摄），但采集过程不像传统体层摄影那样长时间连续照射，而是以脉冲式的断续照射，采集一系列不同摄影角度的图像，从而可以重建出不同深度的层面影像。可重建的层面数量受总的采集图像数量的限制，其层面影像的重建过程与传统的几何体层摄影过程类似，将序列采集的图像沿 X 射线管摆动方向依次平移一定距离后叠加。

目前进行数字断层扫描的采集时间为 9s，可以得到 67 层最小层厚为 0.5mm 的图像，重建时间为 3min。

数字断层融合成像技术与 CT 的主要不同之处在于：① CT 的 X 射线管与探测器的相对位置是不变的，数字断层融合成像中 X 射线管与探测器的相对位置是不断改变的；② CT 产生的图像是平行于 X 射线方向的，数字断层融合成像产生的图像是垂直于 X 射线方向的；③ CT 的采样率高，图像质量好，数字断层融合成像使用平板探测器，由于其动态特性的限制，采样率受到影响，所以图像质量不如 CT；④由于取样的运动方式不同，所以重建方法也有所差别。

二、图像采集及操作流程

在进行图像采集前，先摄取定位像。根据定位像设定采集序列及照射参数，图像采集过程与传统体层摄影相类似。X 射线管改变摄影角度，对同一部位拍摄 25～60 幅图像，这些图像传送至工作站，通过专门软件，重建出距离探测器不同高度位置的层面影像。

数字断层融合成像的检查流程与常规 X 射线摄影基本一致，受检者的体位操作与传统 X 射线摄影相同，唯一的区别是数字断层融合成像检查的摄影过程较长（15～30s），X 射线管要移动到起始位置，然后进行扫描采集。

数字断层融合成像具有下述优点：①数字断层融合成像检查的信息量大，一次扫描可以取代 4～6 次常规摄影；②对于一些操作较困难体位的摄影，可以用数字断层融合成像检查替代；③对于那些需要进行多次摄影的检查项目（如尿路造影检查，过去往往需要进行多次断层扫描），用数字断层融合成像技术进行一次扫描即可，工作效率显著提高；④数字断层融合成像的影像重建过程是在工作站的后台进行自动处理的，不影响摄影机房的工作；⑤数字断层融合成像具有消除二维影像中重叠组织对疾病诊断的干扰的功能，如乳腺数字断层融合成像，图 3-5-1 所示。

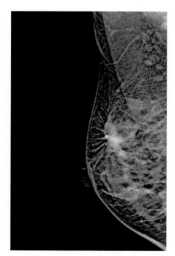

图 3-5-1 乳腺数字断层融合影像

每次数字断层融合成像扫描可以重建多少层面是根据临床诊断需要设置的(一般为 25～60 层),由于数字断层融合成像的影像数量远比传统 X 射线摄影多,在阅读时读片过程要比传统 X 射线摄影长。

第 6 节　数字 X 射线摄影影像质量控制

一、影像数字成像质量的因素

(一)基本因素

1. 空间分辨力　又称高对比分辨力,指对物体空间大小(几何尺寸)的鉴别能力。通常用 LP/cm 来表示,或用可辨别最小物体的直径来表示。

数字图像的空间分辨力是由像素大小决定的。如果构成图像矩阵的像素数量多,像素尺寸小,图像的分辨力高,观察到的原始图像细节就多。反之像素太少,图像分辨力就降低。根据矩阵与像素的关系,得出像素大小=视野大小/矩阵大小。①当视野大小固定时,矩阵越大像素尺寸越小;②矩阵不变,视野增大,像素尺寸随之增大;③一幅图像需要的像素量是由每个像素的大小和整个图像尺寸决定的;④像素数量与像素大小的乘积决定视野。

像素的几何形状多为正方形,当视野的大小不变时,若像素边长减小一半,则像素的总数量就要增加 4 倍。当像素总量增加时,所占据的计算机内存空间加大,致使一幅完整的图像从图像处理到显示全过程的速度减慢,检查时间延长,对计算机性能的要求提高。所以像素尺寸的减少不应该是无限制的。

2. 密度分辨力　又称低对比分辨力,指在低对比情况下分辨物体密度微小差别的能力,以百分数表示。例如,某设备的密度分辨力为 0.35%,即表示两物质的密度差大于 0.35%时,该设备能将它们分辨出来。决定密度分辨力的主要因素是位深。

数字图像的密度值是由计算机二进制的数字表示的。模/数转换器将原始连续的密度转换为一系列离散的灰阶,此过程称为数字化。将所有的密度值转换为相应的灰阶,黑白之间灰阶值有许多级,可用的灰阶等级或灰阶水平由 2^N 决定。N 是二进制的位数,常称为位深。该位深数值表示着每个像素的密度。

位深又可称为比特。比特值越大,表示信息量越大,量化的精度越高,密度分辨力越好;比特值越小,量化精度越低,密度分辨力越差。目前常见的成像设备的比特值参量多为 8、12 或 16。

3. 噪声　是影响图像质量的不利因素。但噪声无处不在,不能完全消除。数字成像有许多数值与过程会影响和形成图像的噪声,主要有量子噪声、电子元件形成的噪声及重建算法形成的噪声。噪声限制了图像对微小病灶的分辨能力(图 3-6-1)。在数字图像中,只能用更多的位深来改变像素内的数字,提高密度分辨力,而不调整原始图像的噪声含有量。数字化前的噪声加到图像上时比数字化后的噪声所包含的信息量多,出现在图像上的噪声越多,则像素上信号加噪声的值将有可能越过灰阶界线,因而同周围结构易于区分。

采用增加曝光量的方式可调整原始图像的噪声含量,以使影像中亮度(或密度)的随机波动减小,噪声量降低。当曝光量增加 4 倍时,噪声水平减至 1/2。也可通过调整滤过板或提高探测器的灵敏度,达到降噪的目的。在图像处理过程中,有时为了提高空间分辨力,采用锐利算法(骨算法)重建图像,此时牺牲了一些影像信息,增加了噪声含量,换取了边缘增强的效果。

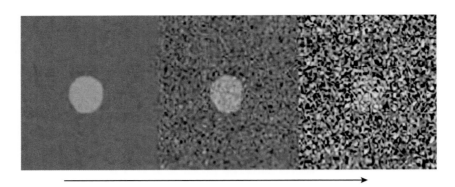

图 3-6-1 噪声的逐渐增加会降低对病灶的检测能力

（二）影响 CR 图像质量的因素

在 CR 系统成像的过程中，影响图像质量的因素有许多，它们主要存在于信息的采集、读取、处理与显示四个环节，尤以成像板的特征和阅读器的性能最为重要。

1. 空间分辨力　CR 影像的空间分辨力主要取决于光激励发光物质晶体的颗粒度和影像读取系统的电、光学特性。由于二次激发的激光点是以点扫描的方式来激发荧光，因此激光束光点的直径、激光与其激发产生光激励发光物质在成像板中的散射程度会对 CR 影像的模糊度产生影响，进而影响其对比度和空间分辨力。

2. 噪声　在 CR 影像中，存在着 X 射线量子噪声、光量子噪声和固有噪声。

（1）X 射线量子噪声　在 CR 系统中，X 射线量子噪声是在 X 射线被成像板吸收的过程中所产生的。入射的 X 射线剂量越大，噪声就越小，即噪声与成像板检测到的 X 射线量成反比。在低剂量区噪声量的值对 X 射线辐射量响应近于直线样递减，该区域主要是量子噪声；在高剂量区，噪声量大致接近一恒定值，几乎不依赖于 X 射线剂量，该区域的噪声主要是固有噪声。由此可见，若入射的 X 射线剂量在允许剂量下限之上且恒定，则 CR 影像噪声由成像板的吸收特性来决定。提高成像板对 X 射线量子的检测能力，就可以提高 CR 系统的影像质量。

（2）光量子噪声　是光电倍增管在成像板荧光层被二次激发时产生的光激励发光转换强度信号的过程中产生的，它与入射的 X 射线剂量、成像板的 X 射线吸收效率、成像板的光激励发光、光激励发光的光导器的集光效率及光电倍增管的光电转换效率成反比。在激光阅读器中，增加激光束输出功率，可以增加成像板的光激励发光，使用集光效率更高的光导系统及光电转换效率更高的光电倍增管，都是降低光量子噪声的有效措施。

（3）固有噪声　CR 系统中的固有噪声包括成像板的结构噪声、激光噪声、模拟电路噪声和模/数转换器转换过程中的噪声。其中成像板的结构噪声是最重要的起支配作用的噪声，是由成像板中光激励发光物质的荧光体颗粒层内荧光体分布的随机性产生的。

3. 决定 CR 系统响应性的因素　包括：①进入成像板的散射线。入射的 X 射线被成像板的荧光层吸收，也有部分散射线被成像板的荧光体吸收，而使影像变模糊，这些散射线占整个入射线很小的比例，所以它对整个 CR 响应性产生相对轻微的影响。②激光束在成像板荧光层上的散射。在阅读器中，CR 的响应特征很大程度上是由激光粒子的扩散决定的。这种激光束的扩散结果依赖于成像板的响应特征和激光束的直径。③电子系统的响应特征。从光电倍增管输出的信号被传送到模/数转换器，这些电路的响应特征一定要设计为高效率的，目的是不降低整个系统的响应性。

（三）影响 DR 图像质量的因素

1. 直接光电转换　直接转换型平板探测器采用非晶硒作为光电材料，直接将入射的 X 射线光子转换成电信号，并读出数字化图像信号，中间没有光的散射，电荷不会扩散到相邻的像素中去，且在光电子转换、电荷流动和收集、数字图像的形成等环节中，都在一块电子板中完成，没有中间环节，避免了信息量的丢失和噪声的增加。

2. 曝光宽容度 探测器的动态范围是能够显示信号强度不同的最小到最大辐射强度的范围。探测器的转换特性在 1 : 10 000 范围内是线性的，非晶硒的吸收效率很高。

从对 X 射线吸收分布曲线可见，硒探测器的吸收效率明显高于荧光屏，且在很宽的 X 射线曝光范围内显示出良好的线性。DR 系统生成的原始影像数据覆盖的动态范围超过了最复杂的检查所需要的宽度，因此即使是过量曝光或曝光不足，通过全自动的影像处理都能产生高质量的影像。加之应用自动曝光控制，可杜绝因曝光方法不当而造成的重新摄影。

3. X 射线敏感度特性 高 X 射线敏感度是 X 射线透视的首要条件。直接转换方法的敏感度取决于非晶硒层的 X 射线吸收效率。电子信号在很宽的 X 射线曝光范围内可显示出良好的线性，在 X 射线曝光量过高的特殊情况下达到饱和。这些优秀的 X 射线敏感度特性，在探测器从 X 射线透视到摄影的宽范围内都有。

4. 空间分辨力 X 射线胶片有较高空间分辨力的响应曲线。尽管数字 X 射线探测器具有局限性的空间分辨力特性，但是在中频区直接转换方法优于屏-片体系。

5. 噪声 对于平板探测器图像系统来说，系统的噪声水平是影响最终成像质量的关键因素，因此对探测器噪声及其相关因素的分析和控制，亦成为平板探测器设计及质量评价的重要指标。

平板探测器的噪声主要来源于两个方面：X 射线量子噪声和探测器电子学噪声。在普通 X 射线摄影条件下，电子学噪声要远小于量子噪声。

二、数字图像质量评价

（一）数字化与数字图像质量

1. 数字化对于成像过程的影响 医用 X 射线数字成像技术包含了图像信息的产生、获取和显示 3 个过程。

数字化对于成像过程的影响表现在：①在图像获取的过程中增加了采样及量化的环节，即经过 X 射线—电信号—采样—量化的过程，将空间上、密度上连续的 X 射线图像信息转换为离散的数字信息，以满足图像存储及处理的需要。而采样及量化的过程对 X 射线图像质量影响较大。②数字信息存储及再现，由于数字信息可以方便地进行存储及再现，所以图像信息的获取与显示可以成为完全独立的两个环节。

2. 数字图像后处理对于图像质量的影响 在传统的屏-片 X 射线成像过程中，图像细节对比度下降是影响图像信息获取的主要障碍；在数字影像系统中，图像的后处理可以通过适当的算法来提升图像的对比度及边缘锐利度，从而达到改善图像效果的目的。

随着高速数字图像处理的发展，数字图像后处理已可同时应用图像的灰度域和空间频率域变换来改善图像的显示效果。

图像后处理可以明显提升图像系统的信息显示能力，但是图像后处理不能逆转成像过程中图像信息劣化的趋势，因此，如何提高图像信息获取的能力仍然是提高成像质量的关键。

3. 图像的点阵化采样对于图像质量的影响 在数字图像系统中经常采用图像点阵的大小表示图像的分辨力，实际上起决定作用的是像素的大小及像素间距。在一定的检查照射野内矩阵越大，像素越小，则图像分辨力越高。

（二）数字图像质量评价方法

数字图像质量客观评价应包含对成像全过程的分析，但是由于在图像信息产生环节，数字图像系统与传统模拟成像并无区别，而图像信息显示的环节，在前面讨论图像后处理时已有所涉及，同时由于此环节以图像显示为目标，图像感观质量的要求涉及对于临床的要求，难以进行量化的分析。

数字图像质量的主观评价是指数字化 X 射线摄影生成的图像在视读过程中采用 ROC 曲线法评价。但是由于视读习惯与个人偏好不尽一致，所以在设备安装时用户可与厂商工程师共同建立采集协议。采集协议涉及各部位的采集参数设置和相应的图像处理参数设置等。

由于不同品牌的机器有各自的图像处理软件，并提供一定程度的调节范围，以适应各种不同的专业需求，所以影像专业人员应与工程技术人员合作，在有关图像处理效果的参数设置方面达成共识。例如，影像技术专业人员能在图像处理过程中融入诊断思路，或诊断人员能深入理解图像处理的过程，根据诊断需要，改进图像处理技术，则图像质量及价值将能得到更进一步提升。

（邱建峰）

1. **掌握** 数字减影血管造影的成像原理、成像方式及减影方式；高压注射器的工作原理及对比剂注射参数；数字减影血管造影的图像处理技术。

2. **熟悉** 数字减影血管造影的成像链；对比剂的条件及分类；影响数字减影血管造影影像质量的因素及改善措施。

3. **了解** 各类对比剂使用的注意事项；数字减影血管造影的特殊功能。

数字减影血管造影（digital subtraction angiography，DSA）是计算机与常规 X 射线血管造影相结合的一种检查方法，可通过计算机把血管造影影像上的骨与软组织影像消除，而突出显示血管。

血管造影的实验研究开始于 19 世纪末，最初是在尸体上进行手的动脉血管造影；1923 年开始在人体上进行血管造影检查；20 世纪 50 年代初，动脉插管的方法得到改进并沿用至今。

为实现更好地单独观察血管的目的，20 世纪 60 年代出现了 X 射线照片减影术；1978 年，数字视频影像处理器问世，奠定了数字减影血管造影的基础；1980 年，第一台 DSA 设备研制成功；随后，研究者们进行了大量数字减影血管造影检查的临床实践。

DSA 技术的出现，使得血管造影的临床诊断可以更方便、快速地进行，促进了血管造影和介入治疗技术的普及与推广，目前在临床上已被广泛应用。

第 1 节　基　本　原　理

DSA 的基本原理是将注入对比剂（contrast media）前后获取的两组 X 射线图像数字化后，输入计算机系统进行减影和增强，从而得到清晰的纯血管影像。

一、成　像　原　理

（一）成像过程中的图像

1. 蒙片（mask） 在 DSA 的成像过程中，必须进行两轮 X 射线曝光和图像采集。其中，在对比剂未到达感兴趣区（region of interest，ROI）血管，或感兴趣区血管内对比剂浓度已降至零时，所获取的图像称为蒙片（图 4-1-1a）。

2. 造影像（contrast image） 在 DSA 的成像过程中，对比剂到达感兴趣区血管后，所获取的图像称为造影像（图 4-1-1b）。若受检者在成像过程中保持体位不移动，则造影像和蒙片之间的主要差别即为含有对比剂的感兴趣区血管。

3. 减影像（subtractive image） 将造影像和蒙片相减，即可去除两者相同的部分，如骨骼、软组织等，保留有差别的部分，即含有对比剂的感兴趣区血管。这个消除了背景组织，只保留血管信号的图像称为减影像（图 4-1-1c）。

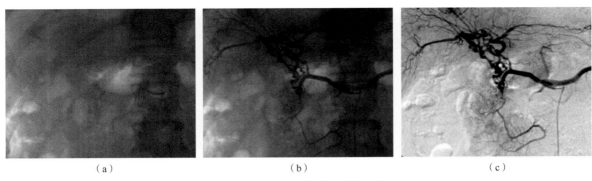

图 4-1-1 DSA 成像过程中的图像
（a）蒙片；（b）造影像；（c）减影像

为保证减影像质量高，血管显示效果佳，成像过程中需注意以下几点：
（1）蒙片应在感兴趣区血管内不含有对比剂时采集。
（2）感兴趣区血管内对比剂浓度达到峰值时采集造影像，减影效果更好。
（3）对同一部位、采用相同曝光条件采集蒙片和造影像。

（二）成像过程

1. 成像链 DSA 设备的成像过程为穿透人体的 X 射线由探测器接收，转换为电信号，该电信号强度与所检测的 X 射线强度成正比；再由模/数转换器将电信号转换为数字信号，并经输入查找表进行对数变换，存储于计算机系统帧存储器中；实时算术逻辑运算器（arithmetic and logic unit，ALU）从帧存储器中获取蒙片和造影像，完成图像减影，并将减影像重新存入帧存储器中；输出查找表对图像进行增强、显示变换后，显示血管图像（图 4-1-2）。

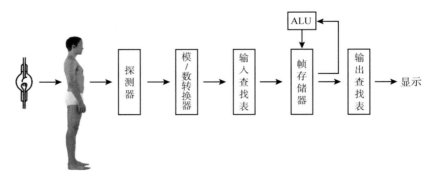

图 4-1-2 DSA 成像链

2. 减影过程 数字图像本质上就是一个二维数字矩阵，计算机系统进行图像减影时，就是对两个矩阵作减法。计算方法为将两个矩阵对应像素点的值分别相减，得到一个新的数字矩阵。该矩阵中，每个像素的不同数值代表每个像素的不同亮度，从而形成减影图像（图 1-4-3）。

二、成 像 方 式

（一）静脉 DSA

静脉 DSA（intravenous DSA，IV-DSA）是指经静脉途径置入导管或套管针，通过静脉注射方式显示感兴趣区的动脉影像。根据导管置入位置的不同，可以分为外周静脉法和中心静脉法。

9	5	7	2	6	1	4	8
4	4	1	2	9	6	3	4
8	3	5	6	9	4	1	7
2	4	1	7	5	9	6	3
1	7	5	7	2	4	7	3
4	8	2	1	4	7	5	3
7	2	2	1	6	8	7	6
3	5	3	6	9	4	8	5

−

9	5	7	2	0	1	4	8
4	4	1	2	4	6	3	4
8	3	5	6	4	4	1	7
2	4	1	7	1	9	6	3
1	7	5	4	2	4	7	3
4	8	0	1	4	7	5	3
7	1	2	1	6	8	7	6
3	5	3	6	9	4	8	5

=

0	0	0	0	6	0	0	0
0	0	0	0	5	0	0	0
0	0	0	0	5	0	0	0
0	0	0	0	4	0	0	0
0	0	0	3	0	0	0	0
0	0	2	0	0	0	0	0
0	1	0	0	0	0	0	0
0	0	0	0	0	0	0	0

蒙片　　　　　　　　　造影像　　　　　　　　　减影像

图 4-1-3 数字图像减影过程

外周静脉法：是经肘部正中静脉或贵要静脉穿刺，造影并采集图像的方法。此方法操作简便，受检者易于接受，但减影图像质量较差。

中心静脉法：是选择肘部较粗的静脉或股静脉进行穿刺插管，经透视下定位，将导管前端置于上下腔静脉近右心房处，造影显示感兴趣区血管图像的方法。

由于 IV-DSA 对比剂团块特性曲线的峰值与注射碘的总量成正比，与心输出量成正比，与中心血量成反比，动脉显影的碘浓度是静脉所注射对比剂浓度的 1/20，每次检查需要多次注入大量对比剂，多次序列曝光方能显示感兴趣区的全貌；且该法易受诸多因素的影响，导致图像分辨力降低，血管影像易重叠，易产生运动伪影（motion artifact），影像质量差，目前已基本废弃，仅用于门静脉、髂静脉、四肢静脉的检查。

（二）动脉 DSA

动脉 DSA（intraarterial DSA，IA-DSA）是指经皮穿刺股动脉或肱动脉，放置导管前端，通过设置高压注射器参数和图像采集参数，显示感兴趣区的血管影像。IA-DSA 应用广泛，对比剂直接注入感兴趣区动脉或接近感兴趣区动脉处，不需经过体循环稀释，使用的浓度低，并在注射参数的选择上有许多灵活性。同时影像重叠少，成像质量高，成像时受受检者的影响减少，辐射剂量也低。

DSA 成像时，由于 DSA 显示血管的能力与血管内碘浓度和曝光量平方根的乘积成正比，若想使一直径 2mm 的血管及其内径 1mm 的狭窄，与一直径 4mm 的血管及其内径 2mm 的狭窄成像一样清晰，可将血管内的碘浓度加倍或将曝光量增加 4 倍。从设备的负荷与受检者的辐射剂量方面考虑，采用提高血管内碘浓度的方式更为可取。

三、减影方式

DSA 减影方式有多种，根据成像过程中所涉及的物理学变量的不同可以分为时间减影、能量减影及混合减影等。

（一）时间减影

时间减影是目前 DSA 最常用的减影方式，是在注入的对比剂达到感兴趣区之前，先采集蒙片图像并存储，与按时间顺序出现的含有对比剂的造影像一一进行相减，这样图像中相同的部分被消除，而含有对比剂的高密度血管部分被突出地显示。因造影像和蒙片两者获取的时间先后不同，故称为时间减影。

假设图 4-1-4a 为感兴趣区血管的时间-密度曲线，其中横坐标代表时间，纵坐标代表目标血管密度值。A 时刻为对比剂注射开始时间，C 时刻血管密度达到峰值。时间减影的各帧图像是在成像过程中得到的，由于减影中所用蒙片和造影像的帧数、对应时间不同，所以又分为 6 种不同的方式。

1. 常规方式 蒙片和造影像均采用单次曝光，各采集一帧图像，然后作减影处理。蒙片和造影像的采集时间根据导管至造影部位的距离、血液循环时间、注药充盈时间等因素的设定而确立。如图 4-1-4b

所示，为保证蒙片和造影像的质量，最大化两者血管密度的差值，可在 OA 时间段内采集蒙片，C 时刻采集造影像。

2. 脉冲方式 采用间隙 X 射线脉冲曝光，每秒进行数帧摄影，每帧持续时间（脉冲宽度）在几十毫秒到几百毫秒之间；然后选定蒙片与各帧造影像分别减影，得到一系列连续的减影图像。如图 4-1-4c 所示，在系列蒙片 I ～ V 中，选定一幅作为蒙片，与后续系列造影像分别相减。此方式以一连串单一曝光为特点，射线剂量较强，所获得的图像信噪比较高，图像质量好，是一种普遍采用的方式。这种方式主要适用于活动较少的部位，如头、颈、四肢、胸腹部和盆腔等。

3. 超脉冲方式 同样采用间隙 X 射线脉冲曝光，每秒进行 6～30 帧的摄影，每帧持续时间更短，然后逐帧高速度重复减影。如图 4-1-4d 所示，同样在系列蒙片中，选定一幅作为蒙片，与后续系列造影像分别相减。此方式具有频率高、脉宽窄的特点，比脉冲方式能获得更多的减影图像。由于每帧的 X 射线量较低，噪声相应增加，故图像对比分辨力降低。因在短时间内一连串单一曝光，使 X 射线管的负荷增大，故对 X 射线机要求较高，需用大容量的 X 射线管及高浓度对比剂的补偿。这种方式适用于心脏和冠状动脉检查、不配合者的胸腹部检查，可减少运动性模糊。

4. 心电图触发脉冲方式 成像过程中同时采集受检者的心电信号，控制 X 射线曝光脉冲信号与心电信号同步，如图 4-1-4e 所示。以保证图像采集的时间点与心脏大血管的搏动节律同相位，从而避免血管搏动产生的边缘模糊，获得高对比分辨力的图像。此方式适用于心脏和冠状动脉的 DSA 检查。

5. 连续处理方式 先采用每秒 30 帧以上的速度连续摄取一组动态蒙片，再以同样速度连续摄取若干秒的动态造影像，最后将蒙片与造影像连续相减，从而得到连续的动态减影图像。如图 4-1-4f 所示，蒙片 I 与造影像 I 相减，蒙片 II 与造影像 II 相减，依次类推。此方式适合显示快速运动的物体，常用于心脏大血管的动态观察。

6. 时间差处理方式 与上述减影方式不同，时间差处理方式处理不固定蒙片图像，是按顺序依次取出一帧图像作为蒙片，再与其后一定间隔的图像进行减影，获得一个序列的差值图像。如图 4-1-4g 所示，先选定图像 I 作为蒙片，与后续图像分别相减，再选定图像 II 作为蒙片，与后续图像分别相减，以此类推。由于蒙片时刻在发生变化，边更新边减影的方式方便了对延迟时间难以掌控的造影检查，并且相减的图像之间时间间隔小，减少了运动伪影的影响。

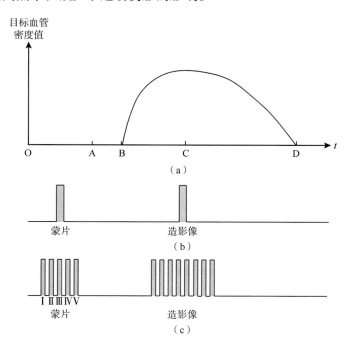

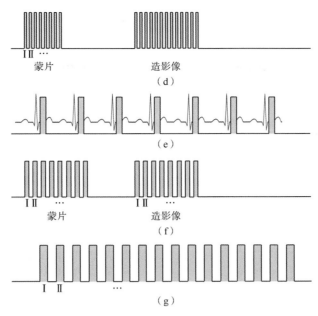

图 4-1-4　时间-密度曲线及各时间减影方式示意图

（a）时间-密度曲线；（b）常规方式；（c）脉冲方式；（d）超脉冲方式；（e）心电图触发脉冲方式；（f）连续处理方式；（g）时间差处理方式

（二）能量减影

能量减影是在极短的时间内，对同一部位，用两种不同能量采集的影像作减影处理，以保留碘信号而削弱背景组织的 DSA 减影方式。它利用碘对比剂与周围组织间的能量衰减差别特性分离出碘信号，消除气体影像，适用于腹部 DSA。

（三）混合减影

混合减影是基于时间与能量的两种物理变量，先作能量减影再作时间减影。能量减影可有效消除气体，保留少量软组织信号、明显的碘信号和骨信号；时间减影可进一步消除骨信号和软组织信号。但此方式可能在能量减影阶段丢失碘信号，因而对碘信号弱的小血管显示不利。

第 2 节　X 射线对比剂

以医学成像为目的将某种特定物质引入人体内，以改变机体局部组织的影像对比度，这种被引入的物质称为对比剂，也称为造影剂。在进行 X 射线检查时，可利用对比剂高原子序数或低原子序数特性在体内产生密度对比，使普通 X 射线影像上看不到的血管或其余组织清晰显影。

一、对比剂的条件

对比剂应具备的条件：无害、无刺激，在嗅觉、视觉、味觉上无特别感受；在检查的时间内，受检器官对比剂的蓄积有充分的浓度；检查完毕能迅速排出体外；理化性能稳定，久储不变质；使用方便，成本低廉。

二、对比剂的分类

对比剂主要包括以下三类：①钡类对比剂，如硫酸钡干粉、硫酸钡混悬剂；②碘对比剂，按在溶液中是否分解为离子可分为离子型对比剂和非离子型对比剂，按分子结构分为单体型对比剂和二聚体型对比剂，按渗透压分为高渗对比剂、低渗对比剂和等渗对比剂；③CO_2对比剂。

（一）钡类对比剂

1. 适应证 食管、胃、十二指肠、小肠及结肠的单对比和气钡双对比 X 射线造影检查；胃肠道 CT 检查（需要产品说明书标注本适应证）。

2. 禁忌证

（1）禁用口服钡剂胃肠道检查的情况 有使用钡剂不良反应的既往史；急性胃肠道穿孔；食管气管瘘；疑有先天性食管闭锁；近期内有食管静脉破裂大出血；咽麻痹；有明确肠道梗阻。有以上禁忌证的受检者，可以考虑使用水溶性碘对比剂。

（2）慎用口服钡剂胃肠道检查的情况 急性胃、十二指肠出血；习惯性便秘。

（3）慎用钡剂灌肠检查的情况 结肠梗阻；习惯性便秘；巨结肠；重症溃疡性结肠炎；老年受检者（如必须检查，建议检查后，将肠道钡剂灌洗清除）。

（4）慎用钡剂的情况：孕妇及哺乳期妇女（用药安全性尚缺乏资料）；新生儿及儿童，应减少用量（根据产品说明书标出的安全剂量）。

3. 使用注意事项

（1）钡剂检查前 3 天禁用铋剂及钙剂。

（2）有禁忌证的受检者建议用水溶性碘对比剂。

（3）用后出现胃肠道活动能力下降的受检者，鼓励口服补液。

（4）出现大量误吸需要立即经支气管镜清洗，同时胸部理疗并预防性应用抗生素。

（5）注射对比剂时应密切观察注射部位，早期识别并仔细观察是否出现静脉内渗。如出现此种情况，应用抗生素及静脉补液，同时紧急对症处理。

（二）碘对比剂

1. 禁忌证

（1）禁用碘对比剂的情况 有明确严重甲状腺功能亢进表现的受检者。

（2）慎用碘对比剂的情况 肺动脉高压、支气管哮喘、心力衰竭等，与此同时要避免短期内重复使用，应选用次高渗或等渗对比剂；疑为嗜铬细胞瘤的受检者，在注射碘对比剂前须口服肾上腺素受体拮抗剂；骨髓瘤和副蛋白血症，此类受检者易发生肾功能不全，必须用时，则应充分水化；高胱氨酸尿症；重症肌无力；妊娠者可使用含碘对比剂，但不宜行 X 射线检查、CT 检查。

（3）碘对比剂血管外使用禁忌证 既往对碘对比剂有严重不良反应者；明显的甲状腺功能亢进症；严重的局部感染或全身感染可能形成菌血症及急性胰腺炎的受检者。

2. 使用注意事项

（1）严格按照说明书中确定的剂量和适用范围使用，一般无须做碘过敏试验，除非产品说明书注明特别要求。

（2）询问是否有使用碘对比剂后出现重度不良反应的历史以及哮喘、糖尿病、肾脏疾病、蛋白尿等病史，必要时应和相关医师联系。

（3）签署知情同意书，告知适应证、禁忌证和可能发生的不良反应。

（4）肾功能正常受检者血管内使用碘对比剂应进行水化，建议在使用碘对比剂前 4h 至使用后 24h

给予水化，输液量最大 100ml/h，可口服或静脉滴注。

（5）具有对比剂肾病高危因素的受检者应停用肾毒性药物至少 24h 后再使用对比剂；尽量使用能达到诊断目的的最小剂量，避免重复使用，两次间隔至少大于等于 14 天；检查前 7 天内检查肌酐，若为急诊情况则可不进行肌酐检查；糖尿病肾病受检者在造影前 48h 必须停用双胍类药物，造影后至少 48h 且肾功能恢复正常后才能再次使用。

（6）不良反应及处理

1）对比剂血管外渗：选择合适的与靶静脉匹配的高压注射流率，针头恰当固定，与受检者沟通，取得其配合；轻度外渗无须处理，若外渗加重，疼痛明显，局部可普通冷湿敷；中、重度外渗，表现为局部组织肿胀，皮肤溃破，软组织坏死和间隔水肿等，抬高患肢，促进血液回流，早期可使用 50%硫酸镁保湿冷敷，24h 后改为保湿热敷或用 0.05%地塞米松局部湿敷；外渗严重者，在外用药物的基础上口服地塞米松每次 5mg，连用 3 天。

2）全身不良反应：使用非离子型对比剂，特别是动脉内必须是次高渗和等渗对比剂；注意延迟反应，检查结束后留在影像科观察 30min，并大量饮水；制订应急预案，科内必备抢救设备，如氧气、血压计、专线急诊以及必备的相关药物（肾上腺素、地塞米松）；ABCD 现场措施，A（airway，气道）：保持呼吸道通畅，将舌头拉出口外，将头部放低，清除黏液，B（breathing，呼吸）：给氧，C（circulation，循环）：测心搏、血压、呼吸，D（definitive drug，确定性药物）：配备关键性药物，如地塞米松、肾上腺素等。

（三）CO_2 对比剂

1. 适应证　肾功能不全或对碘对比剂有不良反应而需造影检查的受检者；降主动脉以下各部位的动脉血管 DSA 检查、锁骨下动脉以远的上肢动脉 DSA 检查；各部位的外周静脉、下腔静脉 DSA 检查；经皮超细针（26～21G）穿刺实质器官引流静脉 DSA 检查；消化道出血、经颈静脉肝内门体静脉分流术（TIPS）术中门静脉造影、需要使用大量对比剂的介入手术。

2. 禁忌证

（1）禁用 CO_2 对比剂的情况　膈肌以上部位的 DSA 检查，如升主动脉 DSA 及头颈部、颅内动脉血管 DSA 等；有严重的肺功能不全或吸氧后血氧饱和度仍不能维持正常者；右向左分流的先天性心脏疾病。

（2）慎用 CO_2 检查的情况　肺通气功能不良（肺动脉栓塞、严重肺气肿等），但吸氧能维持正常血氧饱和度者；试验性注射 CO_2 后受检者不能耐受者。

3. 使用注意事项

（1）术前应评价受检者心肺功能和肝肾功能，了解有无腹水等。

（2）经皮穿刺实质性脏器时，训练受检者配合屏气，穿刺成功后呼吸活动度保持平缓，以免造成脏器撕裂伤。

（3）每次注入 CO_2 气体 50～60ml，休息约 1min 后如无异常情况再行第二次造影检查；如有不适反应，可延长休息时间至不适反应缓解后再行检查。如有血氧饱和度下降，可予吸氧缓解。

（4）血管内注射 CO_2 后如出现一过性血氧饱和度降低，可让受检者暂时休息或予以吸氧，待血氧饱和度恢复正常后再行造影检查；腹部脏器造影过程中可有一过性腹部不适，短暂休息后可缓解；腹部实质性脏器经皮穿刺可能出现脏器包膜下血肿或出血，予以监测血压、止血、补液等对症处理。

第 3 节　高压注射器

高压注射器（图 4-3-1）是一种具有大推力、高速度、满足心血管造影和介入治疗要求的自动推注系统，能精准控制推注速度和剂量，确保在短时间内将对比剂注入靶血管，从而获得更佳的血管造影图像。

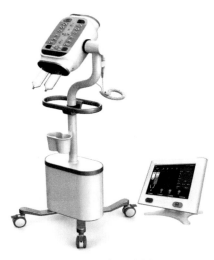

图 4-3-1 高压注射器

一、工 作 原 理

高压注射器通过控制对比剂剂量、流率、注射压力等满足心血管的造影需求。其工作原理由以下部分协作实现。

1. 微波处理器获取设定的注射速度，当设定的速度与实际速度不等时，电机转动，并通过控制电机的转速来控制注射的速度；电机后端设有反馈线圈，可将电机转动的信息反馈给控制板，超速时即停止电机转动，终止注射。

2. 同时控制电路会监测采样电机电流，通过速度的反馈计算压力值，与预置的压力极限比较；如果达到压力极限，电机会以 10% 的速度减速，注射继续进行；如果在短时间内速度无法下降，则报错并停止注射。

3. 整个注射过程结束后，控制制动交换器，切断电机电源，使电机停转。

4. 通过多圈电位器转动反馈推注时所在的位置，并由机械限位装置控制最前位置和最后位置，以此控制注射量，防止过量的发生。

二、对比剂注射参数

实际应用中，对比剂注射参数的选择需根据造影部位血管直径的大小和受检血管的范围而定，同时受对比剂浓度和温度、导管尺寸和类型等相关因素的影响，正确设置注射参数对 DSA 图像起着重要的作用。

（一）注射流率

注射流率是指单位时间内经导管注入的对比剂的量，一般以 ml/s 表示。对比剂注射流率应依据导管前端所在的靶血管的血流速度选择，一般流率应等于或略大于其血流速度；如流率过低，对比剂将被血液较多地稀释；流率过大，将增加血管内压力，有血管破裂的危险。在选择对比剂流率时，还应考虑血管病变性质，如夹层动脉瘤、室壁瘤或脑出血等病例，采用较低的对比剂流率为宜。对比剂流率大小与导管的半径 4 次方成正比、与导管长度成反比，导管半径的微小变化将会引起对比剂流率的显著变化。

（二）注射剂量

为获得优质的 DSA 图像，在造影时应根据不同的造影方法选择不同的浓度和剂量。

一般 IV-DSA 每次采集所需对比剂剂量较大、浓度较高，常使用 40～50ml、浓度 76% 复方泛影葡胺或相应浓度的非离子对比剂；IA-DSA 每次所需对比剂剂量较 IV-DSA 低，特别是行选择性 IA-DSA 检查时对比剂剂量明显降低。DSA 信号随血管直径增大而信号增强，即血管显影所需对比剂最低含碘量与血管直径成反比。因此，对直径大的血管检查时，增加对比剂剂量与浓度无助于血管的显示效果；而对直径小的血管检查时，增加对比剂剂量及浓度将改善血管的显示效果。

对比剂剂量按体重计算，成人一次为 1.0ml/kg，儿童为 1.2～1.5ml/kg。注射总剂量成人为 3～4ml/kg，儿童为 4～5ml/kg。以 350mgI/ml 碘造影剂为例，成人一次用量 1.38mmol/kg，儿童为 1.65～2.07mmol/kg，注射总量成人为 4.14～5.52mmol/kg，儿童为 5.52～6.90mmol/kg。在实际应用中，对比剂每次注射的总剂量应根据造影方式、造影部位和病变情况等全面考虑。肾功能不良者，对比剂的用量应当慎重。

（三）注射压力

注射所需压力与注射速度、对比剂浓度、对比剂温度、导管尺寸等因素有关。设定的注射速度越快，所需压力越大；对比剂浓度越高，所需压力越大；温度越低，所需压力越大；导管越长或越细，产生的阻力越大，所需的压力越大。

（四）注射时机

DSA 检查时，根据造影要求设定曝光延迟或注射延迟。IA-DSA 尤其是选择性造影或超选择性造影，常采用注射延迟，便于摄制蒙片，达到减影的目的。而 IV-DSA 或导管顶端距感兴趣区较远时，应选用曝光延迟，因为机器的曝光时间最长为 20s。

造影时还须设定对比剂上升速率，即注射的对比剂达到设定的注射流率所需要的时间，一般上升速率时间设定在 0.5s 较合适。

对比剂注射维持时间依检查部位血管及诊断需求而定，如腹腔动脉造影且需观察门静脉、颈内动脉造影且需观察静脉窦、髂外动脉注射对比剂观察足背动脉等，采集时间须达到 15～20s。

第4节　图 像 处 理

一、窗 口 技 术

窗口技术包括窗宽和窗位，其调节可改善图像的对比度。DSA 窗口技术的选择原则是：观察血管的不同分支时，根据血管内对比剂的浓度和目标血管的粗细，随时调整窗宽、窗位。依据目标血管的最佳密度值设置窗位，再根据减影像对比度的要求选择适当的窗宽。

二、空 间 滤 过

空间滤过是对获得的减影像选择性地增强或减弱特殊空间频率成分的方法。采取低通滤过，可对图像起到平滑作用，减少伪影对图像的影响；高通滤过又称为边缘增强，能使血管的边缘亮度增加、变锐；中通滤过则可以消除图像上的噪声。

三、图 像 合 成

DSA 成像过程中将采集十几帧至几十帧图像，而用于减影的仅为其中一组或几组，其余帧幅图像则被浪费，从 X 射线曝光的利用率来考虑是低效的。若将多帧蒙片图像进行积分并作加权，再将若干帧造影像作类似处理后进行减影，则可获得一帧低噪声的减影像，提高图像信噪比，降低轻微运动对图像的影响，改善图像质量。

四、再 蒙 片

当蒙片与选择的造影像在曝光期间存在移动时，则该减影对的影像无法精确重合，即产生配准不良。

再蒙片是一种常用的能有效解决上述问题的图像处理方法，它是指重新确定蒙片，更换减影对，为了获得的配准尽可能理想，通常选择两帧在时间上较为接近的影像进行减影。再蒙片的局限性是替换的蒙片本身可能含有少量对比剂，使得减影后的差值信号降低。

五、像素位移

像素位移是 DSA 成像中一种校正运动伪影的图像处理技术。为改善减影对的配准不良，可以将蒙片的局部或全部像素点朝特定方向移动一定距离，使之与造影像上对应的像素点更好地配准，再进行两者的减影。由于患者的移动方式很复杂且多维，因此像素位移校正运动伪影的效果也是有限的。

六、界　　标

在减影像中，随着骨骼等背景组织的消除减去，解剖学标志也随之消失，这使得血管结构的准确定位成为一个难题。为解决这一问题，在定位时，可先将减影像的亮度增强，再与原始未减影的图像重合，获得同时显示血管与背景结构的图像，即为界标。它可以为减影像提供解剖学标志，便于病变区或血管的准确定位。

七、感兴趣区处理

对感兴趣区的处理一般有：①测量血管或病变的直径大小；②感兴趣区的放大、灰度校准及标示文字说明；③对病变区进行勾边增强，建立图像轮廓、突出病灶；④对病变区进行图像密度统计，计算两个感兴趣区的密度比率，建立病变区直方图，计算直方图密度统计曲线；⑤对减影像中某部位的碘浓度测定并作出时间-密度曲线；⑥研究对比剂在血管内的流动情况；⑦测量心脏功能参量，测定心室容积和射血分数、室壁运动的位移和振幅。

第5节　特殊功能

随着数字平板探测器应用日益广泛，DSA 成像技术不断发展，近些年 DSA 的一些新功能也逐步应用于临床。

一、旋转 DSA 技术

旋转 DSA 技术又称三维数字减影血管造影技术，可以多方位显示感兴趣区的减影血管解剖。它是利用 DSA 设备的 C 形臂旋转来达到检查要求的新技术。在进行旋转 DSA 成像时，DSA 设备的 C 形臂做两次旋转运动，第一次旋转采集一系列蒙片，第二次旋转采集含有对比剂的造影像，在相同运动轨迹采集的两帧图像进行减影，以获取系列旋转的减影图像。

旋转 DSA 技术的优点在于一次造影可获得不同角度的多维空间血管造影图像，增加了血管影像的观察视度，便于从多方位观察血管的正常解剖和异常改变，提高病变血管的显示率；具有三维成像的功能，方便了术者对感兴趣区血管情况的观察，尤其对于迂曲重叠的血管，能够充分展开其重叠部分，显示血管走行的角度、方向，从而大大提高了诊断准确率，减少了漏诊的发生。

旋转 DSA 技术是对正侧位 DSA 检查的重要补充，而旋转起始位置及方向的设定、旋转角度的设定、对比剂注射参数及对比剂总量与旋转角度匹配情况等，都影响病变血管的显示效果，旋转速度的大小也与图像质量有关。

目前旋转 DSA 在临床上的应用主要有：①观察头颈部血管性病变，尤其是颅内动脉瘤的诊断，应用旋转 DSA 可提高病变检出率，并可清晰地显示动脉瘤的瘤颈，有利于治疗方法的选择和治疗方案的确定。②明确腹部血管病变的诊断，尤其是肝脏疾病的诊断中，应用此项技术可以清楚地显示肝脏肿瘤的供血动脉。③能清晰地显示感兴趣区的血管走向，有利于行选择性插管和超选择性插管，提高了选择性插管操作的成功率。

二、岁差运动 DSA 技术

岁差运动 DSA 技术是旋转 DSA 技术的另一种运动形式，它利用 C 形臂支架两个方向的旋转，精确地控制 C 形臂支架转动方向和进度，形成了 X 射线焦点在同一平面内的四周运动，探测器则在支架的另一端做相反方向的圆周运动，从而形成岁差运动。在运动中注射对比剂、曝光采集，形成系列减影像，对于观察血管结构的立体关系十分有利。

岁差运动 DSA 技术在临床上主要用于观察腹部和盆腔重叠的血管，以显示血管的立体解剖图像。在肝脏肿瘤的治疗中，应用岁差运动可清晰地显示肿瘤的供血动脉、肿瘤染色，并有利于指导超选择性插管，而行肝段亚肝段栓塞质量。

三、实时模糊蒙片 DSA 技术

实时模糊蒙片（real-time smoothed mask，RSM）DSA 技术是利用间隔很短的两次曝光，第一次曝光时适当散焦，获得一幅适当模糊的图像；间隔 33ms 再采集一幅清晰的造影图像，两者进行减影，可以获得具有适当骨骼背景的血管图像。它可以在运动中获得减影图像，免除了旋转 DSA 需要两次运动采集的麻烦，避免了两次采集间受检者移动造成失败的可能。

基于以上特点，RSM 可用于腹盆部出血的诊断，尤其适用于：①头部（脸盆部）出血，受检者因其他特殊情况如高龄老人、小儿等，不能屏气，必须行 DSA 检查者。②胸部疾病，受检者不能屏气又必须行 DSA 检查者。③腹部（腹盆部）出血，受检者处于休克前期，或不能屏气而需要行 DSA 检查者。④下肢血管性病变，受检者不能控制下肢颤动者。

四、步进 DSA 技术

步进 DSA 技术是指在脉冲曝光过程中，X 射线管组件与探测器保持静止，导管床携人体自动匀速地向前移动，分段采集血管蒙片及造影像，再由计算机减影后拼接连成整体图像，以此获得该血管的全程减影图像，常用于下肢血管造影的跟踪摄影（图 4-5-1）。

该技术提供了一个观察全程血管结构的新方法，解决了以前的血流速度与摄影速度不一致，而出现血管显示不佳或不能显示的问题。该技术在不中断实时显示血管对比剂中进行数据采集，在减影方式或非减影方式下都可实时地观察摄影图像。操作者可采用自动控制速度进行造影跟踪摄影，或由手柄速度控制器人工控制床面的移动速度，以适应对比剂在血管内的流动速度。

该技术特点是对比剂用量少，一次序列曝光可显示全程下肢血管影像，尤其适用于不宜多用对比剂的受检者。目前应用于临床的步进 DSA 技术有单向

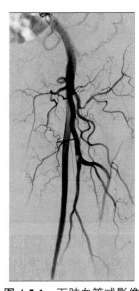

图 4-5-1　下肢血管减影像

的，即从头侧至足侧；亦有双向的，既能从头侧向足侧，也可以从足侧向头侧观察受检者。该技术适用于双下肢血管性病变的诊疗。

五、自动最佳角度定位 DSA 技术

自动最佳角度定位 DSA 技术是从两个投影角度大于 45°的血管图像，计算出两条平行走向的血管在 360°球体范围内的最佳展示摄影角度。在临床应用中可利用 DSA 的正侧位图像，测算出某一段迂曲走行血管的摄影角度，从而控制 C 形臂一次调整至显示该血管的最佳角度，以清晰显示此段血管有无病变。

六、C 形臂 CT 技术

DSA 的类 CT 成像技术是平板探测器 DSA 与 CT 结合的产物，不同的厂家名称各不一样。它们均是利用 DSA 的 C 形臂快速旋转采集数据，然后重建成像，一次旋转可获得多个层面的图像。

该技术图像采集过程与旋转 DSA 技术基本类似，旋转角度一般大于 180°。所采集到的系列图像存放在存储单元中，由技术人员在后处理工作站上根据要求选择不同的处理技术以获得不同的三维图像。可以从任意角度观察，或获取去骨血管三维图像，或只有骨骼与血管的图像，或只有骨骼的图像；还有虚拟内窥镜、导航等诸多技术，使过去只能在 CT 上实现的许多功能，现在 DSA 成像设备上也能实现，故称为类 CT 成像技术。

由于平板探测器每个像素的尺寸较小，空间分辨力优于 CT，但所采集的数据信噪比较差，密度分辨力不及 CT。其重建层面图像可与 3D 血管图像融合重叠，显示效果更直观。

目前 C 形臂 CT 技术在临床上主要用于头部的 DSA，可以观察血管栓塞效果，尤其是在脑动脉瘤栓塞止血过程中，观察有无再次出血，以及显示微弹簧圈的位置、有无外逸出动脉瘤腔，效果更佳。该成像技术与导航技术结合应用，可以代替介入治疗过程 CT 设备的作用，为介入手术的实施带来了极大的方便。

七、三维路径图技术

最初的路径图是将导管前端血管分布图像与连续透视图像重合，有利于指引导管及导丝便捷地送入病变部位的血管内。新近的三维路径图技术则是对该部位进行血管重建，形成三维血管图像后，随着三维图像的旋转，C 形臂支架自动跟踪、自动调整为该投射方向的角度，使透视图像与三维图像重合，以便最大程度地显示血管的立体分布，有利于指引导管或导丝顺利地进入目标血管内。

另外，由于进行了三维血管成像，所以更容易选择性地进入病变区 C 形臂的工作位，易于显示病变形态。如颅内动脉瘤，可清晰地显示瘤颈，便于确定微导管进入瘤腔内的角度和动脉瘤颈与载瘤动脉的关系；指导体外对微导管前端进行弯曲塑形，使导管更容易进入动脉瘤内，并可在载瘤动脉内形成最大的支撑力。如此，在送入微弹簧圈时，弹簧圈才不易弹出，使之容易致密地填塞动脉瘤。

除此之外，其还有实时动态三维路径图功能。它是将重建的三维容积图像与实时透视二维数据集相套叠，就如同一个立体的路径图一般。该技术对神经放射临床有重大意义，如实时导管头导航和监视输管过程中的缠绕。三维路径图功能是完全动态的，操作医师可在术中自由改变视野、机架旋转参数等。

八、虚拟支架置入术

应用血管内介入治疗技术可使狭窄或闭塞的血管再通，在治疗大动脉瘤方面也有很大优势，具有创

伤小、恢复快、并发症少、死亡率低的特点，其治疗效果可与传统的外科手术相媲美。但取得手术成功的关键是正确选择合适的置入支架，对于大动脉的动脉瘤，支架的选择一般根据 CT 测量的数据来确定。而脑动脉和头颈部动脉的狭窄性病变，支架的选择则主要依据血管造影的测量结果，不管是 CT 测量还是血管造影的测量，两者都受到主观因素的影响。

为满足临床上的实际需要，虚拟支架置入系统应运而生。该系统可在有待进行支架置入的病变血管部位形象地展示支架置入的效果，清晰地模拟支架置入后的情况，包括支架置入的位置、大小是否合适，支架贴壁情况，封闭部位是否合适等。如不合适可再次更换支架，直至预置入支架十分适合。再在实际介入手术治疗过程中选择同样支架置入体内，就可取得良好的治疗效果。

如对于颅内动脉瘤，尤其是宽颈动脉瘤，在虚拟支架置入系统操作下，除了可以显示支架置入后的情况外，还可以利用图像工作站的处理，清晰地显示瘤腔的大小，这样更容易确定第一次置入的微弹簧圈的尺寸。因为微弹簧圈过小不能充分呈篮状，过大则可挤压支架使之变形。因此，利用虚拟支架系统可达到事半功倍的效果。此外，该系统还可用于介入治疗的医师培训。

九、DSA 图像融合技术

图像融合（image fusion）是指将各种影像设备获得的关于同一目标的影像数据，经过计算机及图像处理技术的计算、处理，并进行空间配准，最大限度地提取各自的数字影像的有效信息，最后融合成高质量的全新图像，提高图像信息的利用率，以形成对目标清晰、完整、准确的信息描述。

DSA 图像显示血管具有较大优势，但无骨性标记对病变部位及手术的精确指导具有很大的局限性。DSA 图像融合技术是将 CT、MRI 等图像与 DSA 采集的三维图像融合在一起的技术，它可以弥补单一成像模式的局限性，更直观地显示解剖及病变结构，提高了治疗的精准性。

🔗 **链 接　DSA 发展趋势：DSA+** ────────────────────────

如今，越来越多的 DSA+ 赋能技术已经出现以满足更加多样化的临床需求。比如，在 5G 与 AI 的加持下，出现了车载形态的移动导管室，像车载 CT 一样可以灵活部署，解决医疗资源分配不均的问题。比如介入手术机器人，不仅能极大解决医护人员辐射问题，消除剂量焦虑；同时机械控制更加精准，减少医护人员过度疲劳的情况。此外，虚拟现实、语音交互指挥 C 形臂运动在未来可以使医生更加专注于手术本身或术前的演练等。

──

第 6 节　DSA 影像质量控制

一、影响 DSA 影像质量的因素

DSA 图像须在技术人员的专业操作下，经过较为复杂的成像链才能获得，其影像质量与设备各个部分的性能及成像过程中的每个环节、每项因素、每个参数都密切相关。

（一）设备结构

1. X 射线源系统　DSA 设备以每秒几帧至几十帧的速度快速成像，这要求它必须配备 80 万 HU（heat unit，热单位）以上的大功率 X 射线管；能产生平稳、可重复性好的直流高压的高频高压发生装置；能实现时序和脉宽稳定的脉冲曝光；配备功能完善的遮光栅和 X 射线滤过装置。

2. 图像采集系统　应具有每秒 25 帧以上的显像能力、理想的光敏度、足够的亮度、较高的分辨力和对比度以及最小的失真度，有适应不同部位使用的可变输出视野和稳定的光路分配器。

3. 计算机与显示系统　在 DSA 设备中，计算机系统担负着整机运行控制和图像处理的多项任务，应具备准确启动高压注射对比剂、X 射线脉冲曝光，甚至是床体、机架的规则运动；快速完成数据转换、运算、存储、减影和图像处理等系列程序的特点。显示器要求配备逐行扫描 1024 线以上的高清晰、大屏幕显示器。

（二）成像方式和对比剂

1. 成像方式　与静脉 DSA 相比，动脉 DSA 具有以下优点：①图像分辨力高，可显示的细微血管结构，能使直径 0.5mm 的小血管清晰显示；②所需对比剂的浓度低，用量小，对血管刺激小，毒性低，并发症少；③总曝光时间缩短，辐射剂量降低，较少出现运动伪影；④可行超选择性血管造影，血管相互重叠少，诊断准确性增加，有利于介入治疗。

2. 对比剂　DSA 图像信号实质就是蒙片与造影像相减分离出的对比剂的差值信号。此差值信号随血管内对比剂浓度和血管直径的增加而增加；而血管显影所需的对比剂最低含量又与血管直径成反比。因此，使用对比剂时，应根据不同的造影方法和部位、注射速率和持续时间、导管的大小与前端位置等情况选择所需对比剂浓度和用量。

（三）减影方式和操作技术

1. 减影方式　目前 DSA 大多采用时间减影方法，常用的有脉冲方式、超脉冲方式、连续处理方式和心电图触发脉冲方式。脉冲方式单位时间内摄影帧频低，每帧图像接收的 X 射线剂量大，图像对比分辨力较高；超脉冲方式则恰相反，帧频高、每帧图像剂量小，但运动伪影少。因此，造影时应根据受检部位和诊断要求选择相应的减影方式，以获取高信噪比的减影像。例如，四肢、头、颈等不易活动的部位常用脉冲方式，而心脏大血管等易活动的部位则常用超脉冲方式或心电图触发脉冲方式，以获取高对比、高分辨力的减影像。

2. 操作技术

（1）摄影条件　X 射线剂量与密度分辨力成正比。DSA 设备的曝光参数常设有"自动曝光"和"手动曝光"两种技术选择。一般来说，对密度高且体厚的部位应选用"自动曝光"方式，而对密度低且体薄的部位可采用"手动曝光"方式。此外，还可利用曝光测试功能，选择最适宜的曝光条件，以避免过度曝光或曝光不足的情况出现。

（2）摄影体位　DSA 图像不仅要有很好的密度分辨力，还要提供合适的血管显示角度。DSA 检查技术中常把标准正、侧位视为基本体位，有时附加一些特殊体位，如左、右斜位和头、足向倾斜的多种复合角度的摄影体位。正确的摄影体位对显示心脑血管病变及指导介入治疗十分重要。

（3）其余技术因素　合理应用遮光栅和密度补偿装置以使影像密度均衡；正确选择照射野，焦点至人体距离、人体至探测器距离和焦点至探测器距离，可防止图像出现放大失真和模糊。

（4）后处理技术　合适的图像后处理技术的选用可以提高图像的密度分辨力、消除或减少运动伪影、降低图像噪声水平、提高感兴趣区血管的显示效果，以改善 DSA 图像质量。

（四）受检者本身因素

在 DSA 检查过程中，受检者自主和不自主地移动、心脏跳动、吞咽、呼吸或胃肠蠕动等，可使最终减影像形成运动伪影。因此，检查前应对受检者进行呼吸控制等配合性训练；对意识差或无意识的受检者应给予镇静剂或适当麻醉；对受检部位实行附加固定；正确把握曝光时机，以避免产生运动模糊。

二、改善 DSA 影像质量的措施

DSA 的影像质量与其成像过程中的每项因素都密切相关，改善 DSA 图像质量要从 DSA 成像过程中的可控因素入手。

1. 术前向受检者说明检查过程和注意事项，争取受检者术中的配合，尽可能地减少运动伪影的产生。

2. 根据 X 射线摄影学原理和诊断要求，设计最佳摄影体位。

3. 根据病变部位的结构特点，制订合理的曝光程序，选择恰当的曝光参数、合适的成像方式和减影方式、适宜的帧频等。

4. 根据病情和病变部位，决定造影导管前端的放置位置，对比剂的浓度、剂量、流率、注射压力，以及延迟方式。

5. 正确使用遮光栅、密度补偿器以减少空间过度对比，防止饱和性伪影的产生。

6. 充分发挥 DSA 设备的设计效能和图像后处理功能，使影像符合诊断要求。

7. 合理应用曝光测试方法，在保证影像质量的同时尽量减少不必要的照射。

8. 正确匹配激光相机，并定期检测设备性能。

（胡　昊）

第5章
计算机 X 射线体层摄影成像原理

🎯 **学习目标**

1. 掌握　CT 图像特点、CT 成像原理（物理原理、数据采集原理与 CT 图像重建原理方法）、普通 CT 与螺旋 CT 扫描方式的区别。
2. 熟悉　影响 CT 图像质量的因素及 CT 图像处理技术。
3. 了解　CT 发展简史，双源 CT、能谱 CT 等 CT 新技术。

CT 是计算机体层摄影（computed tomography，CT）的简称，它的出现是继 1895 年伦琴发现 X 射线以来，医学影像学发展史上的一次革命。本章主要从 CT 发展简史、构造、扫描方式、成像原理、图像重建、图像处理、新技术及图像质量等方面进行介绍。

第 1 节　概　　述

一、CT 发展简史

CT 成像技术可以追溯到 1917 年，奥地利数学家 J.Radon 从数学上证明了可以从无穷大的投影集中重建一个函数。这就是著名的 Radon 变换，如今被广泛应用于断层成像，并衍生出一系列迭代重建算法。

1961 年，W.H. Oldendorf 把一种晶体光电管作为探测器，用直接反投影法进行图像重建，可将模型中的钉子分辨出来。

1963 年，美国物理学教授 A.M.Cormack 成功地在扫描后用傅里叶变换计算法获得铝与木材组成模型的断层图像，被称为第一个正确应用图像重建数学的研究者，为 CT 技术的深入研究打下了基础。

1971 年，英国 EMI 工程师 G.N. Hounsfield 基于自己设计的 CT 原型机，完成了动物实验（牛）和人体实验（他自己），并于 1971 年 10 月 1 日，在温布尔登的 Atkinson Morley's Hospital 成功进行了第一例临床患者头部 CT 扫描。

1972 年 4 月在英国放射学研究年会上，Hounsfield 宣读了关于 CT 的第一篇论文，宣告了 CT 机的诞生。

1972 年 10 月芝加哥北美放射学年会上展出了脑部图像以及完成该图像的计算机辐射 X 射线头部成像设备，向世界隆重展示了 CT。

由于 Hounsfield 和 Cormack 在放射医学中的划时代贡献，两人于 1979 年共同获得诺贝尔生理学或医学奖。

1974 年，美国 Geoge Towm 医学中心的工程师设计出全身 CT 扫描机，使颅脑以外的身体其他部位的扫描成为可能。

1985 年，滑环技术代替馈电电缆，使 CT 的单方向连续扫描成为现实。

1989 年，在应用滑环的基础上螺旋扫描技术问世，由传统二维采样的 CT 扫描模式进展为三维采样，不仅大大缩短了患者检查时间，而且使各种真正三维重建图像（如 CT 血管成像、内镜技术等）成为 CT 的新显示技术，从而进一步充实、丰富和提高了 CT 机器的性能。

1992 年，以色列某公司成功研制双层螺旋（TWIN）CT，X 射线管和探测器旋转一周可以获得两幅图像，开创了多层螺旋扫描的先河。

1998 年，多（四）层螺旋 CT 诞生，扫描速度提高到 0.5s。

2004 年，各公司首次推出 64 层螺旋 CT，又称容积 CT，开创容积数据成像时代，可将 CT 扫描图像进行任意层面无间隔重建。

2005 年，双源 CT 诞生，首次利用双 X 射线管同时产生 X 射线进行断层扫描，极大提高了时间分辨力。

近年来，能谱 CT 成像技术开始应用于临床，其通过获得不同物质的能谱曲线，在一定程度上实现了物质定性分离和定量测定，在优化图像质量、提高病灶检出率和疾病鉴别能力方面均具有价值。

二、CT 图像的概念

1. 像素与体素　CT 图像的本质是一幅二维灰阶数字图像，组成数字图像矩阵的基本面积单元即像素。像素是构成 CT 图像的最小单元。像素的多少一般用矩阵来表示，目前 CT 图像矩阵一般为 512×512，部分支持 1024×1024 重建矩阵。

将一定厚度的人体断层组织按矩阵划分成若干个体积单元，每个单元称为体素。二维的像素加上厚度就是体素，体素是一个三维的概念，是 CT 容积数据采集中最小的体积单元，也是重建三维立体图像的基本单元。

2. 灰度　像素的灰度是指图像中各个像素的黑白或明暗程度。CT 图像中像素的灰度值取决于人体断层组织中对应体素的 X 射线衰减系数。CT 图像的本质就是获取二维矩阵中各个体素的 X 射线衰减系数，转换成对应像素的灰度显示。

3. CT 值与 X 射线衰减系数　从 X 射线物理知识可知，体素的 X 射线衰减系数不仅与人体组织的密度、平均原子序数等相关，同时与 X 射线能谱密切相关。定量计算体素的衰减系数较烦琐而且实际意义不大，CT 成像更关注组织之间 X 射线衰减系数的差异。在医学上，以衰减系数为依据，用 CT 值来表达人体组织密度的量值。国际上对 CT 值的定义为：CT 图像中每个体素所对应的物质对 X 射线线性平均衰减量大小的表示。实际应用中，CT 值为某种物质的 X 射线衰减系数与水的 X 射线衰减系数的相对比值。计算公式为

$$CT值 = \frac{\mu_x - \mu_w}{\mu_w} \times K \tag{5-1-1}$$

式（5-1-1）中，K 是分度因数，常取 1000，μ_x 为某物质的 X 射线衰减系数。μ_w 为能量是 73keV 的 X 射线在水中的线性衰减系数，$\mu_w=19.5m^{-1}$。为纪念 CT 的发明者 G.N. Hounsfield，将 CT 的单位指定为"Hu"（Hounsfield unit）。

人体中各组织（含空气）CT 值范围为–1000～+1000Hu，按 CT 值的定义，水的 CT 值为 0Hu，空气的 CT 值接近–1000Hu，致密骨的 CT 值约为+1000Hu，脑灰质为 36～46HU，脑白质为 22～32Hu，脂肪–80～–100Hu。图 5-1-1 给出了一些组织的 CT 值范围。

4. 部分容积效应　在同一体素内如果包含几种不同的组织成分，则该体素的 CT 值应是所含各种成分的加权平均值。在这种情况下，平均 CT 值不能准确反映体素内任何一种组织成分的密度，这种现象称为部分容积效应（partial volume effect）。

三、CT 成像特点

（一）CT 成像优势

CT 成像与常规 X 射线的影像学检查手段相比，具有以下优势。

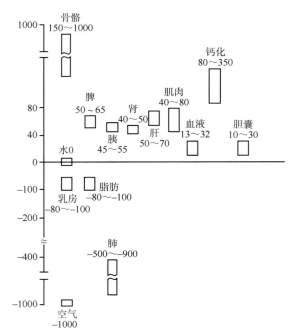

图 5-1-1 人体组织的 CT 值大概范围示意图

CT 值并非恒定数值，它与人体内在因素及 X 射线管电压、CT 装置等外界因素有关

1. 断面图像 CT 通过准直器的准直，得到的是无层面外组织结构干扰的横断面图像，能准确反映横断面上组织和器官的解剖结构，消除了人体内器官或组织结构间的相互重叠。此外，CT 得到的横断面图像可利用后处理技术获得诊断所需的矢状、冠状等各种断面图像。

2. 密度分辨力高 CT 的 X 射线束经过严格的准直后到达探测器，减少了散射线。此外，CT 还利用软件对灰阶的控制，加大了人眼的观测范围。一般来说，CT 的密度分辨力比常规 X 射线摄影检查高 20 倍。

3. 可做定量分析 CT 能够准确地测量各组织的 X 射线吸收衰减值，通过各种计算，做定量分析。

4. 可进行各种后处理 CT 是数字化成像，能运用各种图像后处理软件，对病灶的形状及结构进行分析。螺旋扫描可获得高质量的三维图像和断面图像。此外，CT 还可通过后处理软件进行放射治疗方案的制订和治疗效果的评价。

（二）CT 局限性和不足

CT 虽然极大地改善了诊断图像的密度分辨力，但由于各种因素的影响，也有其局限性和不足。

1. CT 成像的不足 空间分辨力不如常规的 X 射线成像，目前中档 CT 机其极限分辨力约为 10LP/cm，而高档的 CT 机其极限分辨力约为 14LP/cm。常规 X 射线摄影的屏-片组合系统，其分辨力可达 100LP/cm，无屏单面乳剂膜片摄影，其极限分辨力可高达 300LP/cm 以上。CT 血管造影的图像质量也不及 DSA。

2. CT 成像的局限性 CT 成像并非对所有脏器都适合，如空腔性脏器胃肠道由于无规则地蠕动，CT 还不能替代常规的 X 射线检查。

第 2 节 CT 成像基本原理

一、CT 机的基本构造

CT 机的基本构造主要包括扫描机架系统、计算机处理系统和附属设备。

（一）扫描机架系统

扫描机架可根据检查需要进行 ±25° 左右的倾斜。扫描机架系统内部包括 X 射线管、高压系统、探测器、准直器等，如图 5-2-1 所示。

1. X 射线管 是产生 X 射线的器件，由阴极、阳极和真空管组成，分为固定阳极管和旋转阳极管两种。固定阳极管主要用于第一代 CT 机和第二代 CT 机，扫描时间长，产热多，目前已淘汰。第三代 CT 机和第四代 CT 机多采用旋转阳极管，

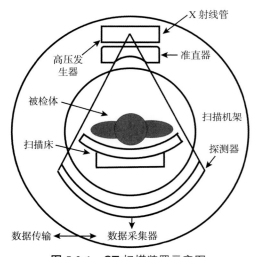

图 5-2-1 CT 扫描装置示意图

管电流大，扫描时间短。旋转阳极焦点小，热容量大，寿命一般达 2 万次扫描以上。部分 X 射线管为了提高热容量，还采用"飞焦点"技术，即在 X 射线产生的过程中，电子束在磁偏转线圈的作用下，轰击在阳极靶面的不同位置上，从而使得焦点在两个不同的靶面部位快速变化，从而提高了阳极的使用效率，并能提高成像的空间分辨力。

2. 高压系统　包括高压发生器和稳压装置。CT 机对高压的稳定性要求很高，电压波动会影响 X 射线能量，而 X 射线能量与物质的衰减系数 μ 密切相关。因此，任何高压系统必须采用高精度的反馈稳压措施。新机型多采用高频逆变高压技术，这种电压一致性好，稳定，波纹干扰小，图像分辨力更高。

3. 探测器　是 CT 的核心部件，收集穿过人体衰减后的 X 射线，并将信息转换成数字信号输入计算机进行处理。目前 CT 机使用的探测器分为气体探测器和固体探测器。气体探测器多采用化学性能稳定的惰性气体氙气或氪气。X 射线进入探测器，氙气被电离，形成带电离子，在电场作用下移动形成电流，通过检测电流大小测得入射 X 射线强度大小。固体探测器是利用闪烁晶体受 X 射线照射后，产生荧光，再用光电倍增管或高灵敏度光电二极管接收，变成电信号送至信号采集处理器。

4. 准直器　CT 机一般有两套准直器，一套在 X 射线球管侧，称为前准直器，控制放射源；另一套在探测器一侧，称为后准直器。前准直器决定射线束的扇形角度，后准直器主要起减少散射线、完成切层厚度的作用。

（二）计算机处理系统

CT 机的计算机处理系统由主计算机和阵列计算机两部分组成。主计算机的主要功能有：①扫描监控，存储扫描所输入的数据；②CT 值的校正和输入数据的扩展，即进行插值处理；③图像的重建控制及图像后处理；④CT 自身故障诊断。

阵列计算机与主计算机相连，在它的控制下进行高速数据运算。图像重建时，阵列计算机接收由数据采集系统或磁盘送来的数据，进行运算后再送给主计算机，然后在终端显示。

（三）附属设备

1. 高压注射器　是 CT 增强扫描和 CT 血管成像必不可少的设备之一，它可以在很短的时间内将对比剂集中注入患者的心血管内，高浓度地充盈受检部位，以获得对比度良好的影像。

2. 检查床　检查床的作用是准确把病人送入预定或适当的位置上。

3. 操作台　是操作员和计算机对话的工作平台。扫描参数的编辑、设定，扫描过程的监控、观察分析，病人资料的输入及机器故障诊断均在操作平台上完成。

4. 图像存储和记录部分　包括有硬盘、软盘、磁带机、光盘等，作用是存储和记录影像。

二、CT 机的扫描方式与特点

CT 机的 X 射线管和探测器固定在扫描机架上组成扫描结构，它们围绕扫描床上的受检体进行同步扫描运动，这种同步扫描运动形式称为扫描方式。

由于使用的 X 射线束、X 射线管运动方式及探测器数量不同，CT 机采用的扫描方式也不同。

（一）常规 CT 扫描

1. 单束平移-旋转扫描方式　为第一代 CT 扫描方式，多用于扫描头颅。扫描装置由一个 X 射线管和 1～2 个探测器组成，X 射线束被准直成笔直单线束形式，X 射线管和探测器围绕受检体作同步单束平移-旋转（translate-rotate，T-R）扫描运动，如图 5-2-2 所示。这种扫描首先进行同步平移直线扫描，平移扫描完一个指定层面后，同步扫描系统转过一个角度（一般为 1°），然后再对同一指定层面进行同步平移直线扫描。如此进行下去，直到扫描系统旋转到与初始位置成 180°角为止。这种扫描方式射线利用率低，扫描时间长，一个断面需要 3～5min。

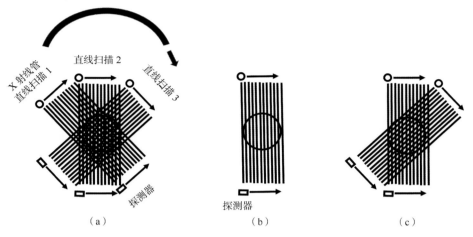

图 5-2-2 单束平移-旋转扫描方式示意图
（a）平移-旋转方式；（b）平移；（c）旋转

2. 窄扇形束平移-旋转扫描方式 为第二代 CT 扫描方式。扫描装置由一个 X 射线管和 6～30 个探测器组成同步扫描系统。此种扫描进行时，X 射线管发出一束张角为 3°～15°的扇形 X 射线束，6～30 个探测器同时采样，并采用 T-R 扫描方式，如图 5-2-3 所示。由于一次 X 射线投照的扇形束同时被多个探测器检测，故一次扫描能同时获取多个扫描数据，这样就可以减少每个方向上平移的次数和增大扫描系统每次旋转的角度，使扫描采样的速度加快，从而使重建图像的速度加快。这种扫描方式的主要缺点是：由于探测器排列成直线，对于扇形的射线束而言，其中心和边缘部分的测量值不相等，需要做扫描后的校正，以避免出现伪影而影响图像质量。

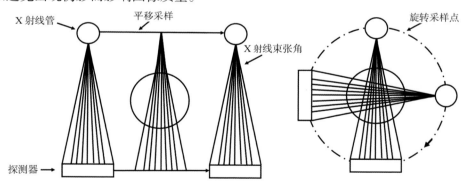

图 5-2-3 窄扇形束平移-旋转扫描方式示意图

3. 宽扇形束旋转-旋转扫描方式 为第三代 CT 扫描方式。扫描装置由一个 X 射线管和 250～700 个探测器组成，X 射线束是 30°～45°、能覆盖整个受检体的宽扇形束，探测器组成一个探测器阵列。探测器阵列排成彼此无空隙的、可在扫描架内滑动的紧密圆弧形。由于宽扇形束扫描一次能覆盖整个受检体，可采集到一个方向上的全部数据，所以不需要再作直线平移，只需 X 射线管和探测器做同步旋转-旋转（rotate-rotate R-R）运动即可，如图 5-2-4 所示。当 X 射线管做 360°旋转扫描后，X 射线管和探测器系统需要反向旋转回到初始位置，再作第 2 次扫描。宽扇形束扫描使得 X 射线的利用率提高，扫描时间缩短，一个层面的扫描时间已降为 1s 左右，且由于排列方式使扇形束的中心和边缘到探测器的距离相等,无须作距离测量差的校正。该扫描方式的缺点是扫描时需要对每一个相邻探测器的灵敏度差异进行校正,否则由于同步旋转的扫描运动会产生环形伪影。

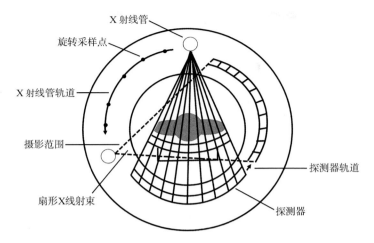

图 5-2-4　宽扇形束旋转-旋转扫描方式示意图

4. 宽扇形束静止-旋转扫描方式　为第四代 CT 扫描方式。扫描装置由一个 X 射线管和 600～2000 个检测器组成。这些检测器在扫描架内排列成固定静止的检测器环,X 射线管在固定的检测器圆环内沿轨道旋转,X 射线管发出 30°～45°宽扇形 X 射线束进行旋转扫描,如图 5-2-5 所示。宽扇形束静止-旋转(still-rotate,S-R)扫描方式的整体优点是,因为用每一个检测器相继完成多个方向上投影的检测,或者说在一个检测器上获得多个方向的投影数据,故能较好地克服宽扇束旋转-旋转扫描中由于检测器之间差异所带来的环形伪影。但随着第三代 CT 机探测器稳定性的提高,并在软件上采用了相应的措施后,第四代 CT 机探测器数量多且在扫描中不能充分发挥作用,相对于第三代 CT 机已无明显的优越性。

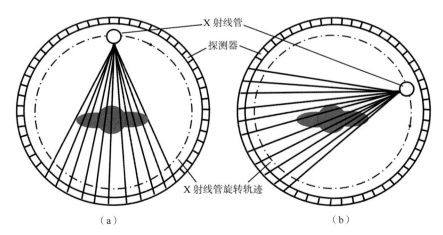

图 5-2-5　宽扇形束静止-旋转扫描方式示意图
(a)(b) X 射线管旋转到不同位置时的扫描示意图

5. 电子束扫描　为第五代 CT 扫描方式,也称超高速扫描。由一个特殊的钟形电子束 X 射线管和静止平行排列的两排探测器阵列和一个采样、整理、数据显示的计算机系统构成。X 射线管主要包括电子枪、聚焦线圈、偏转线圈和靶环等,如图 5-2-6 所示。

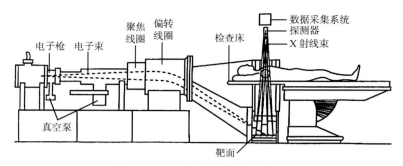

图 5-2-6 电子束扫描结构示意图

扫描时，电子枪产生电子束，沿 X 射线管轴向加速，电磁聚焦线圈将电子束聚焦成毫米级的小焦点，经偏转线圈的磁场变化将电子束瞬时偏转，分别撞击 4 个弧形静止钨靶环，产生 X 射线。X 射线束经准直器控制呈扇形，穿过人体被探测器组接收。探测器组由并行排列的两排探测器组成，排列于扫描机架上部 216°的环形范围内，接收透射线并进行预处理后经光缆送至扫描存储器，经快速重建系统形成 CT 图像，如图 5-2-7 所示。

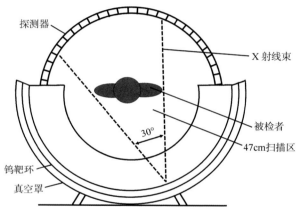

图 5-2-7 电子束扫描示意图

由于探测器组由两组平行排列的探测器组成，因此，使用一个靶面扫描时可得到两幅图像，4 个靶面同时使用，一次扫描可获得 8 幅图像。扫描时间可缩短至 10ms 左右，用于心肺等动态器官的 CT 检查、心脑血流灌注、CT 血管成像重组等。但由于造价昂贵，体积大、维修费用高等问题，目前国内尚未普及。表 5-2-1 为各种 CT 扫描方式的主要特征。

表 5-2-1 各种 CT 扫描方式的主要特征

扫描方式	单束平移-旋转扫描	窄扇形束平移-旋转扫描	宽扇形束旋转-旋转扫描	宽扇形束静止-旋转扫描	电子束扫描
X 射线束张角	–	3°～15°	30°～45°	30°～45°	30°～45°
探测器数量	1～2	6～30	250～700	600～2000	864
探测器排列	移动式	移动式 直线排列	移动式 弧形排列	静止 圆周排列	静止 弧形排列
扫描时间	5min	20～60s	1s	1s	10ms
每次扫描层数	1	1	1	1	8
主要应用范围	头部	头部	全身	全身	动态器官

（二）螺旋 CT

1. 单层螺旋 CT 扫描　　螺旋 CT 扫描方式产生于 1989 年，是在滑环技术的基础上发展的 R-R 扫描方式，目前应用最为广泛。螺旋扫描采集人体容积数据，使 CT 实现了由二维解剖结构图像进入三维解剖结构图像的飞跃。

螺旋扫描得以实现的关键之处是采用了滑环技术。传统的 CT 球管系统的电力及信号传递是由电缆完成的，为避免电缆不停缠绕，发生拉伸和绞合，在扫描时球管做往复圆周运动，无法持续旋转，使得扫描无法连续进行，因而明显地影响了扫描速度，获取数据的范围也受到了限制，如图 5-2-8（a）所示。螺旋 CT 以铜制的滑环和导电的碳刷代替电缆，通过碳刷和滑环的接触导电使机架能做单向的连续旋转。所谓滑环，实际上是一个圆形宽带状封闭的铜条制成的同心环。其一面与探测器、控制器、控制电路及检测电路相连接并固定于机架的旋转部分，另一面则与一组固定的碳刷头紧密接触，每个碳刷头对应一个滑道。这样在扫描时滑环与机架一起高速同步旋转，数据则通过滑环与机架相连的一面及时传递到滑环，如图 5-2-8（b）所示。滑环另一面的各个滑道也就实时获取了各自所需负责传递的数据。这些数据再通过各个滑道同与之对应的碳刷头紧密接触。这就能及时、准确、无误地传送给数据处理系统。

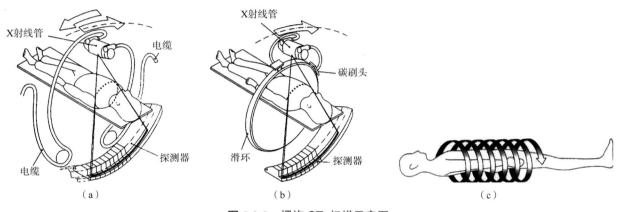

图 5-2-8　螺旋 CT 扫描示意图
（a）传统 CT；（b）螺旋 CT；（c）螺旋 CT 扫描轨迹

在连续扫描的同时，受检者随扫描床同步匀速运动，而 X 射线管和探测器组不停地围绕受检部位做快速连续 360° 旋转，同时探测器组连续采集数据，如此扫描若干周后，其结果是 X 射线管相对受检者的扫描轨迹是一螺旋路径，可以一次收集到扫描范围内全部容积的数据进行各个扫描层面的图像重建，获取的是三维信息，故称为螺旋容积扫描（spiral volumetric scanning）。

螺旋 CT 扫描对硬件的要求除了必须采用滑环技术外，还需要采用热容量大、散热快的 X 射线管。为完成大量的图像处理工作，必须配备高速的计算机系统。另外，由于需要存取大量的原始数据，还需要一个大容量的硬盘。

在螺旋扫描过程中，由于 X 射线管和探测器相对于受检体做螺旋状运动，螺旋扫描的覆盖区域是对某一区段进行连续采集的。可见，对于任一层面，螺旋扫描轨迹仅有一点与该平面相交，其余各点均落在该平面之外，如图 5-2-9 所示，这就需要对原始螺旋投射数据进行插值处理，才能得到足够多的重建平面投射数据。

螺旋 CT 由于扫描方式不同产生了新的参数：螺距（pitch）。螺距为扫描架旋转一周的进床距离与透过探测器的 X 射线束厚度的比值，是一个无量纲的量。计算式为

$$\text{pitch} = \frac{d}{s} \tag{5-2-1}$$

式（5-2-1）中，d 为扫描架旋转一周的进床距离；s 为透过探测器的 X 射线束厚度。在单层螺旋 CT 中，

X射线束厚度等于探测器准直宽度，即等于采集层厚。例如，当采集层厚为10mm，床速为每周10mm时，螺距为1；若采集层厚为5mm，床速为每周10mm时，螺距为2。

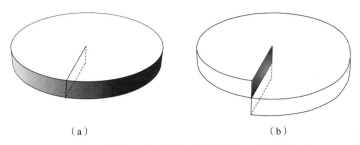

（a）　　　　　　　　　　　　（b）

图5-2-9 普通CT扫描（a）和螺旋CT扫描（b）

螺距不但决定CT的容积覆盖速度，还影响图像的质量。使用较小的螺距可以增加原始扫描数据量，提高重建断层图像的质量，但增加了扫描时间和对受检体的辐射剂量。使用较大的螺距，可以在相同时间内增加扫描范围，缩短曝光时间，但所获得的原始扫描数据量减少，重建图像质量下降。螺距选择通常介于1和2之间，以便获得较快的扫描速度并降低辐射剂量。螺距小于1时，类似于非螺旋方式的重叠扫描，在对图像质量要求较高时采用。

螺旋CT与常规CT扫描相比，其主要优点是：①提高了扫描速度，整个器官或一个部位一次屏气下完成，不会产生病灶的遗漏，并减少了运动伪影；②螺旋扫描是容积扫描，对人体某一部位连续扫描，获得的是某一部位的连续数据，在体层与体层之间没有采集数据上的遗漏，因而提高了二维和三维重建图像的质量；③根据需要可以任意地、回顾性地重建图像，无层间隔大小的约束和重建次数的限制；④单位时间内的扫描速度提高，增加了增强扫描时对比剂的利用率。

2. 多层螺旋CT扫描　1998年，北美放射学年会上推出的多层螺旋CT（multi slice CT，MSCT）进一步提高了螺旋CT的性能。单层螺旋CT是X射线管和探测器围绕人体旋转一周获得一幅人体断面图像，而多层螺旋CT机旋转一周可同时获得多层图像（现最多达640层），因此称为多层螺旋CT机。

多层螺旋CT的核心之一是探测器的结构和数据采集系统（DAS），同步采集图像的DAS通道数目是多少，意味着机架旋转时同步采集图像的层数就是多少。多层螺旋CT探测器在z轴方向的数量已经从一排增加到了几排甚至几百排，又称为多排探测器CT（multirow detector CT，MDCT）。注意，层和排不是一个概念。"层"是指CT数据采集系统同步获得图像的能力，这个指标主要是反映CT扫描的功能，是一个功能性参数。"排"是指CT探测器在z轴方向的物理排列数目，简单来讲就是有多少排探测器，就是多少排CT，这个指标主要是反映CT硬件结构，是一个硬件性参数。例如，某64层CT，实际上探测器是32排，每排出2幅图，一次采集可以获得64幅图像，所以该CT也可以叫作64层CT，也可以叫作32排CT。

目前探测器的排列方式有3种类型：一种是均等分配的等宽型（对称型排列），即在Z轴方向的多排探测器宽度是一致的；一种是探测器的宽度不均等分配的非等宽型（非对称型排列），另一种是混合等宽型。如图5-2-10（a）为4层CT等宽型探测器，z轴方向上共有16排，每排宽度为1.25mm，每排912个探测器，最大覆盖范围为20mm（1.25mm×16），层厚的选择有4×1.25mm、4×2.5mm、4×3.75mm、4×5.0mm共4种；图5-2-10（b）为4层CT混合等宽型探测器，z轴方向有34排，中间4排为0.5mm，两侧是30排1.0mm宽、每排896个探测器，最大覆盖范围为32mm（0.5mm×4+1.0mm×30），层厚的选择有4×0.5mm、4×1.0mm、4×2.0mm、4×4.0mm、4×8.0mm共5种；图5-2-10（c）为4层CT非等宽型探测器，z轴方向宽度分别为1.0mm、1.5mm、2.5mm、5.0mm中线两侧对称共8排、每排672个探测器，最大z轴覆盖范围为20mm（1.0mm×2+1.5mm×2+2.5mm×2+5.0mm×2），层厚选择有4×1.0mm、4×2.5mm、4×5.0mm共3种。

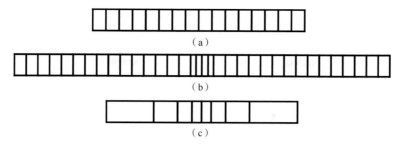

图 5-2-10　4 层螺旋 CT 探测器排列类型

（a）1.25mm×16；（b）0.5mm×4+1.0mm×30；（c）（1.0mm+1.5mm+2.5mm+5.0mm）×2

　　一般来说，非等宽型探测器组合由于探测器的数量少，其相应的探测器间壁及其上方的准直器也少，对 X 射线的吸收就少，因此减少 X 射线的曝光剂量；等宽型探测器组合由于探测器的宽度均等，探测器的组合比较灵活、层厚改变方便，对进一步升级，如增加 DAS 以增加一次扫描层数也较为容易。当 DAS 系统数目提高到 16 组以上时，探测器等宽设计占主导方式，从技术上容易完成采集层面数目升级。

　　这些组合是由探测器后面的电子开关来控制，通过电子开关再将信号传递给数据采集系统，如图 5-2-11 所示。数据采集系统在扫描过程中，同时分别对各自连接的探测器接收的 X 射线所产生的电信号进行采集和输出。

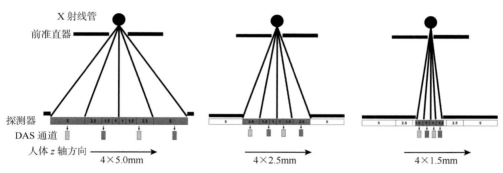

图 5-2-11　多层面螺旋 CT 数据采集系统

　　（1）除了在探测器阵列和数据采集系统方面的区别外，多层螺旋 CT 相较单层螺旋 CT 还有以下不同。

　　1）X 射线束：单层螺旋 CT 在 z 轴方向仅有一排探测器接收信号，通过准直器后的 X 射线束为薄扇形，故 X 射线束的宽度等于层厚。在多层螺旋 CT 中，由于 Z 轴方向有多排探测器接收信号，并有多组数据采集通道，故 X 射线束的宽度等于多个层厚之和，为锥形 X 射线束覆盖探测器 Z 轴方向的总宽度，最厚可达 20cm 或 32cm，使 X 射线的利用率大大提高，如图 5-2-12 所示。

　　2）层厚的选择：单层螺旋 CT 在 z 轴方向只有一排探测器，其层厚是通过 X 射线管端的准直器改变 X 射线束的宽度完成的，使线束的宽度等于层厚，多层螺旋的层厚不仅取决于 X 射线束的

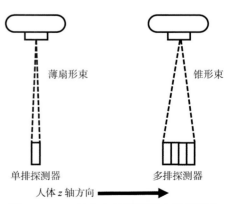

图 5-2-12　z 轴方向的薄扇形束和锥形束

宽度，还取决于不同探测器阵列的组合，因此，其层厚是由 X 射线管端和探测器端的两个准直器共同完成的。由 X 射线管端的前准直器调节 X 射线束的宽度，将 X 射线调节成可利用的锥形束，再由探测器端的后准直器通过调节覆盖的范围与数据采集通道一起完成多层面 CT 要求的层厚。

　　3）螺距：依据 IEC（国际电工委员会）2002 年的规定，多层面 CT 的螺距定义为床速与整个准直宽度的比值。用公式表示为

$$\text{pitch} = \frac{d}{M \cdot S} \qquad\qquad (5\text{-}2\text{-}2)$$

式（5-2-2）中，d 表示床速，M 表示扫描一周获得的图像层数，S 表示层厚，$M \cdot S$ 表示整个准直宽度。例如，对于 4 层螺旋 CT，若层厚为 5mm，床速为 20mm，则螺距等于 1。当 $M=1$ 时，实际上就是单层螺旋 CT 的螺距公式。

（2）多层螺旋 CT 与单层螺旋 CT 相比有很多优点，可以归纳为以下几个方面。

1）提高了 X 射线利用率：多层螺旋 CT 的锥形 X 射线束，提高了 X 射线的使用效率，如四层螺旋 CT 一次曝光可以获得 4 层图像，使得 X 射线利用率提高到单层扫描的 4 倍。长期来看，扫描周期仅为单层螺旋 CT 的 1/4，曝光时间缩短，降低了 X 射线管的热量积累，减少了散热等待，延长了 X 射线管的使用寿命。

2）扫描速度更快：对相同的曝光时间、螺距和探测器宽度，多层螺旋 CT 旋转一周可以产生多层图像，一次屏气，可完成较大范围的检查，如胸及腹部联合检查。以往肺部扫描约需 30s，而多层螺旋 CT 仅数秒即可完成。另外，扫描速度的提高无疑减少了扫描时间，提高了检查的速度，减少了被检者的占床时间，单位时间内可以检查更多的被检者。

3）提高时间分辨力：单层螺旋 CT 的旋转一周时间通常是 1s，而多层螺旋 CT 可提供 0.5s 一周甚至更快的转速，是单层螺旋 CT 的 2 倍以上，目前使用的 64 层螺旋 CT 的旋转时间最快可达 0.33s。当旋转时间分别是 1s 一周、0.5s 一周和 0.33s 一周时，时间分辨力分别为 0.5s、0.25s、0.165s，旋转时间的缩短明显提高了时间分辨力。

4）提高 Z 轴空间分辨力，有利于实现各向同性成像即在所有方向上空间分辨力几乎相同的成像，在非螺旋扫描和单层螺旋扫描时难以实现。非螺旋扫描和单层螺旋扫描的扫描层厚通常在 1mm 以上，CT 图像的断面内空间分辨力明显大于 Z 轴方向的空间分辨力，空间分辨力是各向异性而非各向同性。多层面 CT 单个探测器的宽度从 0.5～5.0mm 不等，最薄扫描层厚达到 0.5mm，提高了 Z 轴的空间分辨力，从而实现各向同性分辨力。达到各向同性分辨力的成像可以任意角度重建图像，也可以从一个容积扫描中选择不同的平面或方向成像而没有图像质量的下降，并且无须重新扫描和增加放射剂量。

3. 双源 CT 扫描　2005 年，在 64 层螺旋 CT 的基础上开发出了 64 层双源 CT（dual-source CT，DSCT）系统。该系统在用于心脏扫描时，图像采集时间为 83ms，最高采集时间甚至高达 42ms，在常规心率状态下可以获得心脏运动冻结图像。

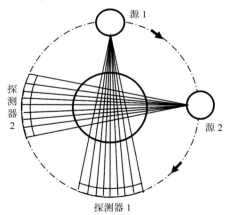

DSCT 系统由两套 X 射线球管及其对应的探测器组成，如图 5-2-13 所示，它们呈 90°安置在机架上，其中一组探测器的扇形角覆盖整个扫描野（直径 50cm），针对心脏扫描的需要及机架空间位置的限制，另一组探测器扇形角较小，只覆盖等中心扫描野直径 26cm 的范围。

探测器的结构与西门子 64 层单源 CT 相同，由不等宽的 40 排探测器单元排列，中央 32 排为 0.6mm，等中心两侧分别为 1.2mm，40 排探测器阵列 z 轴向总宽度为 28.8mm。通过探测器单元组合，可获得 32mm×0.6mm 或 24mm×1.2mm 层厚图像。采用飞焦点技术 z 轴双倍采样，利用中央 32mm×0.6mm 排探测器可同时获得 64 层 0.3mm 层厚的图像。机架转速最高为 0.33s/360°（通

图 5-2-13　双源 CT 模式图

常用于心脏扫描），其他部位扫描时还可选择 0.50s/360°或 1.00s/360°的机架转速。DSCT 的两只球管均采用电子束控金属球管，峰值功率为 80kW，不仅实现了 z 轴双倍采样，散热能力也大大提高，既可以满足常规部位扫描的需要，又可以满足高分辨力大范围扫描的需要，如心血管、胸腹部血管、外周血管等。在临床应用中，既可开启两只球管（心脏及冠状动脉成像时）及其相应探测器组，也可只开启 1

只球管及其相应的探测器。在仅启用单源数据采集系统时该系统即为常规 64 层 CT，主要用于心脏以外的其他部位成像。此外，两只球管还可各自独立设置电压值和电流值，从而实现双能量数据采集。无论是选择单球管进行扫描及数据采集还是选择双球管进行扫描及数据采集，扫描模式都可以选择螺旋式或步进式。

三、CT 成像原理

X 射线束具有一定的能量和穿透能力，当 X 射线束遇到物体时，物体对射入的 X 射线具有衰减作用，即物体对 X 射线的吸收和散射，如图 5-2-14 所示。物体对 X 射线吸收和散射的多少与物体的密度 ρ、物体元素的原子序数 Z 及 X 射线能量（keV）等密切相关。在 CT 成像中，物体对 X 射线的吸收起主要作用，因此忽略对 X 射线的散射作用。

物理实验证明，在均匀物体中，X 射线的衰减服从指数规律。如图 5-2-15 所示，X 射线束沿坐标的 x 轴穿透厚度为 d 的一个均匀物体，设入射的 X 射线强度为 I_0，经物体吸收后射出的 X 射线强度为 I。由比尔-朗伯（Beer-Lambert）定律可得到 X 射线通过均匀物体时的衰减表达式：

$$I = I_0 e^{-\mu d} \tag{5-2-3}$$

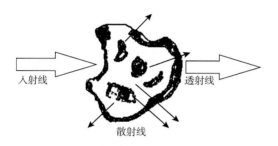
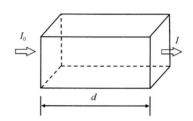

图 5-2-14　物体对 X 射线的衰减作用　　　　图 5-2-15　X 射线束透过均匀物体

由式（5-2-3）可知，d 值或 μ 值越大，射出的 X 射线强度 I 越小，即物体对 X 射线的衰减越大。在 X 射线穿透人体组织、器官时，由于人体组织、器官是由多种物质成分构成的，所以各点对 X 射线的衰减系数是不同的。为了便于分析，将沿着 X 射线束通过的物体分割成许多小的体积单元（即体素），令每个体素的厚度相等，记为 d。设 d 足够小，使得每个体素内物质的密度均匀，即为单质均匀密度体，用 μ 表示体素的衰减系数，如图 5-2-16 所示。

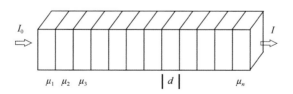

图 5-2-16　X 射线束透过均匀物体

当入射第一个体素的 X 射线强度为 I_0 时，透过第一个体素的 X 射线强度 I_1 为

$$I_1 = I_0 e^{-\mu_1 d}$$

μ_1 是第一个体素的衰减系数。对于第二个体素来说，I_1 就是入射的 X 射线强度。设第二个体素的衰减系数为 μ_2，X 射线经第二个体素透射出的强度 I_2 为

$$I_2 = I_1 e^{-\mu_2 d}$$

将 I_1 的表达式代入上式，即

$$I_2 = \left(I_0 e^{-\mu_1 d} \right) e^{-\mu_2 d} = I_0 e^{-(\mu_1 + \mu_2) d}$$

最后，从第 n 个体素透射出的 X 射线强度 I_n 为

$$I = I_n = I_0 e^{-(\mu_1 + \mu_2 + \cdots + \mu_n)d}$$

式中的衰减系数经对数变换，并移至等式的左边得

$$\mu_1 + \mu_2 + \cdots + \mu_n = -\frac{1}{d} \ln \frac{I}{I_0} \tag{5-2-4}$$

式（5-2-4）中可以看出，如果 X 射线的入射强度 I_0、透射强度 I 和体素的厚度 d 均为已知，那么沿着 X 射线通过路径上的衰减系数之和（$\mu_1 + \mu_2 + \cdots + \mu_n$）就可以计算出来。

为了建立 CT 图像，必须先求出每个体素的衰减系数 μ_1，μ_2，$\cdots$，μ_n。从数学角度上讲，为求出整个图像中的每一个体素的衰减系数，需要建立式（5-2-4）那样 n 个或 n 个以上的独立方程。因此，CT 成像装置要从不同方向上进行扫描，来获取足够的数据建立求解衰减系数的方程。

衰减系数 μ 受 X 射线波长、物质原子序数 Z 和密度 ρ 的影响。对于一定能量的 X 射线，物质 Z 越小，μ 越小；反之则越大。对于相同 Z 的物质来说，物质 ρ 越大，μ 越大；反之则越小。因此，衰减系数 μ 可反映出物质的原子序数、密度等物质的构成特征。但是，X 射线能量也影响衰减系数 μ，如图 5-2-17 所示，X 射线能量越低，μ 越大，μ 随 X 射线能量的增大而减小。这意味着 X 射线在穿透物体的路径过程中，强度会逐步降低，特别是能量较低的软射线，将比高能射线更快地被过滤掉，这种现象称为 X 射线束的硬化效应。即使是 X 射线穿过均匀物质，在单位体积内的衰减系数也会不同，而造成图像的不均匀性，如图 5-2-18 所示。因此，必须对 CT 图像重建过程中的 X 射线硬化效应进行校正，减小由 X 射线束硬化效应造成的 CT 图像不均匀性，如图 5-2-19 所示为有硬化校正水模，图 5-2-20 为无硬化校正水模。

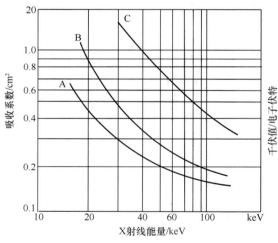

图 5-2-17　X 射线束透过均匀物体
A、B、C 3 种物质的 Z 顺序为 $Z_A < Z_B < Z_C$

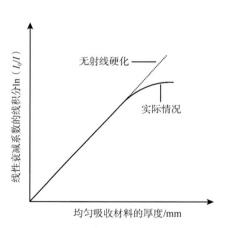

图 5-2-18　硬化效应引起衰减系数非线性

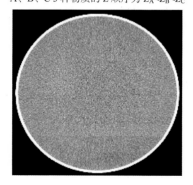

图 5-2-19　有硬化校正水模

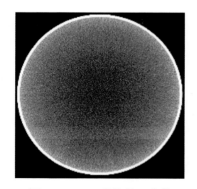

图 5-2-20　无硬化校正水模

四、CT 数据采集

CT 成像与普通 X 射线摄影的主要区别是要进行复杂的数据采集过程，目的是获取重建图像的原始数据。CT 成像的数据采集是利用 X 射线管和探测器等的同步扫描来完成的，是根据 CT 成像的物理原理进行的。首先要选出被检体的一个体层平面，它的厚度由 X 射线管发出的 X 射线经准直器来限定，如图 5-2-21 所示。下面以 X 射线管发出的一直线波束和单一探测器为例，说明数据采集的基本原理。

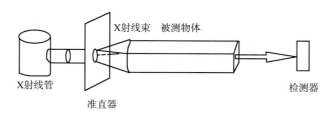

图 5-2-21　X 射线管发出直线波束

X 射线入射强度（I_0）在进行整个被测体体层扫描过程中，始终保持不变，这时的衰减系数之和通过检测出的 X 射线透射强度求得。如图 5-2-22（a）所示，第一次扫描先采用等间隔的直线平移，使直线以单位长度为步长进行平移等间隔运动，被检体体层被分割的体素的宽度等于这个单位长度。X 射线束对被测体体层每扫描一个间隔，检测透射出的 X 射线强度，按式（5-2-4）可得到该处衰减系数之和的数值，这个数值不仅与 X 射线束穿透物体的性质有关，还与 X 射线束的空间位置有关。当直线平移扫描一个体层后，就获得一个方向上的一组衰减系数之和与 X 射线束扫描位置的曲线，如图 5-2-22（b）所示，我们将这个曲线称作 X 射线束经被检体吸收后在该方向上的投影，投影上各点数值称为投影值。第一次直线平移扫描后，扫描系统需要旋转一个小角度来改变方向，作第二次直线平移扫描，又可得到另一个方向上的投影。重复此过程，就能得到被检体整个体层平面在所有方向上 X 射线束的投影，从而可获取 X 射线束扫描被测体体层的各个方向上的投影数据。设每一个方向上直线平移扫描为 180 次，即一个方向上的投影可得到 180 个投影值。如果把被测体体层分成 180×180 个体素，就须旋转 180 次，为了不进行重复扫描，每次旋转角度为 1°。因此，从 X 射线束扫描被测体体层的过程中，能得到 180×180 个投影值，建立 180×180 个方程，并通过计算求解出 180×180 个体素所对应的衰减系数。

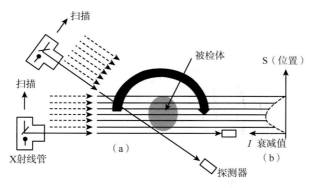

图 5-2-22　X 射线束平行扫描的数据采集

由上述内容可知，不同组织器官对 X 射线的线性衰减系数不同，线性衰减系数是 CT 成像的基础。通过计算机对获取的投影值进行一定的算法处理，可求解出各个体素的衰减系数值，获取衰减系数值的二维分布（衰减系数矩阵）。再按 CT 值的定义把各个体素的衰减系数转换为对应像素的 CT 值，于是就得到 CT 值的二维分布（CT 值矩阵）。然后将各像素的 CT 值转换为灰度，就得到图像的灰度分布。此灰度分布就是 CT 影像。

CT 成像的数据采集为重建图像提供依据，是 CT 成像过程中的第一个环节，也是最关键的环节之一。数据采集应遵循以下原则。

1. 投影是 X 射线束扫描位置的函数 由于被测体体层中各点对 X 射线的衰减系数是不一样的，故 X 射线束的投影也是不一样的，因而从不同方向上得到的投影值必然与 X 射线束的扫描位置有关。因此，数据采集须按照被测体体层平面的空间位置有规律地进行，图像重建过程也是按数据采集中确定好的空间位置来重建的。

2. 扫描应毫无空隙地覆盖或局部重叠 X 射线束的扫描是实现数据采集的途径。将被测体体层预先划分好各个体素后，X 射线束的扫描要通过各个体素一次以上，才能保证得到各个位置上的投影值，计算出各个体素的衰减系数。

3. 提高扫描速度 一般来说被测体体层内的组织器官总是处于不停运动之中，将会影响到数据采集的准确性。根据人体正常的生理状态，将扫描速度提到高于这些组织器官的运动速度，在它们某一段时间内未来得及变化之前扫描过程已完成，这样，可使数据采集受被测体体层内的组织器官的运动影响较小。

4. 数据采集要精确 CT 图像重建和图像处理等都是以数据采集为依据的，所以提高数据采集过程中的精确度是保证获取高质量的 CT 图像的关键。

第 3 节　CT 图像重建

CT 图像重建是利用各方向探测采集的数据阵列，求解出图像矩阵中各个像素单元的衰减系数（μ），然后构建出 μ 的二维分布图像的过程。图像重建的方法主要有方程法、迭代法和解析法等，解析法包括傅里叶变换法和滤波反投影法，其中滤波反投影法是目前比较常用的方法。

CT 图像重建的基本要求：①真实反映被测体解剖结构信息，采集的数据要准确，图像重建要不失真地求解还原出图像矩阵分布，再现被测体的图像信息，提供清晰的 CT 图像。②重建时间要短，一方面由于 CT 图像重建是经过计算机重建图像，所以计算时间要尽可能短，达到快速即时成像；另一方面又可以对某些缓慢运动的器官进行动态成像，观察它们在缓慢运动中的变化情况。③理论技术可靠，图像重建从理论上讲是一个数学问题，在实际应用中应根据现有的工程技术和计算机水平进行图像重建，以满足临床诊断要求为原则。

一、数 理 基 础

1. 衰减系数分布的数学描述 图像重建过程是建立在数理方程及求解的基础上的，窄 X 射线束通过不均匀路径 l 时，各体素叠加对 X 射线的衰减系数为

$$\mu_1 + \mu_2 + \cdots + \mu_n = -\frac{1}{d}\ln\frac{I}{I_0} \tag{5-3-1}$$

或为

$$d\sum_{i=1}^{n}\mu_i = -\ln\frac{I}{I_0} = P \tag{5-3-2}$$

式（5-3-1）、（5-3-2）中，d 是体素的尺寸，体素 d 内可认为是均匀介质；I_0 为入射 X 射线的强度（已知）；I 为某一方向透过 l 路径（n 个 d 叠加组成的路径）后的 X 射线强度，只要用探测器测出 I 就可求出对应的投影 P。

在 X 射线束扫描通过的路径 l 上如果介质不均匀，则衰减系数值连续变化，是路径 l 的函数，可表

示为连续变化的求和，即积分形式

$$P = \int_{-\infty}^{+\infty} \mu_i \mathrm{d}l \qquad (5\text{-}3\text{-}3)$$

式（5-3-3）中，μ_i 是随路径 l 变化的连续函数；P 为投影函数。

　　投影值是图像重建过程中通过探测器采集到的数据，每采集到一个数据就得到一个以线性衰减系数 μ_i 为未知数的多元一次线性方程，多方向投影得到一系列方程组，进一步可求解出 μ_{ii} 的二维分布矩阵，这就是 CT 重建图像。由于图像矩阵大，这种解方程求 μ_{ii} 分布矩阵的运算费时，实际中并不采用。

　　对被检体组织器官的体层进行数据采集，需要将这一体层设定在直角平面坐标系（x，y），体层每一点的衰减系数 μ_{ii} 与坐标（x，y）一一对应，是坐标（x，y）的函数，设为 μ（x，y），投影函数 P 应是体层所在的 xy 平面坐标的函数 P（x，y），则

$$P(x, y) = \iint \mu(x, y) \mathrm{d}x\mathrm{d}y \qquad (5\text{-}3\text{-}4)$$

　　当 X 射线束在体层进行扫描时，是围绕着体层的中心点进行平移或旋转的，由于 X 射线束在扫描中，X 射线的投影 P 总是与 X 射线束路径 l 有关，所以引进一个新的坐标系（极坐标 R–θ）来描述 μ_{ii} 在 X 射线束路径 l 的位置。设 X 射线束路径 l 到极坐标中心 O 的垂直距离为 R，与轴的夹角为 θ，则 X 射线束路径 l 用直线方程表示为

$$x\cos\theta + y\sin\theta - R = 0 \qquad (5\text{-}3\text{-}5)$$

式（5-3-5）中，θ 在 $0\sim2\pi$ 内变化；R 为被测人体断面最大外缘至中心点的距离。X 射线投影 P 是随着 X 射线束扫描方向和路径不同而变化的，经过坐标变换后，X 射线束穿过衰减系数为 μ（x，y）的断面后，在 R–θ 坐标平面上的投影是坐标（R，θ）的函数，记为 P（R，θ）。

　　当在某一 θ 角度时，平面坐标上的投影 P_θ（R，θ）为

$$P_\theta(R, \theta) = \iint \mu(x, y) \mathrm{d}x\mathrm{d}y \qquad (5\text{-}3\text{-}6)$$

　　由上述讨论可知，X 射线束在各个方向上的投影函数通过扫描检测获得，图像重建的过程是从积分方程（5-3-6）中求解出各像素（R，θ）的衰减系数 μ（x，y）的，根据投影来求解线性衰减系数分布的各种数学方法称为"算法"。

　　2. δ 函数　又称单位脉冲函数或狄拉克（Dirac）函数。δ 函数具有筛选性质，即

$$\int_a^b f(x)\delta(x - x_0)\mathrm{d}x = \begin{cases} f(x_0), & a < x_0 < b \\ 0, & x_0 \text{为其他值} \end{cases} \qquad (5\text{-}3\text{-}7)$$

式（5-3-7）的意义是：函数 f（x）把 x_0 从区间（a，b）中筛选出来。若用 δ 函数筛选 X 射线束扫描的某一路径 l，或者说路径 l 用 δ 函数来限制，这样就可以纠正 CT 图像重建中图像的模糊问题。

　　3. 卷积计算　是 CT 图像重建中重要的数学算法之一，是进行积分变换的有效方法。若 $\mu(x)$ 是 $\vartheta(x)$ 和 $\omega(x)$ 的卷积函数，即

$$\mu(x) = \vartheta(x) * \omega(x) = \int_{-\infty}^{+\infty} \vartheta(x - t)\omega(t)\mathrm{d}t \qquad (5\text{-}3\text{-}8)$$

式（5-3-8）中，*是卷积符号，可以将 $\mu(x)$ 看成是 $\vartheta(x)$ 在 X 轴上反转平移为 $\omega(x - t)$ 后与 $\omega(t)$ 函数乘积的积分。卷积计算是图像重建中比较重要的方法，它的作用是滤去反投影图像重建产生的模糊。为了尽可能地减少计算时间，在卷积计算中多采用快速傅里叶变换（fast Fourier transform，FFT）实现高速运算。

二、图像重建算法

　　CT 重建算法，即解一个数学问题的程序。根据 CT 发展的历程，CT 的图像重建曾经使用过数种方

法，但不管是非螺旋 CT 还是螺旋 CT，目前多数 CT 机的图像重建基本方法仍是滤波反投影法。下面将使用的几种图像重建方法进行简单介绍。

（一）解方程法

CT 图像重建方法是求解图像矩阵的方法，按照 CT 成像原理，如有 256×256 的图像矩阵，应有 256×256 个独立的线性方程组，并且求解 256×256 个矩阵中各体素的衰减系数 μ。对于 256×256 个独立的线性方程组求解，可以采用解方程法（直接矩阵法）和迭代法（逐次近似法）等，这些方法是数学中常用的求解方法，但由于这些方法计算时间长，所以不能满足图像重建的基本要求。

（二）反投影法

反投影法（back projection）又称总和法，此法是利用投影值近似地复制出 μ 值的二维分布。它的基本原理是将测得的投影值按其原路径 l 平均分配到每一个点上，各个方向上投影值反投影放回矩阵后，在像素点处进行叠加，从而推断出原层面的 μ 值的二维分布图像。我们考察一个矩形被测体在 x、y 轴上的投影，如图 5-3-1 所示。在重建图像时，根据反投影法的原理，从 x、y 轴方向上分别按原路径平均分配投影值，其结果在像素点处是两个方向反投影值的叠加，加重了影像部位的显像值；再经过处理或调整原显像灰度值，突出了投影相重叠部分，使影像近似地重现原来的组织对 X 射线的衰减值分布。

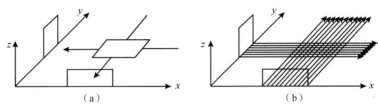

图 5-3-1 矩形物体投影和反投影
（a）投影；（b）反投影

反投影法的缺点是会造成图像边缘的不清晰。如果在一均匀组织密度内存在衰减系数特异的部分，那么反投影图像与真实图像会出现伪影。

（三）滤波反投影法

滤波反投影法是解析法中的一种，采用卷积计算的滤波反投影法在当前 CT 成像装置中应用最为广泛，也称卷积反投影法。此方法是把获得的投影函数进行卷积处理，即人为设定一种滤波函数 $h(x)$，用它对投影函数 $P(R, \theta)$ 进行卷积处理，消除由于投影方向 θ 改变而使 $P_\theta(R, \theta)$ 变动的影响（R 一定时，对均匀圆柱体各 θ 方向的投影值应相等），然后再把改造过的投影函数进行反投影处理，就可以达到消除星状伪影的目的。卷积函数算法有平滑、锐化、标准等算法，可根据不同的扫描部位进行选择，卷积的具体处理过程要应用傅里叶变换法。

（四）傅里叶变换法

傅里叶变换法（FT）是解析法中的一种，是基于图像矩阵的求解与图像投影的傅里叶变换间建立的确定关系，或为修正反投影法中模糊因子，从频域上校正图像模糊部分的图像重建方法。

二维傅里叶变换法：傅里叶变换是将任意周期信号或非周期信号变换成与自身频率特性有关的表达形式，使信号的变化与频率变化之间建立内在的联系，从分析频率特性的角度来提示信号本身的变化规律。如图 5-3-2 所示的矩形波信号，经过傅里叶变换成频率变化的形式，图中 $f(\omega)$ 随着频率增加，其幅度变小，这表现出矩形信号频域中主要是由基频或低频幅度分量组成的。

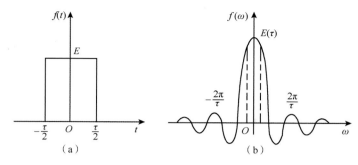

图 5-3-2　矩形波信号及其傅里叶变换

（a）矩形波 $f(t)$；（b）$f(t)$ 的傅里叶变换 $f(\omega)$

　　二维傅里叶变换法被认为是最理想的图像重建方法，但因为该方法需要进行正反两次傅里叶变换，计算量比较大，在实际应用中不易实现。

🔗 **链　接**　**上海联影医疗自主研发的中国首台超高端 640 层 CT-天河 640** ─────────

　　天河 640 是上海联影医疗科技股份有限公司自主研发生产的中国首台 640 层 CT。搭载业内最宽的 16cm 探测器、最快的 0.25 秒/圈机架转速、最多的 320 排探测器排数，以及最大的 82cm 机架孔径，天河 640 代表了当前 CT 设备制造领域最先进的技术水平。

　　天河 640 CT 临床优势：

　　1. 无限制心脏成像　天河 640 的宽体探测器单圈扫描即可覆盖全心脏，可实现单心动周期内无限心率、无限心律的冠脉成像。

　　2. 4D 一站式卒中检查　天河 640 可实现单圈扫描的全脑覆盖成像，结合 4D 动静脉动态评估等高级后处理手段，可应用于急诊缺血性脑卒中的影像评估。

　　3. 微剂量体检筛查　天河 640 可实现肺部、冠状动脉等全身各部位大扫描通量、微辐射剂量的体检筛查。

第 4 节　CT 图像后处理

　　经扫描获得的像素 CT 值数字矩阵直接转化成的图像，往往不能直接被临床使用，需要对数字矩阵进行一些处理。CT 图像后处理是对扫描获得的图像数据通过一定的计算机软件进行加工处理，使图像容易被识别，为定位病灶和定性诊断提供帮助。通过窗口技术、图像测量、图像重组等图像处理技术，不但可以变化图像的灰度、尺寸、方向，计算感兴趣区的面积、体积，还可以形成表面、任意切面图像，甚至曲面图像，以弥补 CT 断面图像的局限，进行多方位观察，使图像具有一定的解剖形象，尤其是对于比较复杂的部位，可表示出各个组织器官在三维空间上的位置关系，适用于神经外科、矫形外科手术、模拟手术效果等。图像后处理的种类与成像系统选用的软件有关。普通 CT 常配备：窗口技术；测量或显示图像任意位置的 CT 值；随意选择感兴趣区并进行评价、分析；图像的位移与旋转、放大和缩小、相加或相减；多幅图像显示等。螺旋 CT 除具备上述功能外，还具有多平面重组（multiplanar reformation，MPR）、曲面重组（curved planar reformation，CPR）、最大密度投影（maximum intensity projection，MIP）、最小密度投影（minimum intensity projection，MinIP）、表面阴影显示（shaded surface display，SSD）、容积再现（volume rendering，VR）、仿真内镜（virtual endoscopy，VE）等。

一、显示功能处理

（一）窗口技术

CT 图像作为灰度影像，从全黑到全白可显示 2000 个不同的黑白程度，图像层次非常丰富。但显示器不能显示这么多的灰度，并且人眼也只能分辨出 16 个不同的灰阶。为了弥补人眼的低分辨能力，采用窗口技术放大或增强局部 CT 值范围内的黑白对比，以更好更多地显示组织的结构和细微信息。

如前所述，在确定了 CT 影像中需要放大或增强的窗口后，其上下限 CT 值之差称为窗宽（window width，WW），CT 值范围的中心 CT 值称为窗位（window level，WL）。在临床工作中，选择合适的窗宽和窗位非常重要，它将影响 CT 图像的质量。通常，选择窗宽要考虑窗口中组织结构密度差异。窄的窗宽显示的 CT 值范围小，每级灰阶代表的 CT 值跨度小，有利于低对比组织或结构（如脑组织）的显示；宽的窗宽每级灰阶代表的 CT 值跨度大，适用于密度差别大的组织或结构（如肺和骨质等）的显示。

例如，当把图像从全黑到全白按平均分成 16 级不同的黑白程度时，在显示装置上将某组织的窗宽若定为 320HU，则每一灰阶代表的 CT 值跨度为 20HU，说明组织的 CT 值之差在大于等于 20HU 时才可分辨出来；若将窗宽定为 160HU，则每一灰阶代表的跨度为 10HU，即组织的 CT 值之差在大于等于 10HU 时就可分辨出来。在窄窗宽显示中，每级灰阶表示的 CT 值跨度小，对组织或结构在密度差异上显示的对比度大，因此，有利于低对比组织或结构的显示。反之，宽窗宽显示，每级灰阶表示的 CT 值跨度大，对组织或结构在密度差异上显示的对比度小，有利于高对比组织或结构的显示。

窗位的选定一般以预观察组织的 CT 平均值作为参考。若图像上预观察组织的密度较低，应适当的调低窗位；反之，则需要调高窗位。

（二）图像反转

图像反转是指医学图像的灰度值反转，在视觉上则是黑白颜色的反转，即高密度区域变为低密度，低密度区域变为高密度。

图像反转的原理是灰度值的线性变换。若一幅图像的灰度级数是 256，其灰度值范围则为 0～255，反转前、后的灰度值分别为 $f(x, y)$、$g(x, y)$，则

$$g(x, y) = 255 - f(x, y) \qquad (5\text{-}4\text{-}1)$$

式（5-4-1）使原图像中灰度值越大的部分，在反转图像中灰度值越小，反之亦然。

图像反转在显示钙化、肿块与周围组织的关系时具有重要的意义，可以增加图像的对比度，使图像更加清晰。图 5-4-1（a）是肺部图像反转前的效果图，图 5-4-1（b）是反转后的图像。

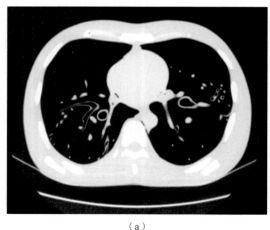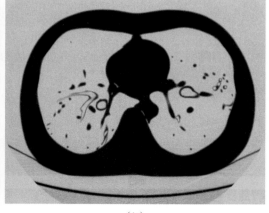

（a）　　　　　　　　　　　　　　　　　（b）

图 5-4-1　图像反转效果图
（a）反转前图像；（b）反转后图像

二、感兴趣区测量

为了观察一幅 CT 图像中的某一区域，可以人为地设定这一区域范围，即感兴趣区。在感兴趣区内可以进行 CT 值测量、面积或体积计算等操作。通过确定感兴趣区可以更详尽地获取局部信息，为临床诊断和治疗提供参考依据。

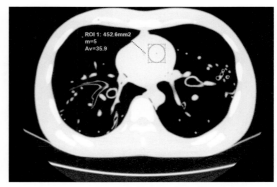

图 5-4-2　感兴趣区内 CT 值、面积测量

CT 值是 CT 影像中每个像素所对应的物质对 X 射线线性平均衰减量的大小。计算机软件的测量功能可以对感兴趣区内不同组织的平均 CT 值进行测量。如图 5-4-2 所示的一张肺部 CT 图像，用亮线确定一椭圆形的感兴趣区后，该处的平均 CT 值立刻显示在感兴趣区的旁边。

此外，感兴趣区的直径、面积、体积等也可进行测量并显示。例如在图 5-4-2 中同步测量出了感兴趣区的面积。

计算机软件除了可以测量上述的 CT 值、直径、面积、体积等，还可以局部放大或缩小图像；增强图像灰度；测量血管内碘含量、骨密度等处理，为临床诊断提供帮助。

三、二维重组

CT 图像的重组技术是对多层螺旋 CT 容积扫描的图像数据通过一定的计算机软件进行处理和重组，形成人体的表面、任意切面图像，甚至曲面图像。多平面重组和曲面重组是比较常用的多层螺旋 CT 图像重组技术，获得的多平面重组和曲面重组图像都是三维图像数据的二维表现形式。

（一）多平面重组（MPR）

1. MPR 原理　传统 CT 不能以任意角度对被检体进行扫描，获得的图像大多是横断面图像，但在临床上有时候希望可以获得矢状面、冠状面或任意角度的斜面，甚至是沿着血管弯曲走向的新断面。MPR 可满足以上要求。

MPR 技术是指把扫描获得的二维影像重建为三维的容积数据，再用冠状面、矢状面、横断面或斜面去截取三维数据，得到该断面的二维重组图像的方法（图 5-4-3）。

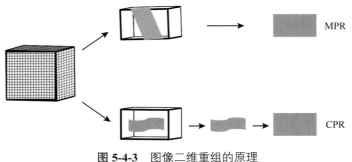

图 5-4-3　图像二维重组的原理
MPR：多平面重组；CPR：曲面重组

MPR 技术通常采用多层螺旋 CT 进行小间隔重叠处理的容积扫描信息，得到的多层面图像比常规 CT 重组的多层面图像清晰（图 5-4-4）。

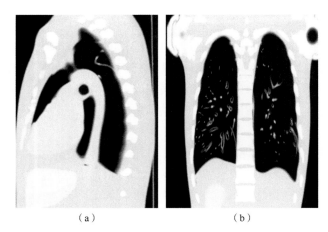

（a）　　　　　　　　　　　　（b）

图 5-4-4　脊椎多平面重组图像

（a）多平面重组前；（b）多平面重组后

2. MPR 优缺点

（1）MPR 优点

1）断面显示快捷，可以达到实时同步的效果。

2）弥补了只有横断面图像的不足，适用于显示实质器官的内部结构。

3）通过重组获取新的任意断面图像，无须再次扫描。

4）重组后的图像仍可以对各组织结构进行密度、大小的测量，能真实反映原断面图像中各组织结构的密度值。

（2）MPR 缺点　产生的图像仍是二维断面图像，对于结构复杂的器官难以完全显示其空间结构。

3. 临床应用　MPR 可应用于人体中任何一个需要从多角度、多方位观察的器官，特别适合用于需要对病灶的多方位观察，了解其与周围邻近组织的空间位置关系情况。

（二）曲面重组（CPR）

1. CPR 原理　CPR 技术是 MPR 的一种特殊形式，沿感兴趣区器官画一曲线，体素沿此曲线重建，从而形成曲面的图像（见图 5-4-3），常用于行径迂回的血管、支气管等器官，使它伸展在同一平面上。

2. CPR 优缺点

（1）CPR 优点　①可以在一幅图像中展开显示弯曲的物体；②可以测量弯曲物体的真实长度。

（2）CPR 缺点　①受人为操作影响大，如要显示弯曲的血管，当所画曲线偏离了血管中心线时，会造成局部狭窄的假象；②重组的影像会有器官变形的情况，需要与产生重组图像的参照图像进行比对参考。

3. 临床应用　CPR 可以使弯曲的器官展开，显示在一个平面上，从而看到器官的全貌，特别适合用于弯曲解剖结构的显示。

四、最大密度投影与最小密度投影

最大密度投影（MIP）是指在容积数据中，以视线方向作为投影线，把该投影线上遇到的最大像素值，投影到与视线垂直的平面上，将全部投影数据通过计算机重组处理，形成最大密度投影图像，原理如图 5-4-5 所示。

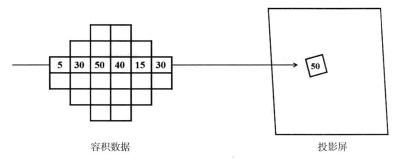

图 5-4-5　最大密度投影基本原理

MIP 常用于有相对高密度的组织结构，如 CT 血管造影、骨骼等，能区别血管壁上的粥样钙化斑块和血管腔内的对比剂，如图 5-4-6（a）所示为尿路造影最大密度投影。

最小密度投影（MinIP）是对通过的容积组织中最小像素值（CT 值）进行编码、投影观察，原理如图 5-4-7 所示。MinIP 主要用来显示气管、肠道内的病变，图 5-4-6（b）所示为肺部最小密度投影。

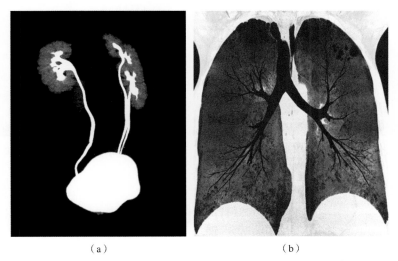

（a）　　　　　　　　　　　　　　　（b）

图 5-4-6　尿路造影最大密度投影（a）与肺部最小密度投影（b）

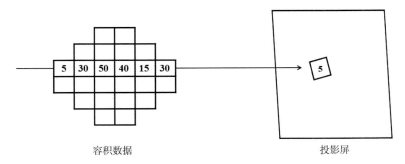

图 5-4-7　最小密度投影基本原理

五、表面阴影显示

表面阴影显示（SSD）是预先确定感兴趣区内组织结构的最高和最低 CT 阈值，然后标定感兴趣区内的组织结构，经计算机重建图像。此图像是组织结构表面（或体表）的反映，是以图像灰阶编码描绘而成的表面显示图像。SSD 要求预先设定一个最低阈值，计算机将各像素与这个阈值比较，高于阈值的像素显示为白色，做等密度处理，低于阈值的像素显示为黑色，作舍弃处理。再用阴影技术处理这种黑白图像,从而获得从任何角度投影成像的三维表面轮廓影像。图 5-4-8 是肾动脉的 SSD 影像。

SSD 还可设定不同的 CT 阈值,对应不同 CT 值的结构组织,描绘出复杂的三维解剖结构重叠的关系,常用于颌面部、骨盆、脊柱等解剖结构复杂的部位,其立体感强,解剖关系清楚,有利于手术中的定位。

六、容 积 再 现

容积再现(VR)技术是利用全部体素的 CT 值,通过功能转换软件,进行表面遮盖技术并与旋转相结合,加上假彩色编码与不同程度的透明化技术,使表面与深部结构同时立体地显示,常用于支气管、肺、纵隔、肋骨和血管的成像,所获图像清晰、逼真。图 5-4-9 所示为胸部骨骼容积再现。

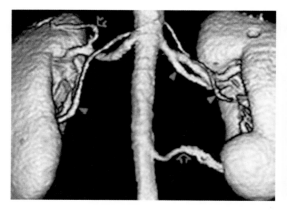

图 5-4-8 肾动脉表面阴影显示

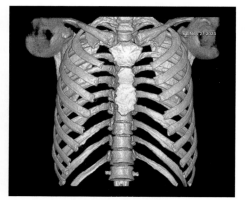

图 5-4-9 胸部骨骼容积再现图

七、仿 真 内 镜

仿真内镜(VE)技术是计算机技术与 CT 结合而开发出的仿真内镜功能。容积数据与计算机领域的虚拟现实结合,如管腔导航技术或漫游技术可模拟内镜检查的过程,即从一端向另一端逐步显示管腔器官的内腔。仿真内镜技术用假彩色编码,使内腔显示更为逼真,有仿真血管镜、仿真支气管镜、仿真喉镜、仿真鼻窦镜、仿真胆管镜和仿真结肠镜等,效果较好。目前几乎所有管腔器官都可行仿真内镜显示,无痛苦,易为受检者所接受。仿真结肠镜可发现直径仅为 5mm 的息肉,尤其是带蒂息肉(图 5-4-10)。

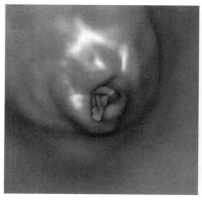
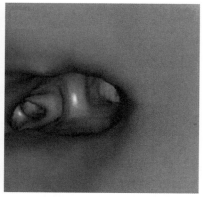

图 5-4-10 支气管狭窄仿真内镜图像

第 5 节　CT 特殊成像原理

一、CT 血管成像

CT 血管成像（CT angiography，CTA）是指经静脉注入对比剂后，在靶血管内对比剂浓度达到最高峰的时间内，利用螺旋 CT 进行容积采样，再经计算机的影像后处理功能，最终重建为靶血管的数字化立体影像。

随着多层螺旋 CT 的广泛应用，其扫描速度、纵轴分辨力等有了明显改善，完成一帧影像的采集时间可以降到 0.33s，探测器覆盖范围可以达到 34～40mm，采集的影像层厚薄至 0.5mm，使 z 轴空间分辨力明显提高并近乎各向同性。扫描速度和纵轴分辨力的提高，使得一些常规 CT 不能完成或不能很好完成的项目得以顺利实现，同时，CTA 的创伤性小，病人完成检查需要的时间短，可获取任意角度的影像，从而极大扩大了 CTA 的应用范围。

总体来说，CTA 可以检查全身各大器官的血管，获取的影像能够满足临床诊断的需求。但由于 CTA 检查需要注射碘对比剂，因此碘过敏、严重肾功能不全等对含碘对比剂禁忌的受检者不能进行 CTA 检查。

对于心脏血管成像，CTA 仍可能出现搏动伪影。为了减少或消除心脏大血管的搏动对 CT 图像造成的运动伪影，通常采用心电门控技术，主要用于心脏冠状动脉 CTA 的检查。心脏一次收缩和舒张，构成一个机械活动周期，称为心动周期（cardiac cycle）。心房与心室的心动周期均包括收缩期和舒张期。由于心室在心脏泵血活动中起主要作用，故心动周期通常是指心室的活动周期。为给快速运动的心脏成像，CT 数据采集必须尽可能快，以冻结心脏的跳动。常用的心电门控技术主要有两种：回顾性心电门控技术与前瞻性心电门控技术。

前瞻性心电门控类似于常规 CT 的步进式触发扫描模式，受检者放置心电极后开始扫描，扫描期间受检者的心搏通过心电图信号监测。根据心动周期 R-R 间隔时间，开始曝光指令被设置在扫描协议中，如 R-R 间期的 60%或 70%。与受检者的心电脉冲相一致，CT 机在 R-R 间期某一预设点启动扫描。心脏或冠状动脉 CTA 的扫描数据采集只是完全扫描的一部分（即部分扫描），因为重建一幅横断面图像所需最少的投影数据为机架 180°旋转加上 CT 探测器轴向平面的扇形角。所以，扫描采集时间还受机架旋转时间的影响，即该时间分辨力等于机架旋转略大于半周的时间。采集一个层面数据后，检查床移到下一个位置，在心率合适和稳定时，采集其他层面的图像。该周期不断重复，直到整个扫描完成（根据心脏大小，覆盖范围为 12～15cm）。随着多层螺旋 CT 的 z 轴方向探测器排数的增加，扫描机架可在一次旋转获得更大的覆盖范围。例如，16 排探测器，每排宽度为 0.625mm，一次旋转可扫描 10mm。64 排螺旋 CT，每排探测器 0.625 mm，一次旋转可扫描约 40mm，通常心脏的覆盖范围为 120～150 mm，那么 3～4 次旋转即可覆盖整个心脏，可明显减少扫描运动伪影。前瞻性触发扫描数据的采集不是覆盖整个心动周期，而是在舒张期的短时间内，辐射剂量低。要求心律规整，否则图像会在每个心动周期的不同时相生成，从而导致错层伪影，故常用于钙化积分。

回顾性门控是多层螺旋 CT 采集冠状动脉图像数据的主要方法。该扫描模式下，受检者的心电信号被连续监测，同时以螺旋扫描方式采集数据，扫描投影的数据和心电信号被同步记录。扫描完成后，受检者的心动周期信息被回顾性地用于图像重建，因而该方法又称为回顾性心电门控。图像的重建可采用单扇区或多扇区扫描数据。在多扇区重建方法中，心动周期不同部分的数据被选用，各扇区数据的总数等于图像重建所需最少部分的扫描数据，结果冠状动脉成像的时间分辨力得到改善，该方法的时间分辨力一般可达 80～250ms。回顾性心电门控扫描方法提供了受检者长轴方向的连续覆盖，并且图像的空间分辨力较高，故可在扫描范围的任意位置重建图像，并进行重叠重建，但辐射剂量明显增加。随着宽探测器，如 320 排螺旋 CT（0.5mm×320 排探测器，一次旋转可获得覆盖 16cm 的各向同性图像）

的推出，整个心脏可由宽 X 射线束一次旋转扫描覆盖，仅一次心脏搏动就能采集完整的心脏数据，能更大幅度地降低辐射的剂量。

二、CT 灌注成像

灌注（perfusion）是血流通过毛细血管网，将携带的氧和营养物质输送给组织细胞的重要功能。灌注成像（perfusion imaging）是建立在流动效应基础上的成像方法，观察分子的微观运动。利用影像学技术进行灌注成像可测量局部组织血液灌注，了解其血流动力学及功能变化，对临床诊断及治疗均有重要的参考价值。灌注成像主要有两个方面的内容，一是采用对水分子微量运动敏感的序列来观察人体微循环的灌注状况；二是通过对比剂增强方法来动态地研究器官、组织或病灶区微血管的灌注情况。肿瘤的灌注研究可以评价肿瘤的血管分布，了解肿瘤的性质和观察肿瘤对于放射治疗和（或）化疗后的反应。

CT 灌注（CT perfusion）技术最早由 Miles 于 1991 年提出，并先后对肝、脾、胰、肾等腹部实质性脏器进行了 CT 灌注成像的动物实验和临床应用的初步探讨。所谓 CT 灌注成像（computed tomography perfusion imaging）是指在静脉注射对比剂的同时，对选定层面通过连续多次同层扫描，以获得该层面每一个像素的时间-密度曲线（time-density curve，TDC），其曲线反映的是对比剂在该器官中浓度的变化，间接反映器官灌注量的变化（图 5-5-1）。根据该曲线利用不同的数学模型计算出血流量（blood flow，BF）、血容量（blood volume，BV）、对比剂平均通过时间（mean transit time，MTT）、对比剂峰值时间（transit time to peak，TTP）、毛细血管通透性等参数，对以上参数进行图像重建和伪彩染色处理可得到上述各参数图。

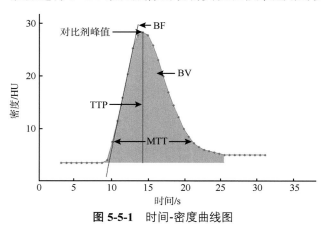

图 5-5-1　时间-密度曲线图

CT 灌注成像的理论基础为核医学的放射性示踪剂稀释原理和中心容积定律（central volume principle）：BF= BV/MTT。BF 指在单位时间内流经血管某一截面积的血流量[ml/（min·ml）]；BV 指存在于一定量组织血管结构内的血容量（ml/g）；MTT 指血液流经血管结构时，包括动脉、毛细血管、静脉窦、静脉所经过的路径不同，其通过时间也不同。因此，用平均通过时间表示，主要反映的是对比剂通过毛细血管的时间（s）；TTP 指时间-密度曲线上从对比剂开始出现到对比剂达峰值的时间（s）。

增强 CT 所用的碘对比剂基本符合非弥散型示踪剂的要求，所以可以借用核医学灌注成像的原理。CT 灌注成像使用的数学方法主要有两种：非去卷积法和去卷积法。前者忽略对比剂的静脉流出，假定在没有对比剂外渗和消除对比剂再循环的情况下，即对比剂首过现象（对比剂由动脉进入毛细血管到达静脉之前一段时间内，没有对比剂进入静脉再次循环的现象）去计算 BF、BV、MTT 等参数。而去卷积数学模型概念复杂，主要反映的是注射对比剂后组织器官中存留的对比剂随时间的变化量，其并不用对组织器官的血流动力学状况预先做一些人为的假设，而是根据实际情况综合考虑了流入动脉和流出静脉进行数学计算处理，因此更真实地反映组织器官的内部情况。总之，非去卷积数学方法概念相对简单，便于理解，但易低估 BF，注射对比剂要求注射流率大，增加了操作难度和危险性。而去卷积数学方法计算偏差小，注射速度要求不高（一般 4～5ml/s）。

三、CT 能谱成像

2008 年北美放射学年会（RSNA）上，某公司正式向全球推出了全新的宝石能谱 CT，这款产品的问世开创了一个全新的 CT 能谱成像的全新领域。创造性地采用了宝石作为探测器的原材料，从而引领了一场包括球管（动态变焦球管）、高压发生器（瞬时变能高压发生器）、探测器（宝石探测器）、成像原理、重建算法（自适应迭代重建）、高速数据采集系统等一系列 CT 影像链核心技术的全面革命，开创了一个 CT 分子影像的全新领域。能谱 CT 与常规 CT 最为明显的区别就是能够实现单能量成像，任何时间、任何角度都能采集 140kVp、80kVp 两种能量数据，根据这两种能量范围内的衰减系数，还可以通过对比噪声比获取 101 个单能量图像，具有更高的图像质量和信噪比。

X 射线和微波、可见光、紫外线等本质一样，都是电磁波。由 X 射线管产生的 X 射线并非单一能谱，而是包括特征谱和连续谱两部分。X 射线的特征谱可用量子理论作出完美解释，即当 X 射线管所产生的高能束流电子轰击靶极时，靶极原子的内层电子脱离原轨道，外层电子填充该空位时产生辐射跃迁，辐射光子的能量取决于跃迁前后的能级差，辐射光子的频率或波长对确定的物质有确定的数值。X 射线的连续谱源于轫致辐射，即高能电子进入靶原子核附近，受原子核电场作用急剧减速，损失的能量以 X 光子的形式辐射出去，因高速电子与原子核电场相互作用的情况不同，辐射出的 X 光子具有各种各样的能量，从而形成连续谱。

CT 能谱成像（spectral CT imaging）的物理基础为：X 射线通过物质的衰减能够客观反映 X 射线的能量；X 射线经过物质后产生的光电效应与康普顿效应共同决定了物质的衰减曲线；物质的衰减曲线呈线性关系（不包括 K 峰区域），可以选择两种物质作为基物质进行物质分离。能谱 CT 能够将 X 射线吸收系数转化为任意两种基物质的吸收系数，而且衰减系数不受影响。因此，可以将一种物质的衰减转化为两种物质的衰减，根据已知物质的吸收系数就可以计算出其空间分布和密度，从而实现原始物质的分离与定量分析，生成的物质分离图像可以更加直观地反映计算分析结果。在基物质对组成上，通常是选取两种衰减不同的物质（如水和碘）。物质分离之后的分析可以借助单色光源数据分析实现，由于能谱 CT 的物质分析目的并不是确定物质成分而是分析基物质的衰减效应，所以，在分离物质时也并不是以某种固定的物质作为基物质进行分离，而是任意选择两个基物质。

双峰电压技术能够得到单能量的图像，任何一种组织的吸收都可以由相应比例的基物质对组合来表示。通常选择衰减高低不同的物质组成基物质对，碘和水就是常用的医学成像组合，因为它包含了从软组织到含碘对比剂以及医学中常见物质的范围，并且通过物质密度图像易于解释，以水和碘作为基物质对。组织在某种单能量下的 CT 值通过两组峰电压的数据就可以得出。根据高低能量的原始数据求解出用于基物质对图像重组的两组原始数据（碘-水），然后根据其基物质的原始数据重组得到基物质对的图像。最后根据相对应的已知的基物质的吸收曲线计算出特定水平的单能量（keV）图像。同时，也可得到常规的混合能量（峰电压）图像。水和碘的密度与 X 射线的能量无关，因此在 CT 能谱成像中，通过求解基物质对密度值就可以求解 CT 值。

双能 CT：衰减系数 μ 是光子能量 E 的函数即 $\mu(E)$，传统的 CT 计算出的 μ 值是混合能量等效值，即采用平均辐射能的计算方法得到的 μ 值。利用不同能量的单能量 X 射线，理论上可以得到一系列相应能量水平的能谱 CT 图像。因此，要实现能谱（能量）成像首先想到的解决方案是产生单能量的 X 射线，同步辐射被认为是一种单能量成像，可以产生一个连续范围的光谱，但尚处于实验阶段。目前，临床应用的主要为双能 CT，双能量成像方法主要有两种：一种以双源 CT 为代表，采用两套互相垂直的 X 射线球管及探测器，它们通过产生两种不同的辐射能量实现双能成像；另一种以高分辨 CT 为代表，采用单个 X 射线球管，瞬时实现高低能切换，达到双能成像。能谱 CT 成像图像途径：最佳对比噪声比，能帮助快速查找单能量图像中的能量点，从而在众多单能量中快速找出最佳能量点；直方图，可用于有效原子序数和单能量图像分析，各个参数分别代表不同的含义；散点图，可以确定组织结构特性。

四、光子计数 CT

光子计数 CT（photon counting CT，PCCT）是一种新型的 CT 技术，2021 年被批准用于临床。与传统 CT 使用的闪烁晶体能量积分探测器（energy integrating detectors，EID）不同，PCCT 使用的是光子计数探测器（photon counting detector，PCD）。PCD 可以对单个 X 射线光子进行计数，并能够测量其相关能量。PCD 的核心是由碲化镉（CdTe）或碲锌镉（CZT）或硅制成的半导体导管层。

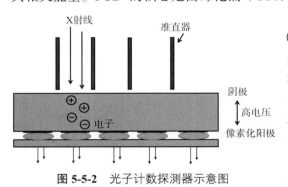

图 5-5-2 光子计数探测器示意图

PCCT 的成像原理与传统 CT 是完全不同的（图 5-5-2）。X 射线穿过被检体后，被半导体导管层吸收并产生电子-空穴对，在探测器顶部阴极和底部像素化阳极端施加高压（800～1000V）后，电子向阳极移动，从而获得电流脉冲，实现 X 射线的直接转换（X 射线→电信号）。再经过脉冲整形电路将电流脉冲转换为电压脉冲，其峰值高度与输入信号成正比，从而与 X 射线光子的能量成正比。当脉冲高度超过阈值时，就会对脉冲进行电子计数。检测到的光子数可在每个选定的时间段内读出，即每个采集到的图像可读出一次。

基于 PCD 的光子计数 CT 有以下几个优点：

（1）PCD 比 EID 更有效，PCD 能检测到更低的辐射剂量。这就降低了患者的辐射剂量。

（2）PCD 元件比传统探测器的元件更小，因此，与传统探测器相比，PCD 能以较低的辐射剂量达到至少高出两倍的空间分辨力（图 5-5-3）。

（3）PCD 可测量每个 X 射线光子的能量，实现更精确的能量分档，从而提高光谱分辨力，降低碘造影剂的剂量。

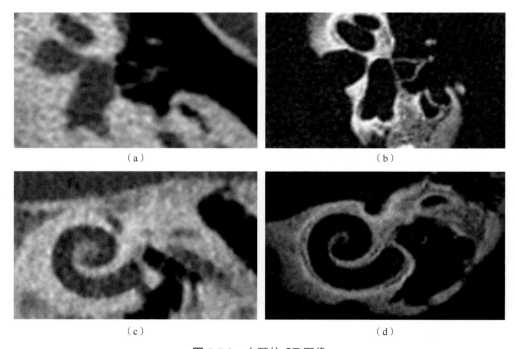

| （a） | （b） |
| （c） | （d） |

图 5-5-3 内耳的 CT 图像

（a）和（b）图使用传统 CT，（c）和（d）图使用 PCCT

第 6 节　CT 图像质量控制

一、影响影像质量的因素

影响 CT 图像质量的因素很多，有软件的也有硬件的，有主观的也有客观的，有内部的也有外部的，有设计制造的也有安装调试的，有与操作有关的，也有与维修保养有关的。简单来讲，包括：①机器硬件方面，X 射线管、高压发生器、探测器阵列、数据获取系统、数据处理系统、图像重建-卷积和反投影、图像显示-显示器和窗电路；②安装与调试方面，X 射线管定位与精度、准直器的精度、旋转速度的精度与稳定性、探测器的定位、检查床运动的精度、扫描架倾斜角度的精度、各部分低压电源的精度及稳定性；③扫描参数及模式方面，球管相关数值单位千伏（kV）与毫安秒（mA·s）、矩阵尺寸、断层厚度、卷积函数、投影数、特殊重建算法、扫描时间、扫描野大小、放大倍数；④环境条件方面，电网电压的精度及稳定性、电网内阻及地线、室内温度与湿度；⑤操作使用与维修保养方面，机器的定期维护与保养、图像质量的定期检测与校正、打印机的定期维护与保养等。作为一名放射工作人员要能及时分析、判断及检测出影响 CT 图像质量的因素，利用现有的手段选择各种合理参量及处理功能，改善 CT 图像质量。

二、CT 图像质量评价指标与改善图像质量的措施

CT 图像必须正确地反映被扫描人体的解剖结构，反映的正确程度为图像质量。反映的能力即是整个系统对被扫描体的分辨能力，即被扫描的解剖结构中有的组织在图像中必须反映出来，而解剖结构中没有的组织必须不存在于图像中。任何被扫描物体被显示的程度具有一定的限度，超过这个限度的一些微细结构就不能被显示，这个限度就是分辨力，对分辨力加以量化就是图像质量的指标。

CT 图像质量的评价要比传统 X 射线照片复杂得多。在实际应用或操作中，比较常用的评价指标有扫描时间、扫描周期、计算时间、扫描范围、扫描野、体层厚度、对比度、螺距、算法、密度分辨力（低对比度分辨力）（low contrast resolution）、空间分辨力（spatial resolution）（高对比度分辨力）、伪影（artifacts）、噪声（noise）、均匀度（homogeneity）等。具体指标如表 5-6-1 所示。

表 5-6-1　CT 图像质量评价指标

项目	范围	项目	范围
扫描时间	0.5～10s	密度分辨力	0.1%～1%
计算时间	10～30s	空间分辨力	5～10LP/cm
扫描野	40～50cm	噪声	±4HU
体层厚度	1～10mm	均匀度	±2HU
对比度	2～4HU		

（一）扫描时间

扫描时间是指完成某体层数据采集 X 射线束扫描所需要的时间。CT 扫描时间内，器官蠕动使指定薄层的位置偏移，导致采集的数据偏离了原来的层面，重建出的 CT 图像不是指定的薄层，严重的甚至形成伪影。为此，减少扫描时间可适当地减少部分伪影。目前比较好的螺旋 CT 最快的单层扫描时间是 0.3s，屏气一次可完成腹部的连续多层扫描。普及型全身 CT 在 3～5s，腹部扫描每一层都得屏气

一次，需采用间隔扫描。

（二）扫描周期

扫描周期（scan cycle）是指对一个体层扫描开始，完成一次扫描到下一次扫描开始所需的时间。扫描周期通常包括扫描时间、数据采集系统的数据处理、显示时间和恢复时间、扫描床重新定位时间等，其中扫描时间在扫描周期中占的比重最大，约为 60%。扫描周期越长，扫描一个部位所需的时间越长，肢体的蠕动引起体层的位置与原来设定位置产生偏差，造成图像与定位像定位的层面不一致。目前，普通全身 CT 扫描周期在 5s 左右，每分钟可在一个体层进行 12 次连续扫描。

普通 CT 设有连续扫描功能，它是把数据处理及恢复时间延后。首先，扫描，床移动定位，再扫描，……，重建图像延迟。螺旋 CT 由于采用床面连续行进，X 射线连续旋转容积扫描，可以缩短扫描时间。

（三）扫描范围

扫描范围是指 CT 扫描受检体的最大区域。临床上在保证不降低 CT 图像质量的前提下，总希望增大扫描范围。然而由于 X 射线束是以扇形束照射被测体体层，所以射线到达体层中心与边缘处的距离不相等，随着扫描范围增大将会使 X 射线强度在受检体上的分布不均匀，从而产生图像噪声。从临床角度上看，一般检查被测人体的胸部和脊柱等部位，扫描范围在 400~500mm 即能满足。

（四）体层厚度

体层厚度是指受检体在 CT 扫描中成像层的厚度。普通 CT 的体层厚度由准直器宽度决定，一般将体层厚度选择在 5~10mm，对微细组织结构（如听小骨）扫描，可将体层厚度选到 1~2mm。若体层厚度选择很小，层面内的 X 射线量也减小，这样会引起 X 射线量子统计涨落，造成量子斑点，所以必须增加层面内 X 射线量毫安秒（实际操作时增加管电流），才能减小量子斑点，最终受检体的总照射剂量也随之增加，所以一般薄层扫描要增加管电流才能体现出效果。

（五）对比度与密度分辨力

组织器官对 X 射线吸收的差异，在 CT 图像上表现为灰度差异，用 CT 值差异表示。对比度分辨力也称密度分辨力，通常用能分辨的最小差异值来表示。

表现在 CT 图像上为像素间的对比度，是它们灰度间的黑白程度的对比度，通常采用两种定义方法：一种是根据调制度 M 给出的，设 a 和 b 分别为两组织的 CT 值，则定义对比度为

$$M = \frac{(a+b)}{(a-b)} \times 100\% \qquad (5\text{-}6\text{-}1)$$

另一种定义是相对对比度为

$$\Delta = \frac{(a-b)}{a} \times 100\% \qquad (5\text{-}6\text{-}2)$$

例如，水与有机玻璃的相对对比度约为 12%。

对比度分辨力是在低对比度时，CT 图像将一定大小的细节从背景中鉴别出来的能力。可观察对比度低的组织器官结构是 CT 的优势，典型的 CT 对比度分辨力为 0.1%~1.0%，这比普通 X 射线摄影要高得多。对比度分辨力与 X 射线的能量有关；还受探测器噪声的影响，噪声越大，对比度分辨力越低；窗宽和窗位的选择也影响图像的对比度分辨力。对比度分辨力分为高对比度分辨力和低对比度分辨力。按中华人民共和国国家标准（GB），高对比度分辨力的定义是：物体与均质环境的 X 射线线性衰减系数差别的相对值大于 10%时，CT 图像能分辨该物体的能力。低对比度分辨力的抽象定义是：物体与均质环境的 X 射线线性衰减系数差别的相对值小于 1%时，CT 图像能分辨该物体的能力。中华人

民共和国国家标准对上述两种分辨力的检测方法是，通过对适合直接进行图像视觉评价的各种规格体模进行扫描（图 5-6-1），然后对所得图像进行视觉评价。验收检测、状态检测，以及稳定性检测都有合格的标准和具体的数值规定。按中华人民共和国国家标准，每月都要检测一次，检测中，要求单次扫描的 X 射线剂量≤50mGy（脑组织扫描）。

（六）空间分辨力

空间分辨力是指 CT 图像能分辨断层面上相邻两点的能力，常用能分辨两点间最小距离表示，普通 CT 图像的空间分辨力为 1～2mm。一般所说的空间分辨力是指表现在断层面上的横向空间分辨力，与表现在沿断层轴向上的纵向空间分辨力不同，纵向空间分辨力主要由层厚决定，传统 CT 的纵向空间分辨力为 3～15mm，多层 CT 的纵向和横向空

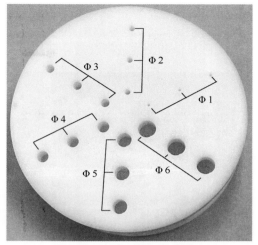

图 5-6-1　检测对比度分辨力的低密度体模
（单位：mm）

间分辨力相近，如 16 层 CT 横向空间分辨力为 0.5mm，纵向空间分辨力为 0.6mm。

对于单层螺旋 CT，CT 图像的空间分辨力主要决定于探测器的有效受照宽度（传统 CT 与扇束宽度相对应）和有效受照高度（传统 CT 与扇束高度相对应）的大小，或者说取决于后准直器的准直孔径。准直器的宽度和高度越小，探测器的有效受照宽度和有效受照高度越小，则相应的空间分辨力越高。探测器的有效受照宽度基本上决定了在体层上的横向空间分辨力；而探测器内的有效受照高度决定了层厚，也就基本决定了沿体层轴向上的纵向空间分辨力。

传统的空间分辨力检测方法是选用一个带有不同孔径的测试体模，这种测试体模通常是在直径为 200mm、厚为 15mm 的有机玻璃上，排列直径 0.5～4.0mm 的圆孔，各排圆孔之间孔距与圆孔直径一样，每组圆孔按彼此间的中心距离等于该组圆孔径 2 倍的方式排列。利用这种测试体模可以检测出 CT 扫描装置对测试体模上圆孔的分级，其分级的程度也就决定了该装置的空间分辨力。CT 成像装置能区别的最小孔径即该装置最高的空间分辨力。

除了用上述测试体模检测空间分辨力以外，还有许多方法来评价 CT 扫描装置的空间分辨力，其中比较有代表性的是调制传递函数（MTF）。选择矩形波测试卡测试，这种测试卡条纹与条纹间隙对 X 射线吸收有差异，并且随着条纹宽度变小，在单位距离（mm）内的条纹数越多。用 CT 成像装置照射测试卡时，可以测量出条纹和条纹间隙的 CT 值。

目前，CT 成像系统用传统测试卡测出空间分辨力最好的可达到直径 0.35mm，一般可达到直径 0.5～0.7mm；用 MTF 方法的截止频率表示空间分辨力，在调制对比度为 5%时，空间分辨力可达 10LP/cm 以上。

影响空间分辨力的因素很多，比较典型的有以下几种。

（1）X 射线束与探测器有效受照宽度，CT 图像的空间分辨力主要由探测器的有效受照宽度和有效受照高度决定，有效受照宽度和有效受照高度又由 CT 的后准直器决定。在相同有效受照宽度情况下，准直器扇形宽度越小（张角越小），体层上的横向空间分辨力越高。有效受照高度越小（层厚），体层纵向空间分辨力越高。CT 的放大扫描，就是在探测器有效受照宽度、图像矩阵不变的情况下，通过收缩准直器扇形张角，提高局部组织的图像空间分辨力，是单纯重建图像放大显示无法比拟的。

（2）图像重建算法选用不同的图像处理方法能够得出不同质量的图像，采用标准算法的 CT 图像要比用高分辨力算法的图像空间分辨力低（图 5-6-2）。合理选择图像重建算法及图像矩阵能提高图像分辨力，采用高分辨算法和增大图像矩阵将需要更长的重建图像时间，在实际应用中应根据临床的需要来选择这些参量。

（3）图像矩阵是显示图像的组成要素的，图像矩阵越大，组成图像像素点越多，图像的空间分辨力也就越好。用同一组测量数据和同样的重建算法重建图像时，用 512×512 图像矩阵显像比用 256×256 图像矩阵显像的图像清晰度高，图像平滑效果好。

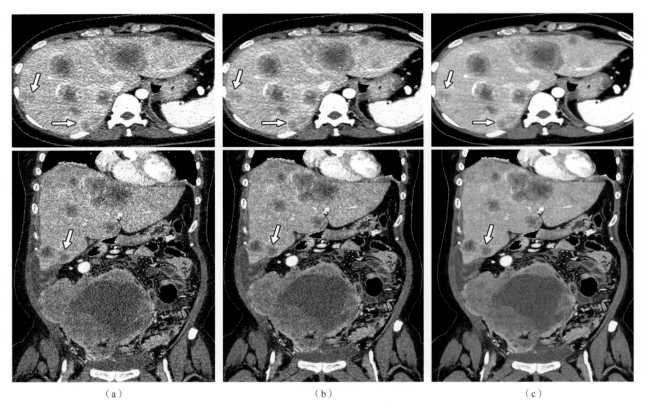

（a）　　　　　　　　　　　　　　（b）　　　　　　　　　　　　　　（c）

图 5-6-2　图像重建算法对 CT 图像（↑处）的影响
（a）滤波反投影法；（b）迭代重建方法；（c）深度学习重建方法

（七）噪声

图像的噪声也是评价图像质量的有用参量。在 CT 成像过程中，有许多数值变换和处理过程会形成图像的噪声，影响图像质量。这些噪声主要有 X 射线量子噪声、电子元件及测量系统形成的噪声以及重建算法等造成的噪声等。

1. 概念　噪声指均匀物质的图像中某一确定区域内 CT 值偏离平均值的程度。噪声大小用感兴趣区内均匀物质的 CT 值标准偏差表示。

利用上述标准差可以衡量成像系统总体的噪声水平。在多种图像噪声中，X 射线的量子噪声占的比重最大。X 射线的量子噪声与 X 射线剂量大小、采用的过滤方法、体层厚度、物体对 X 射线的衰减及探测器的检测能力等有关。

2. 测量　图像噪声表现的 CT 值的统计涨落，可用一个均匀物体的 CT 图像来考察，图 5-6-3 是扫描某一水模所得各体素的 CT 值的典型随机分布，可以看到该水模 CT 图像上各像素点的 CT 值不是一个固定值。

按国家对 CT 影像质量保证检验规范的要求，每天都应对 CT 值做检测。上述的检验规范：水模的 CT 值，验收检验要求为 ±4Hu，状态检验要求为 ±6Hu；稳定性检验要求是与基础值（验收检验合格的数值为基础值）差 ±3Hu。

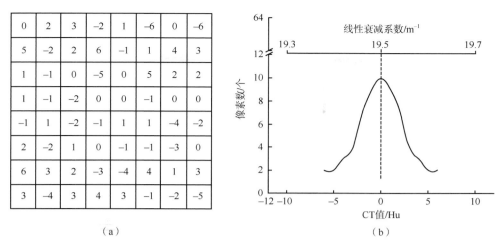

图 5-6-3 水模 CT 值的随机分布
（a）水模各像素的 CT 值；（b）水模各像素 CT 值的分布曲线

3. 噪声对 CT 图像的影响 噪声主要来源于投影的 X 射线光子密度在时间和空间的随机变化，一般称这种噪声为量子噪声。此外，还有电子测量系统工作状态的随机变化而产生的热噪声，以及重建算法等所造成的噪声。噪声的存在使得均匀物体的 CT 图像上各像素点的 CT 值不相同，噪声的存在由 CT 值的统计涨落表现出来。适当提高 X 射线剂量可以减小这些噪声的影响，如图 5-6-4 所示，剂量越小，噪声越大，特别是在薄层扫描时，一定要适当加大管电流量。

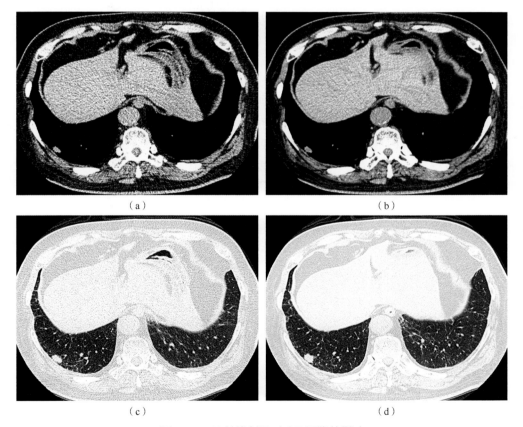

图 5-6-4 X 射线剂量对 CT 图像的影响
（a）和（b）58mA·s；（c）和（d）150mA·s

在 CT 图像重建中，使用各种不同类型的卷积滤波器和图像重建算法，产生不同的图像质量。例如，当滤波选择平滑滤波器时，空间分辨力降低，噪声也同样降低，但改善了图像对比度分辨力。因此，可利用这种滤波器对软组织中的低对比度区域有效地显示；当选择一种边缘增强滤波器时能使感兴趣区的细节清晰，改善了空间分辨力，但由于它对被测信号进行了微分作用，噪声信号增强，降低了对比度分辨力，这种滤波器可使骨质结构的细节清晰显示。当测得一组原始数据后，可分别采用标准算法和高分辨算法，分辨力较低的标准算法显示图像噪声标准偏差低，而分辨力较高的算法图像噪声标准偏差高，在实际应用中要根据不同的应用类型选择不同的卷积滤波函数，采用高分辨力算法时，为减小噪声的影响，必须增加 X 射线的剂量，使空间分辨力与图像噪声之间得到合理补偿。

（八）均匀度

均匀度（或均匀性）是描述同一种组织在断面上的不同位置成像时，是否具有同一个平均 CT 值。国际对均匀度的定义是：在扫描野中，均质体各局部在 CT 图像上显示出 CT 值的一致性。

由图像噪声的讨论可知，事实上均质体 CT 图像上各处的 CT 值表现不一致，此种不一致表现在图像上的各局部区域内的平均 CT 值上也是不一致的。后一种不一致到底与本应该的一致之间有多大的偏离程度，可由均匀度定量给出。偏离程度越大，均匀度越差；反之，则均匀度越好。均匀度在进行图像的定量评价时具有特殊意义。

按中华人民共和国国家标准规定，每个月都要对 CT 像的均匀度做检测。检测方法是：配置均匀物质（水或线性衰减系数与水接近的其他均匀物质）圆形测试模（仲裁时用水模），使模体圆柱轴线与扫描层面垂直，并处于扫描野的中心；采用头部和体部扫描条件分别进行扫描，获取体模 CT 图像；在图像中心处取一大于 100 个像素点并小于图像面积 10%的区域，测出此区域内的 CT 值；然后在相当于钟表时针 3、6、9、12 时的方向、距模体边缘 1cm 处的四个位置上取面积等于前述规定的区域，分别测出四个区域的 CT 值，其中与中心区域CT值最大的差值表示图像的均匀度。可见，最好的均匀度是 0Hu。在测出图像均匀度的同时，也获得 CT 值和噪声值。国家标准对均匀度的验收检测要求为±2Hu，状态检测要求为±6Hu，稳定性检测要求与基础值偏差±2Hu。

均匀度除受图像噪声影响外，还受 X 射线束硬化影响。硬化在图像上的分布越不均匀，图像的均匀度越差。因此，校正硬化将有助于提高均匀度。但校正不充分或校正过度也会使均匀度变差。

此外，如果在体层范围内有部分物体越出了测量区，则会出现类似错误的硬化校正的现象，即在不同的投影方向上得出的测量值之间会出现矛盾，表现在图像上是在物体越出测量区的图像区域出现渐晕现象，且越是靠近测量区边缘越严重，从而使密度的定量测量成为不可能。显然，这是均匀度误差造成的。

（杨鹏飞　马德鹏）

第**6**章
磁共振成像技术

🎯 **学习目标** ———

　　1. **掌握**　磁共振成像原理的相关概念及成像序列,磁共振图像的产生、图像的空间定位及影响、磁共振图像质量的相关因素及图像改善措施。

　　2. **熟悉**　磁共振水成像原理,磁共振成像对比剂,磁共振弥散加权成像原理,磁共振弥散张量成像原理,磁共振灌注成像原理,磁共振波谱成像原理,磁共振磁敏感加权成像原理,磁共振功能成像原理,磁共振分子成像原理。

　　3. **了解**　磁共振发展历史,磁共振成像特点和局限性,k 空间的基本概念,相位编码方向,采集带宽,介入磁共振成像原理。

　　磁共振成像(magnetic resonance imaging,MRI)是 20 世纪唯一可与 X 射线医学应用相提并论的医学技术创新。MRI 的物理学基础是核磁共振(nuclear magnetic resonance,NMR)现象,为了消除"nuclear"一词对核磁共振成像发展可能产生的负面影响,放射学家和设备制造商一致同意将"核磁共振成像"简称为"磁共振成像"。MRI 是一种断层成像技术,利用磁共振现象从人体中获得电磁信号,并通过图像重建技术将人体信息以图像的形式展示出来。

第 1 节　概　　述

一、磁共振发展历史

　　磁共振现象是 1946 年分别由美国斯坦福大学物理系菲利克斯·布洛赫(Felix Bloch)教授和哈佛大学的爱德华·珀塞尔(Edward Purcell)教授领导的小组同时独立发现的。由于这一发现在物理、化学领域具有重大意义,布洛赫和珀塞尔共同获得了 1952 年的诺贝尔物理学奖。

　　磁共振成像的设想出自美国纽约州立大学的达马迪安(Raymond Damadian),他于 1971 年将磁共振现象引入医学界,并于当年发现了组织的良、恶性细胞的 MR 信号有所不同,而且受激组织的偏转磁矩恢复至稳定状态的过程中,会发出两类不同的弛豫信号。1971 年,达马迪安的研究成果在 *Science* 杂志上发表。达马迪安认为:由于水的特殊结构,使其具有很强的磁偶极子表现和 MR 信号,因而利用 MR 对生物体进行成像是可能的。1972 年美国州立大学的劳特伯(Paul Lauterbur)进一步指出,用 MR 信号完全可以重建图像,他提出了 MRI 的方法,即把 MR 工作原理与空间编码技术结合,用一定方法使空间各点磁场强度有规律变化,MR 中的不同频率分量即可同一定的空间位置对应,通过一定的数学变换即可实现 MRI。1973 年劳特伯在 *Nature* 上发表论文 *Image Formation by Induced Local Interactions:Examples Employing Nuclear Magnetic Resonance*,采用投影法可以重建 MR 信号获得图像,刚开始他把这种方法称为共轭成像法(zeugmatography)。同年,英国诺丁汉大学的科学家曼斯菲尔德(Peter Mansfield)也发表了采用 MR 技术获得图像的论文。此外,1977 年,曼斯菲尔德还发明了平面回波成像法(echo planar imaging,EPI)。

　　1975 年,瑞士的恩斯特(Richard Ernst)提出利用相位和频率编码以及傅里叶变换法进行磁共振成像。1977 年，达马迪安和同事建成了第一台全身磁共振成像装置，称为聚焦场的磁共振成像。1977 年 7 月 3 日，达马迪安团队获得了第一幅人体横轴位质子密度磁共振图像。1980 年，埃德尔斯坦（Edelstein）和他的同事们利用恩斯特所提出的技术对人体进行了成像，用这一方法采集一幅图像大约需要 5min。

1980 年，世界上第一台商品化磁共振成像设备问世。1985 年，第一军医大学（现南方医科大学）南方医院引进了我国第一台磁共振成像仪。1989 年，中国科学院（中科院）安科公司生产出中国第一台磁共振成像仪。

2003 年，诺贝尔生理学或医学奖授予美国科学家劳特伯和英国科学家曼斯菲尔德，以奖励他们发明了磁共振成像技术并应用于人体结构的立体图像显示。至今 MRI 设备被商品化并进入临床 40 余年。磁共振成像走过了从理论到实践、从形态到功能、从宏观到微观的发展历史。MRI 已经确立了其在影像诊断中的重要地位，并取代了许多传统影像诊断技术。它在中枢神经系统中的应用已成为部分疾病诊断的金标准；在骨关节、软组织病变诊断中的作用举足轻重。特别是近几年来，超高场磁共振在脑功能成像、波谱成像、白质纤维束成像、心脏检查、冠心病诊断、腹部盆腔等脏器的检查技术中得到了飞速发展。

如今，高性能梯度磁场、开放型磁体、软线圈、相控阵线圈以及计算机网络的应用，显示出 MRI 设备的硬件发展趋势。其中，超高磁场 MRI 设备发展十分迅速，3.0T 全身 MRI 设备已用于临床，7.0T 的 MRI 设备已商业化，并已用于临床科学研究中；9.4T 乃至 11.7T 的 MRI 实验系统目前已经成功开发。低场强 MRI 设备，无论是永磁型还是超导型都已采用开放型，其性能大幅度提高，图像质量、成像功能也有很大改善，成像时间亦有所缩短，且受检者感觉舒适，减少了幽闭恐怖感，又便于操作和检查，还便于介入治疗。中场强开放式 MRI 设备也已应用。在梯度磁场方面，采用级联脉宽调制功率放大器构成的增强梯度放大器已可输出 2000V、1000A 的大功率信号，能支持 MRI 所需的任意形状的梯度脉冲波形。目前最大梯度磁场强度可达 100mT/m，切换率可达 220T/（m·s）。在射频系统方面，多元阵列式全景线圈的发展十分迅速，支持并行扫描的线圈技术得到快速发展，目前已能支持最优化的 4、8、16、32、64、128 个接收通道的配置，支持传统方法 3～4 倍的图像采集速度。而在图像重建方面，非笛卡尔的重建、不完整数据的采集、与并行成像技术有关的重建方法都是当前十分活跃的领域。并行采集技术（parallel acquisition technique，PAT）又称为灵敏度编码技术（sensitivity encoding technique，SENSE）或阵列转换处理器技术（array spatial sensitivity encoding technique，ASSET），是一项重大的技术突破，能大幅度缩短 MRI 扫描时间。现在可达到 50 层/（10～20s），采集速度达到传统方法的 4～9 倍。这种技术利用多元阵列线圈同时采集信号，经过多个接收通道按适当的方法编排和处理后，再统一进行图像重建，这样可以大幅度减少完成一次扫描所用的相位编码步数，而不降低 MRI 图像的空间分辨力，从而突破脉冲序列重复时间×相位编码步数这样一个 MRI 采集时间的传统限制。这种新的扫描技术可以与 CT 用多排探测器同时进行多层扫描相类比，同样能大大缩短扫描时间。PAT 可提高成像的时间分辨力，且在扫描时间不变的情况下提高空间分辨力，减少运动及敏感性伪影，是一种可靠的提高 MRI 速度的技术。

多源发射技术（multi-transmit parallel RF transmission technology）采用了多个独立的射频发射源进行射频脉冲的发射，每个独立的射频源都连接一个独立的射频放大器，作用于发射体线圈独立的单元，从根本上解决了 3.0T 磁共振存在的诸多技术难题，如提高图像信号的均匀性（特别是腹部、乳腺），大幅提高扫描速度和安全性，不同受检者可以获得均匀一致的图像质量。全数字磁共振的问世，实现了数字线圈、数字线圈接口与全程数字传输，率先攻克了数据采集源头数字化这一最根本的技术壁垒，从而突破了传统磁共振受制于模拟信号源的瓶颈，最终保证获得原始图像信号的 100%真实还原。与传统磁共振相比，全数字磁共振的图像信噪比可提升 40%，是目前最精准的超高场磁共振设备。

二、磁共振成像特点

磁共振成像是继超声、X 射线、CT 之后进入临床的又一现代医学成像技术。由于 MRI 能提供其他影像设备无法比拟的高质量软组织断层成像，它使传统放射学、影像诊断学发生了革命性变化。

首先，磁共振成像对比 CT 和 X 射线，其没有电离辐射危害，最大程度减少了对患者的伤害。磁共振成像因为具有无创、高清和功能成像的特点，是目前全身各部位（除了肺、心脏冠状动脉、胃肠道外）检查首选的方法。

其次，磁共振是多参数成像、任意方向成像。目前一般的医学成像技术都使用较为单一的成像参数，如 CT 是利用 X 射线的吸收系数成像，超声使用组织界面的反射回波成像等。而磁共振设备主要利用质子密度、纵向弛豫时间 T_1、横向弛豫时间 T_2，以及体内液体流速等参数来观测活体组织中氢质子密度的空间分布及其弛豫时间。这些参数既可以分别成像，也可以相互结合获取对比图像。磁共振成像可以通过调节 3 个梯度磁场来确定不同扫描层面的空间位置信息，从而获得横断面、冠状面、矢状面或不同角度斜状面的成像，检查过程中无须移动患者，可为临床提供丰富的图像信息，提高诊断的准确性。

另外，磁共振对于软组织的显示明显优于其他影像学检查。人体体重的 70%是水，这些水中的氢核是磁共振信号的主要来源，其余信号来自脂肪、蛋白质和其他化合物中的氢质子。由于两者间磁共振信号强度不同，所以磁共振的图像具有高对比度的特点。磁共振成像的软组织对比分辨力最高，也没有骨伪影的干扰，对于软组织病变的检查有特别优势。

最后，磁共振成像还可以进行功能、组织化学和生物化学等方面的研究。其中影像显示技术主要由脉冲序列、流动现象的补偿技术、伪影补偿技术和一系列特殊成像技术所组成。主要的特殊成像技术包括磁共振血管成像、磁共振水成像、灌注成像、弥散成像、功能性磁共振成像和化学位移成像等，在检查方法上还分为普通扫描和静脉注射对比剂后的增强扫描。此外，磁共振成像还涉及心电门控、呼吸门控以及各种线圈的应用。

三、磁共振成像局限性

随着磁共振设备硬件、软件的迅速发展，磁共振检查技术日趋完善。在该项检查技术发展初期存在的一些限制，有的已开始被克服，如成像时间长和少数病人产生幽闭恐惧感的问题，随着快速扫描序列、开放式磁体和短磁体设备的出现开始逐步解决。心脏起搏器植入患者进行磁共振检查的禁忌问题，随着磁共振兼容心脏起搏器的问世和应用，磁共振已成为该类患者检查的相对禁忌。

但目前仍然存在一定的限制，主要表现在：MRI 与 CT 等成像手段相比，空间分辨力较低；对带有非磁共振兼容心脏起搏器或体内带有铁磁性物质的病人的检查受到限制；危重症病人因监护仪器、抢救器材不能带入 MR 检查室，不宜进行检查；对于不含或含少量氢质子的组织结构显示不佳，如骨骼、钙化灶在 MR 影像上呈低或无信号，不利于这些结构与相应病变的显示；图像易受多种伪影影响，MRI 的伪影主要来自设备、运动和金属异物 3 个方面；设备昂贵，检查费用高，扫描时间相对较长，伪影较 CT 多等。

第 2 节　磁共振基本原理

利用特定频率的射频脉冲对置于静磁场 B_0（主磁场）中自旋不为零的原子核进行激发，产生磁共振现象，用感应线圈采集磁共振信号，并通过计算机对采集到的磁共振信号进行处理而构建数字图像，称为磁共振成像（MRI）技术。由于人体磁共振图像一般采用 ^1H 作为成像对象，所以，一般所指的磁共振成像即为 ^1H 的共振成像。

一、进入主磁场后人体内质子的核磁状态

（一）原子核自旋与磁矩

放入磁场中的自旋原子核，当其受到特定频率的射频脉冲作用时，一部分原子核会吸收射频脉冲的能量，这些吸收了射频脉冲能量的原子核将在它们的能级之间进行跃迁，称为共振现象。当撤去射频脉冲后，处于跃迁状态的原子核把之前吸收的能量逐渐释放出来并回到初始状态，在能量释放的过程中就产生了磁共振信号。从磁共振成像概念可知：要获得磁共振图像，必须先获得磁共振信号。而磁共振信号的产生必须满足 3 个条件：①自旋不为零的原子核；②静磁场 B_0；③特定频率的射频脉冲。

1. 原子核自旋 原子核带正电荷，并且原子核由质子和中子组成。绝大多数原子核都有一个特性：总以一定的频率绕着自己的轴进行高速旋转，原子核的这一特性称为自旋。自旋原子核必须满足以下条件之一：①质子数和中子数都是奇数；②质子数和中子数一个是偶数，一个是奇数。

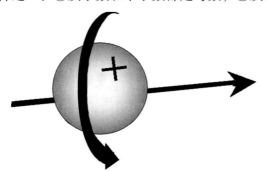

图 6-2-1 单个原子核自旋

带正电荷的原子核自旋可产生磁矩，用 μ 表示，箭头表示方向

2. 原子核的磁矩 美国斯坦福大学菲利克斯·布洛赫（Felix Bloch）提出：自旋带电粒子会产生电磁场。此理论说明这些自旋原子核就是一个个小磁体，也就是有从 S 极发出到 N 极的磁场。由原子核自旋运动产生的这个微观磁场是一个磁偶极矩，被称为原子核的自旋磁矩，用 μ 表示（图 6-2-1）。

因为氢原子核只有一个质子没有中子，能自旋产生磁矩，并且人体中的水、脂肪、蛋白质等含有大量氢原子，便于信号的产生，所以人体磁共振成像是以氢质子（^1H）产生的自旋磁矩为基础的。

（二）进入主磁场后人体内质子的核磁状态

人体内氢质子不计其数，这些质子处于不同的能级状态，并且每个质子自旋过程均产生磁场。这些磁场在自然条件下处于随机无序的排列状态，彼此之间互相抵消，因而没有产生净磁化矢量，也就是无宏观磁化矢量产生，这也就解释了为什么人体不显示磁性（图 6-2-2）。

1. 磁共振系统内的坐标系 进行磁共振检查操作过程中，首先会对受检者施加一个强大的静磁场 B_0。磁共振成像中普遍约定：①静磁场 B_0 方向与 z 轴方向一致；②当受检者头顶朝向磁场 B_0 方向并仰卧于磁场中时，受检者左右方向为 x 轴方向（一般右侧为 $+x$ 方向），前后方向为 y 方向（一般鼻尖指向为 $+y$ 方向）。结合人体解剖学知识：xy 平面是解剖横断面，yz 平面是解剖矢状面，xz 平面是解剖冠状面（图 6-2-3）。

2. 质子的进动 受检者进入静磁场 B_0 后（图 6-2-4），其体内处于不同能级状态的质子，均以静磁场 B_0 的磁力线为轴"进动"或"旋进"（图 6-2-5）。

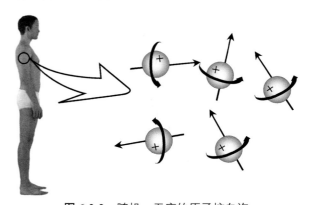

图 6-2-2 随机、无序的原子核自旋

人体中，随机、无序的原子核自旋因为方向不一，所产生的磁矩相互抵消，故人体不显示磁性

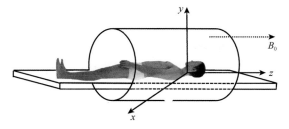

图 6-2-3　磁共振内的坐标系

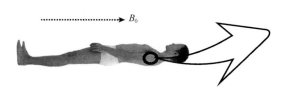

图 6-2-4　进入静磁场 B_0 中的被检体

质子围绕静磁场 B_0 进动的角频率称为 Larmor 频率或旋进频率，其计算公式为

$$\omega = \gamma \cdot B_0 \tag{6-2-1}$$

式（6-2-1）中，ω 为 Larmor 频率；γ 为磁旋比（对于某一种磁性原子核来说 γ 是一常数，比如 ^{1}H 质子的 γ 约为 42.5 MHz/T）；B_0 为静磁场场强，单位为特斯拉（T）。从式中可看出，质子的进动频率与主磁场场强成正比。

现用一个围绕静磁场 B_0 进行旋进的自旋质子为例，建立坐标系，并且把质子自旋产生的磁化矢量在坐标系上进行投影（图 6-2-6）。

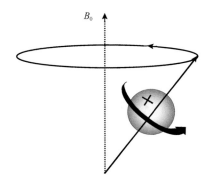

图 6-2-5　质子绕静磁场 B_0 进动

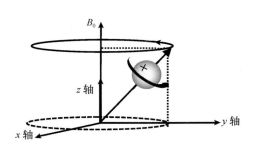

图 6-2-6　进动质子磁化矢量在坐标系上进行投影

由图 6-2-6 可知：质子在围绕静磁场 B_0 进动的过程中，其自旋产生的磁化矢量可以人为地分解成两部分：一部分是分解在沿着 z 轴方向（也就是静磁场 B_0 方向）的纵向磁化分矢量，另一部分是分解在 x、y 平面上的横向磁化分矢量。

3. 宏观磁化矢量的产生　前面以一个自旋质子为例指出：进入静磁场 B_0 后，这个自旋质子将围绕静磁场 B_0 进行旋进，产生纵向磁化分矢量和横向磁化分矢量。然而，人体中含有不计其数的自旋质子。进入静磁场 B_0 后，这些自旋质子均各自围绕静磁场 B_0 进行旋进，并且各自产生沿着静磁场 B_0 的纵向磁化分矢量和 xy 平面上的横向磁化分矢量。所有质子产生的纵向磁化分矢量将进行数学矢量求和，最后形成宏观纵向磁化矢量 M_0。从统计观点讲，在绕 B_0 方向进动的过程中，各质子在 xy 平面上的投影是大小相等、方向不同，但均匀分布的（图 6-2-7）。因此，它们在 xy 平面上的横向磁化分矢量相互抵消，不产生宏观横向磁化矢量。

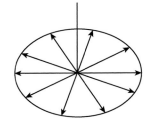

图 6-2-7　不同质子在 xy 平面的磁化分矢量

众所周知，人体中的自旋质子处于不同的能级状态。进入静磁场 B_0 后，不同能级状态的质子表现不尽相同，将出现以下两种情况：①处于低能级状态的自旋质子，受静磁场 B_0 的束缚，其本身排列将与静磁场 B_0 方向平行且方向相同，产生净磁化矢量的方向与静磁场 B_0 的方向一致。②处于高能级状态的自旋质子，能够对抗静磁场 B_0 的作用，其本身排列将与静磁

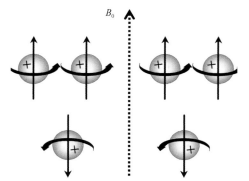

图 6-2-8 不同能级状态质子在静磁场 B_0 中的排列方式

场 B_0 方向平行但方向相反，产生净磁化矢量的方向与静磁场 B_0 的方向相反（图 6-2-8）。在 100 万个质子中，处于低能级状态的自旋质子比处于高能级状态的质子多几个，占微弱的优势。

二、磁共振信号的产生

通过前面的内容我们已经知道，受检者进入静磁场 B_0 后，产生与静磁场 B_0 方向一致的宏观纵向磁化矢量，但不产生宏观横向磁化矢量。而且受检者某一组织产生的宏观纵向磁化矢量大小与其所含有的质子数目多少有关：含质子数目越多的组织产生宏观纵向磁化矢量越大，反之亦然。

然而，实际操作中的磁共振接收线圈并不能直接检测到宏观纵向磁化矢量，却能直接检测到宏观横向磁化矢量。那么什么办法可以使宏观纵向磁化矢量转变为宏观横向磁化矢量？

（一）射频脉冲

射频脉冲是一种交变电磁波，但其本质是垂直于 z 轴的沿着 xy 平面旋转的磁场，它在磁共振成像中以脉冲形式短暂发射。物理学上发现，如果两个物体的频率相同，那么能量高的物体可以把能量传递给能量低的物体。磁共振成像过程中，信号的产生就是利用射频脉冲和进动质子的频率相同而进行一系列的能量传递实现的。

沿着垂直于 z 轴方向施加一射频脉冲（图 6-2-9）。如果射频脉冲变化的角频率与自旋质子沿着静磁场 B_0 的进动频率相等，则处于静磁场 B_0 中的质子在射频脉冲作用下会同时出现两个运动过程：①射频脉冲的能量传递给低能级态的质子，并使其达到高能级态。②正如静磁场 B_0 能够使质子围绕静磁场 B_0 旋进一样，射频脉冲也会使质子以射频脉冲为轴进行旋进（图 6-2-10），也就是形成一个既围绕静磁场 B_0 进行旋进又围绕射频脉冲旋进的画面。这两个运动会使 xy 平面上面分散的横向磁化分矢量聚合（图 6-2-11），并且这两个运动的合成结果就是一个以宏观纵向磁化矢量大小为直径的球面上的螺旋运动，这种螺旋运动也称章动（图 6-2-12）。

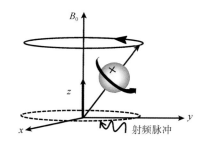

图 6-2-9 与质子进动频率相同的射频脉冲

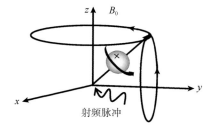

图 6-2-10 质子围绕静磁场 B_0 和射频脉冲运动

射频脉冲作用下的宏观表现就是宏观纵向磁化矢量 M_0 远离 z 轴，发生 3 种情况的偏转：①偏转 90°，即宏观纵向磁化矢量 M_0 从 z 轴偏转到 xy 平面，形成横向磁化矢量 M_{xy}，并且横向磁化矢量 M_{xy} 大小等于宏观纵向磁化矢量 M_0，这种射频脉冲称为 90° 脉冲（图 6-2-13）；②偏转 180°，即宏观纵向磁化矢量 M_0 从 z 轴一个方向偏转到 z 轴相反的一个方向，这种射频脉冲称为 180° 脉冲；③偏转一定角度，即宏观纵向磁化矢量 M_0 偏转角度在 90° 范围内。

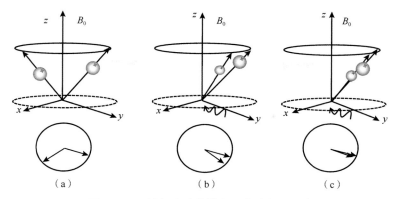

图 6-2-11 射频脉冲使横向磁化分矢量聚合

（a）没有射频脉冲作用前，空间随机分布的质子只围绕静磁场 B_0 进动，它们的横向磁化分矢量也随机分布；（b）、（c）射频脉冲使空间随机分布的质子围绕静磁场 B_0 进行旋进的同时又以射频脉冲为轴进行旋进，xy 平面上面分散的磁化分矢量聚合

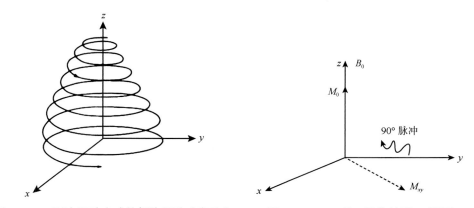

图 6-2-12 两个运动合成的螺旋运动（章动）　　**图 6-2-13 M_0 从 z 轴偏转到 xy 平面**

（二）质子的弛豫

前面已经讲述：射频脉冲作用后宏观纵向磁化矢量发生偏转，除了偏转 180° 的情况外，其他两种情况都会在 xy 平面产生一个磁化矢量分量，尤其是 90° 脉冲作用下产生横向磁化矢量与纵向磁化矢量相等。实际工作过程中，信号的采集是在射频脉冲停止后的一段时间内进行的。在这段时间内，由于没有射频脉冲的持续作用，之前吸收能量处于高能态的质子在静磁场 B_0 的作用下将回到平衡状态，这个过程称为弛豫。

磁共振成像中弛豫可以用纵向弛豫和横向弛豫的一系列变化来表示。

1. 纵向弛豫　纵向磁化矢量逐渐恢复至最大值 M_0 的过程称为纵向弛豫（T_1 弛豫）。纵向弛豫的本质是高能态的质子把能量释放到周围晶格。晶格泛指包含自旋质子在内的整个自旋分子体系。晶格具有自己的交变磁场，如果某一晶格的交变磁场频率与高能态自旋质子的进动频率相同或者接近，那么处于高能态的质子就能把能量转移给这个晶格，使得高能态质子回到低能态，表现为纵向磁化矢量逐渐恢复至最大值 M_0。如果晶格频率高于或者低于自旋质子的进动频率，则能量不容易转移，纵向磁化矢量不容易恢复至最大值 M_0。纵向弛豫也称自旋-晶格弛豫。

纵向弛豫过程中纵向磁化矢量 M_z 的变化满足时间函数为

$$M_z(t) = M_0\left[1 + (\cos\theta - 1)e^{-t/T_1}\right] \tag{6-2-2}$$

式（6-2-2）中，θ 为 M_0 偏离静磁场 B_0 的角度；M_z 为 t 时刻纵向磁化矢量；M_0 为达到平衡状态时的纵向磁化矢量；T_1 为纵向弛豫时间常数（表 6-2-1）。以 90° 脉冲为例，则

$$M_z(t) = M_0\left(1 - e^{-t/T_1}\right) \tag{6-2-3}$$

由式（6-2-3）可知，当 $t=T_1$ 时，$M_z = 63\%M_0$，即 T_1 代表纵向磁化矢量恢复到平衡态 63% 的时间（图 6-2-14）。

2. 横向弛豫　指横向磁化矢量由最大衰减为零的过程（T_2 弛豫）。横向弛豫的本质是射频脉冲去除后，xy 平面上被射频脉冲聚合的磁化矢量重新离散至相互抵消为零的过程（图 6-2-15）。这个过程是由质子自旋频率的不同引起的，不涉及能量的交换，故横向弛豫也称为自旋-自旋弛豫。

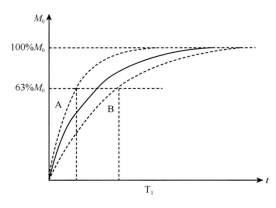

图 6-2-14　纵向弛豫

实线代表参考纵向弛豫曲线，虚线 A、B 分别代表不同组织的纵向弛豫曲线。在纵向磁化矢量恢复到平衡态 63% 的过程中，组织 A 的 T_1 值比组织 B 的 T_1 值小（即时间更短），说明射频脉冲停止后组织 A 的纵向磁化矢量更容易恢复。在 MR 图像上，T_1 值越小，信号越强（如脂肪）

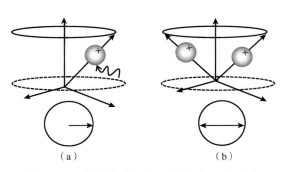

图 6-2-15　射频脉冲施加和去除后 M_{xy} 的变化

（a）射频脉冲使横向磁化矢量聚合形成 M_{xy}；（b）撤去射频脉冲后横向磁化矢量离散开，最后相互抵消，M_{xy} 为零

横向弛豫过程中横向磁化矢量 M_{xy} 的变化满足时间函数

$$M_{xy} = M_{xymax}\sin\theta e^{-t/T_2} \tag{6-2-4}$$

式（6-2-4）中，M_{xymax} 为横向磁化矢量的最大值。若以 90° 脉冲为例，则

$$M_{xy} = M_0 e^{-t/T_2} \tag{6-2-5}$$

由式（6-2-5）可知：当 $t=T_2$ 时，$M_{xy}=37\%M_0$，即 T_2 代表横向磁化矢量衰减到最大值 37% 的时间（图 6-2-16）。

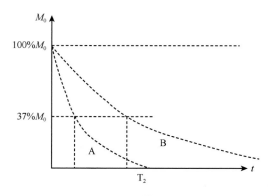

图 6-2-16　横向弛豫

实线代表参考横向弛豫曲线，虚线 A、B 分别代表不同组织的横向弛豫曲线横向磁化矢量衰减到最大值 37% 的过程，组织 A 的 T_2 值比组织 B 的 T_2 值小（即时间更短），说明射频脉冲停止后组织 A 的横向磁化矢量更容易衰减。在 MR 图像上，T_2 值越大，信号越容易被探测到，信号越强（如脑脊液）

链接

表 6-2-1 人体组织的 T_1、T_2 弛豫时间

人体组织	T_1值/ms	T_2值/ms	人体组织	T_1值/ms	T_2值/ms
脂肪	220～250	90～130	水	>4000	>2000
脑白质	350～500	90～100	脑灰质	400～600	100～120
肾皮质	350～420	80～100	肾髓质	450～650	120～150
脾脏	400～450	100～160	肝脏	350～400	45～55
肌肉	500～600	70～90			

（三）自由感应衰减信号

用一个 90°射频脉冲来激发进动的质子，使其纵向磁化矢量 M_0 翻转到 xy 平面形成横向磁化矢量 M_{xy}。90°射频脉冲关闭后，横向磁化矢量 M_{xy} 开始按指数规律衰减。

然而接收线圈接收到的磁共振信号却是呈函数规律振荡变化的，即当 $t=0$ 时，信号最大；$t=1$ 时，信号为零；$t=2$ 时，信号反向最大；$t=3$ 时，信号为零……因此，把这种呈函数规律振荡变化、按指数规律衰减的磁共振信号称为自由感应衰减信号（free induction decay，FID）。自由感应衰减信号的信号强度取决于 M_{xy}，可以用下列公式表示：

$$M_{xy}(t) = M_0 e^{-t/T_2^*}(\cos\omega_0 t) \tag{6-2-6}$$

式（6-2-6）中，$\cos\omega_0 t$ 代表自由感应衰减信号是一个呈函数规律振荡变化的波形，频率为 0；e^{-t/T_2^*} 代表自由感应衰减信号为一个按指数规律衰减的信号。自由感应衰减信号的主要形态如图 6-2-17 所示。

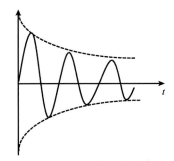

图 6-2-17 自由感应衰减信号

三、磁共振信号的空间定位

人体内分布有大量氢质子，当受检者进入静磁场 B_0 后，人体组织中各处的质子都以相同的频率绕静磁场 B_0 进动，在射频脉冲作用下产生的共振信号的频率都一样，这样就无法区分信号来源的具体位置，因此就无法得到磁共振图像。在成像过程中，必须对磁共振信号进行处理，使采集到的磁共振信号能够定位到具体空间体素中。

磁共振信号的空间定位包括层面和层厚的选择、频率编码、相位编码等内容，其主要通过射频脉冲和梯度磁场来完成。

（一）射频脉冲的作用

前面我们介绍了射频脉冲的两个作用：①处于低能级态的质子，如果其进动频率与射频脉冲频率相同，那么这些质子将会获得射频脉冲的能量而达到高能级态。②使 M_0 发生偏转，远离 z 轴。这里将介绍射频脉冲的第三个作用：射频脉冲的带宽可以影响扫描层厚（图 6-2-18）。

磁共振检查过程中对检查者发射的射频脉冲不可能是绝对的单一频率，所以带宽指射频脉冲一定的频率范围。也正是因为射频脉冲有一定的频率范围，并且可以对其频率范围进行人工调节，所以扫描层厚也就可以根据临床需要而进行一定程度的改变。

（二）梯度磁场

梯度磁场是指场强随位置变化而线性增加或减小的磁场，它是由置于磁体内的梯度线圈产生的。在坐标系中梯度磁场的大小用斜率表示。磁共振成像中梯度磁场可以分别加在 x 轴、y 轴、z 轴方向，

相应的梯度称为频率编码梯度或读出梯度（G_x）、相位编码梯度（G_y）、层面选择梯度（G_z）。下面以 z 轴方向的梯度磁场为例，说明梯度磁场的作用。

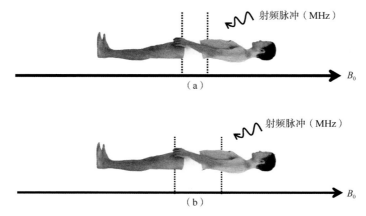

图 6-2-18　射频脉冲的带宽

（a）和（b）中虚线代表不同带宽的射频脉冲，在其他条件不变的情况下，（b）射频脉冲的带宽加宽，扫描层厚增厚

沿着 z 轴方向（静磁场 B_0）施加一线性梯度磁场，那么 z 轴方向除了静磁场 B_0 外，还因为梯度磁场的加入而呈现出不均匀性，表现为：①梯度磁场场强越高或斜率越大，层厚越薄，梯度磁场场强越低或斜率越小，层厚越厚（图 6-2-19）。②在梯度磁场场强由低到高的过程中，每一个层面内的自旋质子的进动频率是相同的，相邻两个层面间质子的进动频率不同（图 6-2-20）。

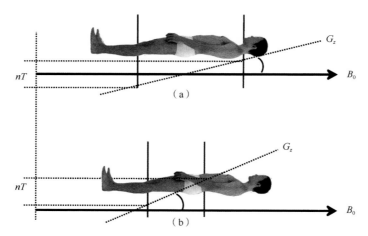

图 6-2-19　梯度磁场与层厚

（a）和（b）表示其他条件不变的情况下，梯度磁场场强越高时，在相等梯度磁场范围（nT）内，扫描层厚越薄

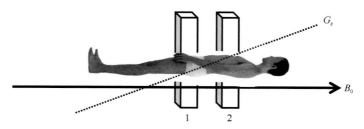

图 6-2-20　梯度磁场与质子进动频率

由于梯度磁场的加入，层面 1 和层面 2 的质子的进动频率不同。但是层面 1 内自旋质子的进动频率相同，层面 2 内自旋质子的进动频率也相同

（三）层面位置和层厚的选择

磁共振检查时，加入梯度磁场可以使相邻两个层面的质子的进动频率不同，而每一个层面内的自旋

质子的进动频率是相同的。用特定频率的射频脉冲对人体进行激发，如果射频脉冲的频率与被梯度磁场所划分出来的某个层面的质子的进动频率相同，那么这个层面内的质子就受到激发而发生磁共振。这样，层面的位置信息就被确定。

如果把射频脉冲的频率带宽选定在一个范围内，那么在梯度磁场划分出的层面中，只有那些频率在射频脉冲带宽范围内的质子才能发生磁共振现象，所以层面厚度也就确定了。梯度磁场和射频脉冲对层厚的选择可以总结如下：①梯度磁场场强不变，射频脉冲带宽越宽，层厚越厚；②射频脉冲带宽不变，梯度磁场场强越高，层厚越薄。

临床应用中，通过改变射频脉冲带宽或者梯度磁场场强，就可以对人体的不同扫描部位进行定位，以及对层厚进行选择。

（四）层面内的空间定位编码

通过射频脉冲和 z 轴方向的梯度磁场，我们能够选择出所需的层厚和层面。然而，一幅完整的磁共振图像应该包含完整、清晰的组织器官的断面信息，也就是扫描矩阵内每个体素所产生信号的位置和大小。断面信息的获得可以通过空间编码来实现，空间编码包括频率编码和相位编码。

1. 频率编码 频率编码（frequency encoding）的目的是区分信号来自于扫描矩阵中的哪一列。在读出信号之前，沿 x 轴方向施加一个频率编码梯度，在频率编码梯度的作用下：①越靠近高场强的列，质子的进动频率越大，获得的信号越高；②越靠近低场强的列，质子的进动频率越小，获得的信号越低；③位于磁场中间的列，磁场无变化，质子进动频率不变（图 6-2-21）。

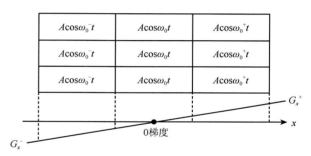

图 6-2-21 频率编码

因此，频率编码梯度使沿 x 轴的空间位置信号具有不同的频率特征而被编码，所采集到的磁共振信号中就包含有不同频率的空间信息，经傅里叶变换后不同频率的磁共振信号就被区分出来。频率编码梯度也称为读出梯度。

2. 相位编码 层面梯度磁场使扫描层面得以确定；频率编码梯度的施加，使得扫描矩阵中列的位置信息被确定；然而扫描矩阵中行的位置信息的确定还需要在 y 轴方向施加一个梯度磁场，这个梯度磁场也称为相位编码梯度。其应用于层面梯度之后，频率编码读出信号之前（图 6-2-22）。

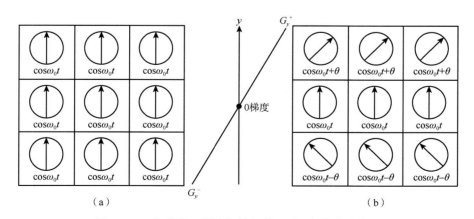

（a） （b）

图 6-2-22 相位编码梯度场施加前后质子相位的改变图

（a）未施加相位编码梯度前，扫描层面内所有自旋质子都是以相同的频率进动，矩阵内质子在任一时刻都指向相同方向，没有相位差异；

（b）沿着 y 轴方向施加一个梯度磁场后，矩阵内质子出现相位差异

施加相位编码梯度前，扫描层面内所有自旋质子的进动频率相同，矩阵内质子在任一时刻都指向相同方向，没有相位差异。当沿 y 轴方向施加一个梯度磁场后：①越靠近高场强的行，质子的进动频率越大；②越靠近低场强的行，质子的进动频率越小；③位于磁场中间的行，磁场无变化，其磁共振信号与施加相位编码梯度磁场之前一样。

相位编码梯度磁场关闭后，虽然质子又以相同频率进动，但是各行之间已经有一个因相位编码梯度而形成的差异。相位编码结合频率编码，在读出信号获取时，每个像素就产生一个唯一的相位和频率信号组合，这样空间信息就得以确定。

磁共振系统对相位的识别有限，每次激发只能识别一种相位。如果要完成扫描层面内多行的数据采集，必须对同一层面重复进行多次相位编码，这就是磁共振成像需要较长时间的原因之一。

四、磁共振加权成像

（一）"加权"的概念

磁共振信号的产生、磁共振信号的空间定位等都是以人体内大量的自旋质子为研究对象的。然而人体组织器官不同，其所包含的质子数目也有差别，磁共振图像上的信号对比和疾病的影像诊断正是以这些质子差别为基础的。在磁共振图像形成过程中，为了获得满意的图像，通常会"突出"某一方面的特性。磁共振成像中的 "加权"即是"突出"某方面特性的意思。就其本质来说，加权就是尽可能地获得最大横向磁化矢量 M_{xy}，以利于接收线圈收集到最大的磁共振信号。

常用的加权有：①T_2 加权成像（T_2-weighted imaging，T_2WI）；②T_1 加权成像（T_1-weighted imaging，T_1WI）；③质子密度加权成像（proton density weighted imaging，PDWI）。

（二）T_2 加权成像

T_2 加权成像指突出组织横向弛豫的差别，减轻组织其他方面对图像的干扰。下面以 A、B 两种组织为例，说明 T_2 加权成像原理（图 6-2-23）。

假设 A、B 两种组织所含的自旋质子数目相同，那么它们进入静磁场 B_0 后产生的纵向磁化矢量 M_0 也相等，被 90°射频脉冲偏转后形成的横向磁化矢量 M_{xy} 也必然相等，但是由于自旋质子所在的组织环境不同，射频脉冲停止后质子的弛豫速度将会出现差别。

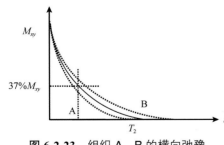

图 6-2-23 组织 A、B 的横向弛豫

如图 6-2-23 所示：射频脉冲停止后，组织 A 的横向弛豫时间比组织 B 的横向弛豫时间短，也就是组织 A 的横向弛豫速度比组织 B 的横向弛豫速度快。由于检测到的磁共振信号与横向磁化矢量大小成正比，所以横向弛豫过程中检测到的组织 A 的磁共振信号比组织 B 的磁共振信号低。这样组织 A、B 间的信号对比就实现了 T_2 加权成像。

（三）T_1 加权成像

T_1 加权成像是指突出组织在纵向弛豫过程的差别，避免组织其他方面特性对图像的干扰。下面以组织 Ⅰ、Ⅱ 为例，说明 T_1 加权成像原理（图 6-2-24）。

假设组织 Ⅰ、Ⅱ 所含的质子数目相同，那么它们进入静磁场 B_0 后会产生相等的纵向磁化矢量 M_0，纵向磁化矢量 M_0 被 90°射频脉冲偏转后形成的横向磁化矢量 M_{xy} 也相等，但是由于质子的纵向弛豫速度不同，所以射频脉冲停止后，检测到的纵向磁化矢量将出现差别。

如图 6-2-24 所示，射频脉冲停止后，组织Ⅰ的纵向弛豫时间比组织Ⅱ的纵向弛豫时间短，即组织Ⅰ的纵向弛豫速度比组织Ⅱ的纵向弛豫速度快。弛豫一段时间后，组织Ⅰ恢复的宏观纵向磁化矢量大于组织Ⅱ恢复的宏观纵向磁化矢量。由于接收线圈只能检测到横向磁化矢量，须再使用一个 90°射频脉冲进行再次激发。第二个 90°射频脉冲激发后，组织Ⅰ、Ⅱ的宏观纵向磁化矢量将再次偏转，进而产生宏观横向磁化矢量。由于这时组织Ⅰ的纵向磁化矢量大于组织Ⅱ的纵向磁化矢量，故组织Ⅰ产生的横向磁化矢量也将大于组织Ⅱ的横向磁化矢量。此时接收线圈将会检测到组织Ⅰ的磁共振信号高于组织Ⅱ的磁共振信号，这样就实现了 T_1 加权成像。

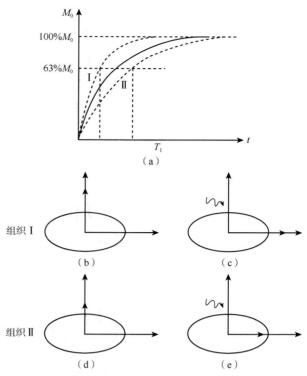

图 6-2-24　组织Ⅰ、Ⅱ的纵向弛豫

（a）为组织Ⅰ、Ⅱ的纵向弛豫与时间的关系；（b）和（d）为弛豫一段时间后组织Ⅰ、Ⅱ的纵向磁化矢量；（c）和（e）为施加另一个 90°射频脉冲偏转；（b）和（d）中的纵向磁化矢量后，而形成的横向磁化矢量

（四）质子密度加权成像

质子密度加权成像指突出组织的质子含量多少的差别。以 A、B 两种组织为例，说明质子密度加权成像原理。

如果组织 A 的质子含量比组织 B 的质子含量多，那么进入静磁场 B_0 后，组织 A 产生的纵向磁化矢量 M_0 大于组织 B 产生的纵向磁化矢量 M_0，90°射频脉冲激发后组织 A 偏转形成的横向磁化矢量 M_{xy} 也将大于组织 B 偏转形成的横向磁化矢量 M_{xy}。这时用接收线圈检测磁共振信号，则组织 A 的磁共振信号高于组织 B 的磁共振信号，这就是质子密度加权成像。

以上所述是磁共振成像中最基本的几种加权成像技术，反映的是组织的一般特性。实际上还存在其他一些加权成像技术。例如，利用弥散加权成像（diffusion weighted imaging，DWI）技术来反映活体组织中水分子的布朗运动；利用灌注加权成像（perfusion weighted imaging，PWI）技术可以反映组织的微循环状态；磁敏感加权成像（susceptibility weighted imaging，SWI）技术可以利用组织磁化敏感性改变反映组织成分和结构的变化等。

五、k 空间的基本概念和特点

（一）k 空间基本概念

k 空间也称傅里叶空间，是带有空间定位编码信息的磁共振信号原始数据的填充空间。每一幅磁共振图像都有其相应的 k 空间数据点阵。对 k 空间的数据进行傅里叶变换，就能对原始数据中的空间定位编码信息进行解码，分解出不同频率、相位和幅度的磁共振信号，不同的频率和相位代表不同的空间位置，而幅度则代表磁共振信号强度。把不同频率、相位及信号强度的磁共振数字信息分配到相应的像素中，我们就得到了磁共振图像数据，即可重建出磁共振图像。

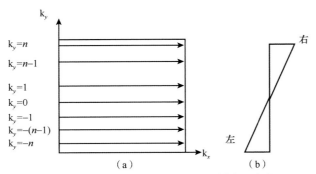

图 6-2-25　k 空间结构及相位编码梯度场变化

（a）为 k 空间填充图；（b）为相对应的相位编码梯度场变化图。填充 $k_y=n$ 时，右边的磁共振信号的相位编码梯度磁场较高；填充 $k_y=n-1$ 时，右边的磁共振信号的相位编码梯度磁场仍然较高，但是比 $k_y=n$ 时略低；填充到 $k_y=0$ 时，相位编码梯度磁场为零。此后相位编码梯度磁场方向改变，在 $k_y=0$ 填充到 $k_y=-n$ 的过程中，相位编码梯度磁场场强逐渐升高，但是与 $k_y=n$ 填充到 $k_y=0$ 填充的过程呈镜像对称，变为左边的相位编码梯度场逐渐升高

（二）k 空间的基本特点

二维 k 空间又称 k 平面，二维 k 空间的两个方向 k_x 和 k_y 分别代表磁共振信号的频率编码和相位编码方向。在二维图像的磁共振信号采集过程中，每个磁共振信号的频率编码梯度磁场的大小和方向保持不变，而相位编码梯度的磁场方向和场强则以一定的步级变化。每个磁共振信号的相位编码变化一次，采集到的磁共振信号填充 k 空间 k_y 方向的一条线，因此，把带有空间信息的磁共振信号称为相位编码线，也称 k 空间线或傅里叶线（图 6-2-25）。

从 k_y 方向（相位编码方向）来看：①填充在 k 空间中心的磁共振信号的相位编码梯度磁场为零，此时相位编码造成的质子群失相位程度最低，磁共振信号强度最大，主要决定图像对比度，而不能提供相位编码方向上的空间信息，我们把这一条 k 空间线称为零傅里叶线（$k_y=0$）；②填充在 k 空间最周边的磁共振信号的相位编码梯度磁场强度最大（$k_y=n$ 和 $k_y=-n$），得到的磁共振信号中各体素的相位差别最大，所提供相位编码方向解剖细节的空间信息最为丰富，而由于施加的梯度场强度大，造成质子群失相位程度最高，其磁共振信号的幅度很小，因而其磁共振信号主要反映图像的解剖细节，对图像的对比贡献很小；③从 k 空间中心（$k_y=0$）到 k 空间的最周边（$k_y=n$ 和 $k_y=-n$），其间各条 k 空间线的各相位编码梯度磁场逐渐递增。越靠近 k 空间中心（$k_y=0$），磁共振信号强度越大，图像对比越明显，解剖细节越不清楚，能提供的空间信息就越少。越靠近 k 空间周边，磁共振信号强度越小，图像对比越不明显，解剖细节越清楚，磁共振信号所含的空间信息就越多。

简而言之，就是填充 k 空间中央区域的相位编码线主要决定图像的对比，而填充 k 空间周边区域的相位编码线主要决定图像的解剖细节。另外，从 $k_y=0$ 向 $k_y=n$ 和 $k_y=-n$ 的这两个方向上，各个磁共振信号的相位编码梯度场递增的步级是一样的，仅梯度场的方向相反。因此，这两个方向上的磁共振信号或称相位编码线是镜像对称的，即 $k_y=n$ 和 $k_y=-n$ 对称，$k_y=n-1$ 和 $k_y=-(n-1)$ 对称，依此类推。

从 k_x 方向来看，即在每一条相位编码线的频率编码方向上，其数据是从回波信号的采样得到的。所有的回波信号随时间顺序呈现以下变化规律：波形的幅度（代表信号强度）从零逐渐增高直到波峰处（信号强度达到最大），而后波形的幅度从最高逐渐降低直到零，也就是说回波信号在时序上是镜向对称的，因此 k 空间在频率编码方向上（k_x 方向）也是对称的。每个回波信号的中心部分波形幅度最高，即这部分信号最强，对图像的对比影响最大，而每个回波的这部分信号将填充在 k 空间频率编码方向的中心区域。因此在 k 空间的频率编码方向上，相对周边区域，中心区域的信息也对图像的对比度影响更大。

k 空间的数据阵列与图像的阵列不是一一对应的，k 空间阵列中每一个点上的信息均含有全层磁共振信息，然而图像阵列中的每一个点（像素）的信息仅对应层面内相应体素的信息（即信号强度）。

k 空间的特点主要表现为：①k 空间的数据阵列与图像的阵列不是一一对应的，k 空间阵列中每一个点包含扫描层面的全层信息；②k 空间在 k_x 和 k_y 方向上都呈镜像对称；③填充 k 空间中央区域的磁共振信号（k 空间线）主要决定图像的对比度，填充 k 空间周边区域的磁共振信号（k 空间线）主要决定图像的解剖细节（即空间分辨力）。

（三）k 空间数据采集与图像的空间分辨力

k 空间数据的采集和填充与磁共振图像的空间分辨力直接相关，也将直接决定图像的采集时间。磁共振图像在相位编码方向上像素的多少直接决定相位编码的步级数，也即不同相位编码的磁共振回波信号的数目。在视野相同的前提下，相位编码方向的像素越多，图像在相位编码方向的像素径线就越小，空间分辨力越高，但所需要采用的磁共振信号数目越多，一幅图像所需的采集时间就越长。

磁共振图像频率编码方向上的像素数目决定于在磁共振回波信号采集过程中采样点的多少，采样点越多，则图像在频率编码方向上的像素数目越多，像素径线越小，空间分辨力越高。由于采样点增多，在其他采样条件相同的情况下，采集一个完整的回波信号所需要的时间越长。

（四）k 空间的不同填充方式

k 空间有不同的填充方式，主要反映在其填充顺序和填充轨迹上。不同的填充方式会影响到图像的重建效果。

不同的 k 空间填充顺序主要影响图像的对比度，根据填充顺序不同，主要分为 k 空间线性填充（顺序填充）、k 空间中心优先填充。

k 空间填充轨迹是指完成 k 空间数据收集所经历的路径。根据 k 空间填充轨迹的不同大体可以将其分为两类：笛卡尔逐行轨迹填充和非笛卡尔轨迹填充。笛卡尔逐行轨迹填充就是传统的 k 空间填充轨迹，采集一次信号，填充一条相位编码线，一行一行填充直至填满。非笛卡尔轨迹填充则不遵循这个规则，k 空间的填充并不是逐行完成的，主要包括放射状填充、迂回轨迹填充、风车（刀锋或螺旋桨）填充及螺旋填充。

六、磁共振成像基本概念

磁共振成像涉及一系列复杂的过程，其所涉及的许多原理与其他影像学成像原理相差甚远。除了涉及原子物理学、电磁学等知识外，磁共振图像也采用数字化图像。下面对磁共振成像涉及的一些基本概念进行介绍。

1. 矩阵（matrix）　磁共振成像中矩阵指图像层面内行和列的数目，也就是频率编码方向和相位编码方向上的像素数目（图 6-2-26）。磁共振图像的像素与成像体素一一对应。如果其他成像参数不变，矩阵越大，成像体素越小，图像层面内的空间分辨力越高。

2. 视野（field of vision，FOV）　又称扫描野，指图像区域在频率编码方向和相位编码方向的实际尺寸。视野可以是正方形，也可以是矩形。当扫描矩阵确定时，视野越大，体素就越大，但这时空间分辨力降低（图 6-2-27）。

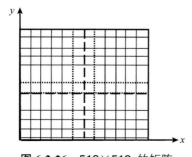

图 6-2-26　512×512 的矩阵

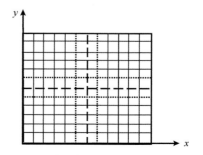

图 6-2-27　表示视野为 320mm×320mm

视野的范围决定了实际成像区域的大小，磁共振图像所显示出的解剖范围就是视野范围选择的结果。矩阵不变，如果视野越大，则成像体素越大，所成图像的空间分辨力相应就越低。

3. 信噪比　指信号强度（S）与噪声强度（N）的比。信号强度是指某一感兴趣区内各像素信号强度的平均值，噪声是指同一感兴趣区等量像素信号强度的标准差。噪声可以发生于任何频率，并在时间和空间上是随机的，因此噪声也就是随机存在于空间和时间内的频率，相当于收音机没有调好台时的"杂音"。在磁共振成像过程中，噪声除由磁体中的患者产生，还包括系统背景的电子噪声。对于每一位患者来说，噪声是固定的，取决于患者的体型、检查部位和系统固有噪声。

磁共振图像的信噪比受静磁场 B_0 强度、矩阵、视野、层厚、接收带宽等因素影响：①静磁场 B_0 越大，信噪比越大；②矩阵与信噪比成反比；③视野及层厚与信噪比成正比；④接收带宽越宽，信噪比越低。

4. 对比噪声比（contrast to noise ratio，CNR）　指两种组织信号强度差值与背景噪声的标准差之比。磁共振成像中，常用对比噪声比来表示图像质量。

与图像对比噪声比有关的因素包括：①组织间的固有差别（质子密度、弛豫等）越大，则对比噪声比越大；②成像技术（场强、成像序列、参数等）的合理提高，可以提高对比噪声比；③在组织间固有差别很小的情况下，利用对比剂增加两者间的对比噪声比，可以提高病变的检出率。

5. 图像均匀度　图像的均匀度非常重要，均匀度是指图像上均匀物质信号强度的偏差。偏差越大说明均匀度越低。图像均匀度包括信号强度的均匀度、SNR 均匀度、CNR 均匀度。在实际测量中，可用水模来进行，可在视野内取 5 个以上不同位置的感兴趣区进行测量。

图像均匀度主要取决于磁场的均匀度和采集线圈的性能，除了在某些扫描序列中添加匀场以在一定程度上保证图像质量外，一般来讲每一台设备的图像均匀度在临床操作中是不可控的，取决于设备本身的性能及安装启动时进行匀场的过程。图像均匀度受检查操作的影响很小，而直接反映设备的性能，是一项非常重要的技术指标。

第 3 节　磁共振成像的脉冲序列

一、脉冲序列相关概念

脉冲序列（pulse sequence）由具有一定带宽（频率范围）、一定幅度（强度）的射频脉冲和梯度磁场组成。为了获得不同的组织对比度、缩短扫描时间以及减少图像伪影，在磁共振成像过程中，通常会对脉冲序列进行选择和调节。其中，射频脉冲部分的调节主要包括带宽、幅度、施加方向、何时施加及持续时间等；梯度磁场的调节包括梯度磁场施加方向、梯度磁场场强、何时施加及持续时间等。

脉冲序列包含五部分：射频脉冲、层面选择梯度场、相位编码梯度场、频率编码梯度场及磁共振信号。运用脉冲序列的过程会涉及一些与时间和空间分辨力相关的概念，下面将对这些概念进行介绍。

（一）时间相关的概念

1. 重复时间（repetition time，TR）　是指两个激励脉冲之间的时间间隔（图 6-3-1）。从图 6-3-1 可看出：当射频脉冲 1 停止后，组织纵向磁化矢量随时间变化而逐渐增大。如果射频脉冲 2 到来的时间间隔（重复时间）越长，则纵向弛豫就越有机会增加到最大。磁共振的信号由横向磁化矢量决定，然而横向磁化矢量的大小又由纵向磁化矢量决定。所以重复时间越长，纵向磁化矢量恢复越大，最终收集到的磁共振信号就越强。当重复时间远大于 T_1 时（TR>2000ms），剔除了 T_1 效应，得到的将是 T_2 加权（可看作纵向磁化矢量已经恢复到最大，此时射频脉冲 2 作用下获得的 $M_{xy}=M_0$）或质子密度加权成像。

在磁共振扫描中，每个相位编码都需要一个扫描周期。相位编码方向上的像素越多，所需的扫描时间就越长。因此，在扫描分辨力确定的前提下，重复时间是扫描速度的决定因素。

2. 回波时间（echo time，TE）　是指射频脉冲与产生回波（读出信号）之间的间隔时间（图 6-3-2）。

从图 6-3-2 可看出：射频脉冲 1 停止后，组织开始横向弛豫，横向磁化矢量随时间延长而逐渐减小。在横向弛豫过程中，计算机要对信号进行读取，只有在很短的时间内读取才能避免横向磁化矢量衰减过多，才能获取更大的磁共振信号。所以回波时间越短，磁共振信号越强。当回波时间远小于 T_2 时（TE ＜20ms），剔除了 T_2 影响，得到的将是 T_1 加权（可看作 M_{xy} 进行衰减的初始时刻，此时 $M_{xy}=M_0$）。

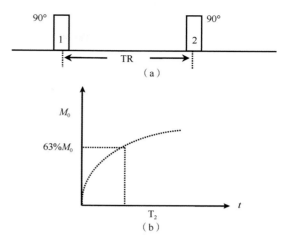

图 6-3-1　重复时间（TR）
（a）90°射频脉冲 1 和 90°射频脉冲 2 之间的时间段为重复时间；
（b）表示组织纵向弛豫

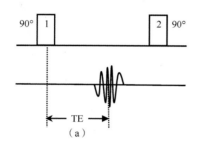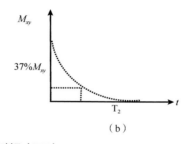

图 6-3-2　回波时间（TE）
（a）90°射频脉冲 1 到回波信号中点（最大）的时间为回波时间；（b）表示组织横向弛豫

在多回波序列中，射频脉冲至第 1 个回波信号出现的时间称为 TE_1，射频脉冲至第 2 个回波信号的时间称作 TE_2，依次类推。在自旋回波和 GRE 序列中，TE 和 TR 共同决定了图像的对比度。

3. 反转时间（inversion time，TI）　仅出现在具有180°反转预脉冲的序列中，指 180°反转脉冲中点与 90°射频脉冲中点之间的间隔时间。反转恢复脉冲序列的检测对象主要是组织的 T_1 特性。

4. 有效回波时间（effective echo time，effective TE）　在快速自旋回波（fast spin echo，FSE）序列或平面回波成像（echo planer imaging，EPI）序列中，一个 90°射频脉冲激发后将产生多个回波，这些回波分别填充在 k 空间的不同位置，而每个回波的有效回波时间是不同的，有效回波时间是指 90°射频脉冲与填充 k 空间中央的那个回波中点的时间间隔。

5. 回波链长度（echo train length，ETL）　回波链长度的概念出现在快速自旋回波序列或 EPI 序列中。回波链长度是指一次 90°脉冲激励后所产生和采集的回波数目。回波链的存在将成比例减少重复时间的重复次数。在其他成像参数保持不变的情况下，与相应的单个回波序列相比，具有回波链的快速成像序列的采集时间缩短为原来的 1/ETL，因此 ETL 也被称为快速成像序列的时间因子或加速因子。

6. 回波间隙（echo spacing，ES）　指回波链中相邻两个回波中点之间的间隔时间。ES 越小，相同 ETL 的回波链采集所需时间越短，则采集速度相对越快，间接提高了图像的信噪比。

7. 激励次数（number of excitation，NEX）　也称信号平均次数（number of signal average，NSA）或信号采集次数（number of acquisitions，NA），是指脉冲序列中每一个相位编码步级的重复次数。NEX 增加有利于减少伪影并增加图像信噪比，但同时也增加了信号采集时间。一般的序列需要两次以上的 NEX，而快速 MRI 脉冲序列特别是屏气序列的 NEX 往往是 1，甚至小于 1（部分 k 空间技术）。

（二）空间分辨力相关的概念

1. 像素 指矩阵中被分割的最小单元（像素=扫描野/矩阵）。像素是一个二维空间概念，其大小决定空间分辨力。

2. 体素 是数字数据在三维空间分割上的最小单位，是一个三维概念。磁共振图像上的体素指某一层面的最小单元。

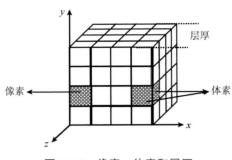

图 6-3-3　像素、体素和层厚

3. 层厚 是成像层面在成像空间第三维方向上的尺寸。磁共振的层厚由层面选择梯度场强和射频脉冲的带宽决定。层面越厚，体素体积就越大，信噪比越高，空间分辨力越低。可以选取的最小层厚是系统梯度性能及射频脉冲选择性好坏的重要指标（图 6-3-3）。

4. 层间距 是指相邻两个层面之间的间隔距离。在磁共振成像中，成像层面由射频脉冲确定。理想状态下，只有层面内的质子被射频脉冲激励，但由于受梯度场线性、射频脉冲的频率特性等因素的影响，实际上成像层面附近的质子往往也会受到射频脉冲激励，这样就会造成层面之间的信号相互影响，这种效应称为层间干扰或层间污染，有可能导致层面与层面间信号交替失真，进而降低空间分辨力。为了减少层间干扰，二维磁共振成像时往往需要一定的层间距。近年来由于梯度场和射频的精度越来越高，层间干扰现象明显减轻。

（三）射频脉冲偏转角度

在射频脉冲的作用下，组织的宏观磁化矢量将偏离平衡状态（即静磁场 B_0 方向），其偏离的角度称为偏转角度（flip angle，FA），或称激励角度。宏观磁化矢量偏转的角度取决于射频脉冲的能量，能量越大偏转角度越大。射频脉冲的能量取决于脉冲的强度和持续时间，增加能量可通过增加脉冲的强度和（或）持续时间来实现。MRI 常用的偏转角为 90°、180°和梯度回波序列中的小角度（<90°）。偏转角度越小，所需要的能量越小，激励后组织纵向弛豫（释放能量）所需要的时间越短。

二、自旋回波脉冲序列

自旋回波（spin echo，SE）序列是目前最基本的磁共振成像脉冲序列。其实施过程：先发射一个 90°射频脉冲，使 z 轴上 M_0 翻转到 xy 平面；在第一个 90°射频脉冲后的 TE/2 时间，再发射一个 180°的射频脉冲，这个 180°的射频脉冲使 xy 平面上的磁矩翻转 180°产生重聚作用，最后形成的信号称为自旋回波（图 6-3-4）。

自旋回波序列的优势：①序列结构简单，信号变化容易解释，但是一次激发只采集一个回波；②图像具有良好的信噪比；③图像的组织对比良好；④对磁场的不均匀性敏感性低，因而磁化率伪影很轻微；⑤利用自旋回波序列进行 T_1WI，采集时间一般仅需要 2～5min。

自旋回波序列也存在着一些缺点：①90°脉冲能量较大，纵向弛豫需要的时间较长，需采用较长的 TR（特别是 T_2WI），且一次激励仅采集一个回波，因而序列采集时间较长，T_2WI 常需要十几分钟以上；

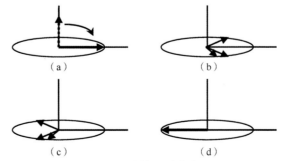

图 6-3-4　自旋回波的产生

（a）90°射频脉冲作用；（b）磁化矢量离散；（c）TE/2 时，施加 180°脉冲；（d）磁化矢量重聚

②由于采集时间长，体部 MR 成像时容易产生伪影；③采集时间长，因而难以进行动态增强扫描；④为减少伪影，NEX 常需要 2 以上，进一步增加了采集时间。鉴于上述特点，目前即便是低场机，也很少利用自旋回波序列进行 T₂WI 和质子密度加权成像。自旋回波序列多用于获取 T₁WI。

自旋回波序列可分为单回波序列和多回波序列：90°射频脉冲过后，如果只用一个 180°射频脉冲进行重聚，获取一个自旋回波，则称为单回波自旋回波序列。临床上常用于获取 T₁WI；一个 TR 周期内，90°射频脉冲过后，如果以特定时间间隔连续用多个 180°射频脉冲进行重聚，获取多个自旋回波，则称为多回波自旋回波序列，临床上常用于获取 T₂WI 和质子密度加权。虽然用 180°射频脉冲连续进行重聚，能获得多个信号，但是自旋回波强度会因 T₂ 效应而出现差别，信号逐渐减弱。

自旋回波序列也可以分为单层面自旋回波序列和多层面自旋回波序列：单层面自旋回波序列就是用自旋回波序列对一个层面进行信号采集。单层面自旋回波信号采集过程中，180°射频脉冲作用获得的自旋回波信号结束，到下一个 90°射频脉冲开始的这段时间，通常称为"死期"，"死期"的存在增加了扫描时间。多层面自旋回波序列通过充分利用这段"死期"时间，对其他层面进行信号采集，这样就提高了扫描效率。

自旋回波序列属于脉冲序列，也由射频脉冲、层面选择（梯度场）、相位编码（梯度场）、频率编码（梯度场）及磁共振信号五部分构成（图 6-3-5）。

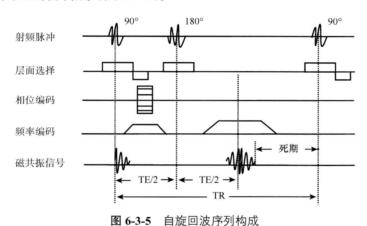

图 6-3-5　自旋回波序列构成

三、快速自旋回波脉冲序列

（一）快速自旋回波序列

标准的自旋回波过程是在一个 TR 周期内，先发射一个 90°射频脉冲，使 z 轴上的 M_0 翻转到 xy 平面，然后再发射一个 180°的射频脉冲，这个 180°的射频脉冲使 xy 平面上的磁矩翻转 180°进行重聚，形成自旋回波。快速自旋回波序列同样是先发射一个 90°射频脉冲，随后用一系列 180°射频脉冲重聚，产生多个连续回波，即回波链。每一个回波链中所包括的回波个数称为回波链长度。快速自旋回波序列的回波数量一般比多回波自旋回波序列要多，通常在 4~30 个，但这些回波信号的采集时间点是不同的，也就是其回波时间 TE 是不同的，因此，在快速自旋回波序列中的 TE 通常被描述为有效 TE。

相对于自旋回波序列而言，快速自旋回波序列具有成像速度快，对磁场不均匀性不敏感，磁敏感伪影明显减少等优点。下面对单回波自旋回波序列、多回波自旋回波序列和快速自旋回波序列的 k 空间填充过程进行介绍。

1. 单回波自旋回波序列　在一个 TR 时间内只进行一次 180°射频脉冲重聚，只产生一个回波来填充 k 空间（图 6-3-6）。

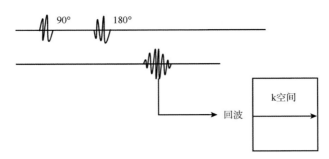

图 6-3-6　单回波自旋回波序列

2. 多回波自旋回波序列　在一个 TR 周期内，90°射频脉冲过后，以特定时间间隔连续用多个 180°射频脉冲进行重聚，获取多个自旋回波。每个自旋回波对应独立的相位编码，填充一个 k 空间，最终获得多幅图像（图 6-3-7）。

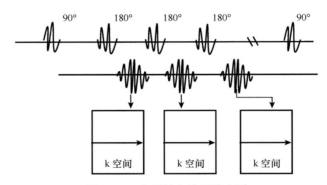

图 6-3-7　多回波自旋回波序列

3. 快速自旋回波序列　在一个 TR 周期内，90°射频脉冲过后，用一系列 180°射频脉冲重聚，生成由多个连续回波构成的回波组，填充在一个 k 空间而重建出同一幅图像（图 6-3-8）。

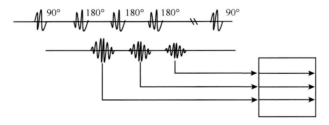

图 6-3-8　快速自旋回波序列

快速自旋回波序列与多回波自旋回波序列有着本质的区别：多回波自旋回波成像的每个回波信号在采集时的相位编码梯度强度是相同的，即每一个 TR 周期中获得一个特定的相位编码数据，因此每个回波信号被分别置于不同的 k 空间中，只填充 k 空间中的一行，每个回波信号分别参与形成一幅图像，从而可以生成多种不同权重的图像；而快速自旋回波序列多个回波信号的采集具有不同的相位编码梯度，即形成每个回波的相位梯度大小是不同的，每个 TR 时间内获得多个彼此独立的不相同的相位编码数据，这些数据即回波信号被放置于同一个 k 空间中，因此最终重建出的是单权重的图像，由于一个 TR 周期内获得多个相位编码数据，可以使用较少的 TR 周期形成一幅图像，缩短了扫描时间。

（二）多层面快速自旋回波序列

为了提高扫描速度，与多层面自旋回波序列相同，在快速自旋回波序列中同样可以采用多层面成像的方法，即在一个 TR 时间内以快速自旋回波的方式激发其他多个成像层面，以获得多层面的数据。多层面快速自旋回波通过一次激发多个层面的信号，在相位编码相同的情况下，一次采集多层数据，可以快速提高采集速度。需要注意的是，在临床工作中，多层面成像为了避免层间激发的干扰，在多层面成像时常采用隔层采集的方式，降低激发层面的干扰，或者保持一定的层间隔。多层面快速自旋回波序列对于梯度线圈的性能指标要求较高。

（三）单次激发快速自旋回波序列

单次激发快速自旋回波（single shot fast spin echo，SSFSE）序列与常规快速自旋回波序列不同，单次激发快速自旋回波序列有以下几个成像特点：

1. 快速成像　一次 90°脉冲激励后，采用连续的 180°重聚脉冲采集填充 k 空间所需要的所有回波信号。ETL 越长，扫描速度越快，甚至可达到亚秒级的成像速度。

2. 有效 TE 长　由于 ETL 很长，因此回波链中大部分回波的 TE 较长，因此所得到的图像是权重较大的 T_2 加权像。

3. 图像模糊　由于 ETL 太长，图像的模糊效应较为明显，并会有一定程度的图像对比度下降。

目前的临床应用中，SSFSE 通常与部分傅里叶采集技术相结合，形成半傅里叶采样的 SSFSE 序列。它最大特点是以非常快的扫描速度获得所需的数据，该序列广泛应用于体部成像，即使患者不能屏气也可以获得无明显呼吸运动伪影的图像。

四、反转恢复脉冲序列

反转恢复（inversion recovery，IR）脉冲序列是先用一个 180°射频脉冲激发，使成像层面的宏观磁化强度矢量 M_0 翻转至静磁场 B_0 的反方向，180°射频脉冲停止后，磁化矢量开始弛豫（纵向磁化矢量由负到零，再由零到正向），在磁化矢量弛豫过程中再施以 90°射频脉冲对其偏转，从而产生并检测到 FID 信号。因此，反转恢复脉冲序列是一种直接测量 FID 的序列。为了避免射频脉冲对 FID 信号的干扰，反转恢复脉冲序列也可以进行自旋回波信号检测，具体做法是，在 90°射频脉冲后面增加一个 180°重聚脉冲形成回波。

（一）反转恢复脉冲序列相关概念

1. 反转预脉冲　指使成像层面的宏观磁化强度矢量 M_0 翻转至静磁场 B_0 的反方向的 180°射频脉冲。

2. 反转时间　指 180°反转脉冲中点到 90°射频脉冲中点的时间间隔。

3. 回波时间　指 90°射频脉冲中点到 180°回波脉冲中点的时间间隔。

4. 重复时间　指相邻的两个 180°反转预脉冲中点的时间间隔（图 6-3-9）。此处特指反转恢复脉冲序列的重复时间。

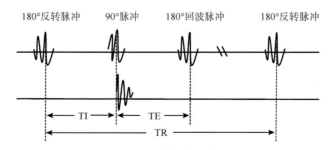

图 6-3-9　反转恢复脉冲序列

TI 为反转时间；TE 为回波时间；TR 为重复时间

（二）脂肪抑制和水抑制序列

反转恢复脉冲序列中，每一种组织都有一个特定的反转时间时刻。在这个时刻，组织纵向磁化矢量刚好由负值弛豫到零。如果在反转时间时刻给予一个 90°射频脉冲激发，由于此时没有纵向磁化矢量，则也不会产生横向磁化矢量，此时该组织信号为零，磁共振图像上显示信号被抑制。

组织的反转时间依赖于该组织的 T_1 值，即 T_1 越长，组织纵向磁化矢量由负值弛豫到零的反转时间长；T_1 越短，组织纵向磁化矢量由负值弛豫到零的反转时间越短。

脂肪组织的 T_1 很短，如果选择短反转时间（≤300ms）的反转恢复脉冲序列，则 90°射频脉冲激发时，脂肪组织的纵向磁化矢量等于零，因而也不会产生横向磁化矢量，脂肪组织的信号被抑制，此序列称为短时反转恢复序列（short time inversion recovery，STIR）。

脑脊液等液体的 T_1 很长，如果选择长反转时间（≥2000ms）的反转恢复脉冲序列，则 90°射频脉冲激发时，这些液体的纵向磁化矢量等于零，不会产生横向磁化矢量，液体的信号被抑制，此序列称为液体抑制反转恢复序列（fluid attenuated inversion recovery，FLAIR）。

五、梯度回波脉冲序列

磁共振设备中的梯度线圈产生的梯度磁场，不仅可以加在 x 轴、y 轴、z 轴方向进行空间编码，相应的梯度称为频率编码梯度（G_x）、相位编码梯度（G_y）、层面选择梯度（G_z），还可以用来产生梯度回波（gradient echo，GRE）。

梯度回波指通过梯度磁场正负方向的改变而产生的回波信号，又称为场回波（field echo，FE）。下面将对其产生的原理进行介绍。

梯度回波脉冲序列中，先用一个小角度（<90°）射频脉冲激发纵向磁化矢量，使纵向磁化矢量偏转一定角度，由于纵向磁化矢量只偏转一定角度，故又可以把其分解在 xy 平面和 z 轴上（图 6-3-10）。

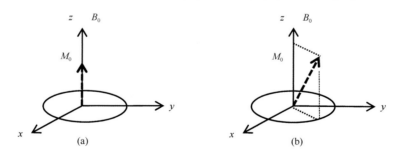

图 6-3-10 小角度射频脉冲激发纵向磁化矢量

（a）和（b）分别表示小角度射频脉冲作用前和后的纵向磁化矢量

在小角度射频脉冲刚结束的时刻，在读出梯度（频率编码）方向上施加一个正负方向变化的梯度磁场，该正负方向变化的梯度磁场具有先使质子离相位，后使质子聚相位的特点：梯度磁场处于负向时表现为离相位作用，使质子的失相位速度加快，也就是横向弛豫速度加快，宏观上表现为组织的宏观横向磁化矢量衰减为零，信号消失；当梯度磁场处于正向时表现为聚相位作用，能够使之前离相位作用造成的质子失相位逐渐得到纠正，宏观表现为组织的宏观横向磁化矢量逐渐恢复，产生回波信号。由于这种回波是利用了梯度磁场的变化产生的，所以称为梯度回波。实际上，梯度磁场使质子离相位和聚相位的作用是通过梯度磁场正负方向切换来实现的（图 6-3-11）。

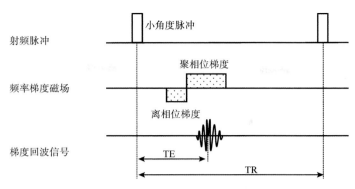

图 6-3-11　梯度回波脉冲序列

TE 为回波时间，TR 为重复时间

为什么在频率编码方向上获得梯度回波信号，而不是层面编码和相位编码方向上获得？

当施加小角度射频脉冲时，层面选择梯度导致质子立刻出现相位差，但这种相位差很快由于相位梯度磁场的作用而归零，因此不能用于生成梯度回波信号。在相位编码方向上，不同成像周期中的质子相位差异是不同的，这些相位差在相位梯度停止后仍保留到下一个成像周期，但在没有频率编码的情况下，这些相位差也不能产生信号。只有频率编码梯度施加时，根据位置不同产生的频率变化才能生成梯度回波信号，从而用于成像。简而言之，层面选择和相位编码梯度用于定位，但只有频率编码梯度产生了用于成像的信号。

梯度回波脉冲序列特点：①小角度射频脉冲激发，成像速度加快；②采用使质子离相位和聚相位的梯度磁场来获取回波信号；③图像反映的是 T_2^* 弛豫信息；④梯度回波脉冲序列中血流常呈现高信号。

下面介绍几种常用的梯度回波序列：

1. 扰相 GRE 序列　如果成像序列使用的 TR 短于组织的 T_2，当施加下一个射频激发脉冲时，将仍在 xy 平面保留有相当的 M_{xy}。扰相 GRE 序列的特征是在每个脉冲周期的信号检测（数据采集）后，施加扰相射频脉冲或射频扰相梯度，使残留的 M_{xy} 有效地失相，在下一周期的射频脉冲激发前，M_{xy} 被破坏，消失为零，因而只有 M_z 对下一个 MR 信号有贡献。

在所有的 GRE 序列中，扰相 GRE 序列对比的形成是最简单的。通过调整翻转角 θ、TR 和 TE 值，即可获得 T1WI、PDWI 和 T2WI。三个因素中，θ 是主要的决定因素。采用大 θ 时，图像倾向于 T1WI；采用小 θ 时，图像倾向于 PDWI 和 T_2^*WI。TE 与 TR 的时间值对加权特性也有影响，延长 TE，图像会具有 T_2^* 加权成分。使用小的 θ 时，PDWI 的 TE 短，而 T_2^*WI 的 TE 长。当 TR$\ll T_1$ 时，信号因饱和而近于零；如选用适当的 TR，射频脉冲之间 M_z 有一定程度恢复，恢复程度依赖于各组织的 T_1 值，从而产生组织 T_1 的对比，即 T1WI；如果延长 TR，去除 T_1 对比的影响，使 M_z 在射频脉冲之间接近完全恢复，则可获得 T_2^*WI 和 PDWI。

由于每次射频脉冲激发前 M_{xy} 均已失相，仅 M_z 达到稳定状态，稳定状态时的信号取决于 T_1，而不取决于 T_2，所以扰相 GRE 序列在显示 T_1 对比方面比较优越，主要用来显示 T_1 加权对比，产生 T1WI。扰相 GRE 序列能进行三维和薄层扫描，对流动伪影较不敏感，但磁敏感性伪影较严重。扰相 GRE 对于腹部和胸部的屏息成像很有帮助，还可用于颅脑、肝、肾等的钆对比剂团注动态检查。

2. 相位聚合 GRE 序列　与相位编码梯度大小相同、方向相反的梯度脉冲，使离散的相位重聚，从而形成最大的横向相位一致性，使残留的 M_{xy} 最大。该序列使相位编码梯度的净效果在每个周期是平衡的，M_z 和 M_{xy} 在连续的射频脉冲之间保持恒定，即保持稳态，因而 M_z 和 M_{xy} 对 MR 信号均有贡献。为达到 M_{xy} 的稳态，该序列的 TR 一般小于组织的 T_2（常小于 100ms，最短达十几毫秒）。

因为在每个扫描周期结束时 M_z、M_{xy} 成分均保持稳态，所以相位聚合 GRE 序列图像对比是极其复杂的，其信号强度依赖于 T_1、T_2、T_2^*、T_2/T_1 以及成像参数 TR、TE、θ 等。如果该序列所用的 TR 比

受检组织的 T_2 长，则在 T_2 弛豫时间内有效地去除了 M_{xy} 成分，此时该序列的对比与扰相 GRE 相似，即采用较长 TR（大于 200ms）时两种序列的差别并不大，其区别只在 TR 非常短时才明显。而如果该序列使用较短的 TR，采用小 θ（小于 20°）时，图像倾向于 PDWI 和 T_2^*WI；采用大 θ（大于 45°）时，图像对比对 T_2/T_1 比值敏感，具有大的 T_2/T_1 比值的结构（如脑脊液、胆汁）为亮信号，此时可获得脑脊液与邻近组织的最大对比，然而灰白质间的对比会随着 θ 的增大而降低；脂肪具有较大的 T_2/T_1 比值，表现为中等亮度。

3. 稳态自由进动 GRE 序列 该序列把相位重聚（即 M_{xy} 稳态）与自旋回波信号连在一起，采集的是自旋回波信号。该序列使用 $n+1$ 次的激发脉冲，可读出 n 个回波。当给两个激发脉冲时，第 2 个脉冲虽然是激发脉冲，但它同时具有类似 180°复相脉冲的作用，引起相位重聚而产生信号，所以这种序列产生的是自旋回波，而不是梯度回波。每个激发脉冲激发后，回波信号在第 3 个激发脉冲时达到最大，所以有效 TE 约为 2 倍的 TR。由于 TE 较长，该序列图像实际上是真正的重 T_2WI。

4. 梯度自旋回波（gradient spin-echo，GSE）序列 该序列保持了类似自旋回波的对比特点，又可以进一步缩短扫描时间（比快速自旋回波序列还要快）。在 GSE 序列中，每个 90°射频脉冲激发后，用几个 180°脉冲获得自旋回波，又在每两个 180°脉冲之间反复改变读出梯度。这样每个自旋回波之间又产生了几个梯度回波。

在快速自旋回波序列中，每个 180°脉冲之间的时间间隔（等于回波之间的时间间隔）允许在一定范围，如果间隔太短则这些脉冲引起的受检者接收的脉冲能量吸收量（即特殊吸收率，specific absorption ratio，SAR）会很强，就会超过对 SAR 值的安全限制，而回波之间的时间间隔限定使扫描时间不能做到很短，GSE 技术则可在每个自旋回波之前和之后增加几个梯度回波来克服对回波间隔时间的限制。每一个 TR 成像周期中的梯度回波和自旋回波彼此具有独立的相位编码。GSE 序列允许的回波链长度比快速自旋回波序列要增加很多，因而扫描时间明显减少。

GSE 序列的优点是提高了扫描速度（全脑扫描可在 30s 内完成，而快速自旋回波序列至少要 1min 或更长），而其对比又与自旋回波序列对比相似。

六、平面回波成像

平面回波成像（echo planar imaging，EPI）指一次射频脉冲激发后利用读出梯度磁场连续的正负方向切换，而产生一系列梯度回波。平面回波成像是在梯度回波的基础上发展而成的，是目前最快的磁共振信号采集方式。一次射频脉冲激发后即可在数十毫秒内完成一幅图像的信号采集。下面将对平面回波成像技术的原理进行介绍。

施加层面梯度磁场和射频脉冲后，在读出梯度（频率编码）方向上施加一个连续的先使质子离相位、后使质子聚相位的正负方向变化的梯度磁场，这样就产生了一系列梯度回波。在这个过程中，正向梯度磁场施加的时间超过第一个梯度回波中点后，实际上又成为正向的离相位梯度磁场。一定时间过后，把梯度磁场切换到负向，这时的负向梯度磁场成为聚相位梯度磁场，从而产生与第一个回波方向相反的第二个梯度回波，当负向梯度磁场施加的时间超过第二个回波中点后又成为反向离相位梯度磁场。如此周而复始，产生一连串正负向交替的梯度回波。

因为平面回波成像信号是由读出梯度磁场的连续正负方向切换产生的，故其在 k 空间的填充是迂回轨迹，这与一般的梯度回波序列或者自旋回波序列的填充方式不相同。因此需要在每个梯度回波之后施加相位编码梯度磁场，其与读出梯度磁场相互配合才能实现 k 空间信号填充，完成空间定位编码（图 6-3-12）。

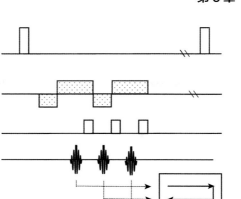

图 6-3-12　平面回波成像

平面回波成像主要是按激发次数和按平面回波成像准备脉冲进行分类的。

1. 按激发次数　分为单次激发平面回波成像和多次激发平面回波成像。

（1）单次激发平面回波成像（single-shot EPI，SS-EPI）：指一次射频脉冲激发后，采集用来填充 k 空间的所有数据。单次激发平面回波成像是目前采集速度最快的磁共振成像，单层图像的采集时间可短于 100ms。

（2）多次激发平面回波成像（multi-shots EPI，MS-EPI）：指一次射频脉冲激发后，通过读出梯度磁场连续正负方向切换获得多个梯度回波，用来填充 k 空间的多条相位编码线。多次激发平面回波成像序列中，需要多次射频脉冲激发、相应次数的回波采集及数据迁回填充才能完成整个 k 空间的填充。多次激发平面回波成像所需要进行的激发次数取决于 k 空间相位编码步级和回波链长度。

2. 按平面回波成像准备脉冲　分为梯度回波平面回波成像（gradient echo-echo planar imaging，GRE-EPI）、自旋回波平面回波成像（spin echo-echo planar imaging，SE-EPI）和反转恢复平面回波成像（inversion recovery EPI，IR-EPI）。

（1）梯度回波平面回波成像：指在小于 90°射频脉冲后利用平面回波成像采集梯度回波链的技术。梯度回波平面回波成像是最基本的平面回波成像技术，一般用于 T_2^*WI 序列。

（2）自旋回波平面回波成像：指平面回波采集前施加一个 90°偏转射频脉冲和一个 180°重聚脉冲。180°重聚脉冲将产生一个标准的自旋回波，一般都把这个自旋回波填充在 k 空间中心。而平面回波成像将采集一个梯度回波链，一般把这个回波链填充在 k 空间其他区域。自旋回波平面回波成像技术多用于 T_2WI 或水分子弥散加权成像序列。

（3）反转恢复平面回波成像：指在平面回波采集前施加一个 180°反转恢复预脉冲的成像技术。反转恢复平面回波成像常用于超快速 T_1WI 序列。

第 4 节　磁共振对比剂

磁共振成像的优势之一是产生显著和丰富的软组织间对比度。图像的对比度取决于相邻像素之间的信号强度差异。增强信号强度差异的方法有两种：一种是成像过程中对相关物理参数的合理选择，比如调节 TE、TR 等扫描参数；另一种是注射某种药物制剂，使相邻的正常组织和异常组织间信号差异增大，这种能使磁共振影像对比度增加的药物制剂称作磁共振对比剂，简称磁共振造影剂。磁共振对比剂的应用极大地拓展了 MR 成像的临床适用范围，现今临床上 MR 成像中有近一半的成像是采用对比剂增强成像，而且这一趋势还在不断增长。

一、MR 对比剂的类型

磁共振对比剂分类方法多样，可以根据磁性、化学成分、是否存在金属原子、给药途径、对磁共振图像的影响、生物分布和应用进行分类。例如，按磁化强度可分为顺磁性对比剂、超顺磁性对比剂、铁磁性造影剂以及抗磁性对比剂；按化学结构可分为离子型对比剂、非离子型对比剂；按组织特异性可分为肝特异性对比剂、血液池对比剂、淋巴结对比剂等；按给药途径可分为静脉对比剂、口服对比剂；按照对磁共振图像的影响可分为阳性对比剂、阴性对比剂等。

临床上常用的磁共振对比剂主要是钆（Ⅲ）基对比剂（GBCAs），其次还有一些铁氧化物纳米粒子和锰（Ⅱ）络合物。

二、磁共振对比剂成像原理

组织信号强度主要由该组织的质子密度和弛豫时间决定。因此磁共振对比剂通过影响组织的弛豫时间和质子密度发挥作用。目前临床上使用的磁共振对比剂的作用原理主要是通过影响质子的弛豫时间，使组织信号强度增加或降低，从而达到提高不同组织间信号差异的目的。对比剂本身不产生信号，而是通过改变体内局部组织中质子的弛豫率，与周围组织形成对比，从而达到造影的目的。大多数对比剂通过缩短水的弛豫时间增强信号差异。近年发展起来的化学交换饱和转移（CEST）技术则是通过改变质子密度进行成像。不同类型的对比剂，其成像原理也不同。

（一）磁共振对比剂的成像原理

1. 顺磁性磁共振对比剂的作用机制　顺磁性对比剂是迄今为止最重要的 MRI 对比剂，当组织中没有顺磁性物质存在时，质子之间通过偶极-偶极弛豫作用，造成组织的 T_1、T_2 弛豫。若组织中存在钆、锰等带有不成对电子的顺磁性金属离子，则这些不成对电子与质子一样为偶极子，也具有磁矩。由于电子的磁化率约为质子的 657 倍，从而局部产生巨大的波动磁场。在热运动过程中，波动磁场与邻近质子作用形成电子-质子偶极-偶极弛豫。此时，由于大部分电子的运动频率与 Larmor 频率相近，从而使邻近质子的 T_1、T_2 弛豫时间缩短，引起所谓的质子弛豫增强，即磁共振图像上 T_1WI 表现为高信号，T_2WI 表现为低信号。

目前临床上广泛应用的离子型非特异性细胞外液对比剂 Gd-DTPA（钆喷酸二甲胺）就是一种顺磁性磁共振对比剂。人体中 Gd-DTPA 浓度较低时，对比剂对组织的 T_1 弛豫时间缩短效应较大。若人体中 Gd-DTPA 浓度明显高于临床剂量，则 T_2 缩短效应显著，此时如采用 T_2WI 或 T_2^*WI 成像，含 Gd-DTPA 对比剂的组织显示为低信号，这种情况称为阴性造影。

2. 超顺磁性磁共振对比剂的增强机制　超顺磁性磁共振对比剂是含有随机取向的超顺磁性离子（通常是铁氧化物），在存在外部磁场的情况下，微晶与磁场对齐，导致超级自旋，从而使材料具有磁性。粒子的总自旋远大于单个金属离子自旋的总和，这可以导致非常高的弛豫率。在没有施加磁场的情况下，材料不再具有磁性。微晶由非化学计量金属（通常是铁）氧化物核心制成，并被涂层覆盖，如葡聚糖、柠檬酸盐、油酸盐或其他非免疫原性聚合物，以避免聚集并降低其毒性。

3. 化学交换饱和转移技术　即基于水与质子交换率，选择性饱和某特定频率处的微量大分子的可交换质子池，与自由水中的氢质子进行空间位置的交换，将饱和状态传递到水的氢质子，使自由水中氢质子的信号减低，通过对氢质子在自由水中的信号差异进行成像，产生 MRI 对比度，这种技术对组织中游离的蛋白质等大分子含量的变化十分敏感。

（二）磁共振对比剂副作用、不良反应和禁忌证

以目前常用的线性和大环类含钆对比剂为例，其最常见的不良反应主要是注射部位不适、头痛、头晕、恶心、瘙痒、皮疹及心前区不适。严重的不良反应可表现为呼吸困难、血压降低、支气管哮喘、肺水肿、肾衰竭等。严重不良反应发生率极低，出现者多有呼吸系统疾病或过敏史，此外患有严重肾脏疾病患者可能出现一些更严重的副作用，包括钆中毒和肾源性系统性纤维化（NSF）。钆对比剂均会在大脑及其他组织中发生痕量钆沉积。动物实验研究显示在重复使用钆对比剂之后，线性钆对比剂的沉积量比大环类高。

（三）磁共振对比剂临床应用

当磁共振平扫不能获得足够的诊断信息，需要增强组织对比时，可使用对比剂。目前磁共振对比剂能用于各部位的增强，包括获得组织和血管的对比，用以区分肿瘤、炎症等，达到诊断与鉴别诊断的目的。目前主要用于：①脑和脊髓病变，如肿瘤、炎症、梗死等（图 6-4-1）；②垂体腺瘤或微腺瘤的检查；③乳腺检查；④心肌灌注加权成像；⑤腹部脏器，如肝、胆、胰、脾等；⑥盆腔脏器检查；⑦其他部位病变的检查。

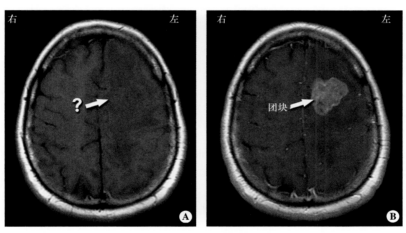

图 6-4-1 左图看不到，使用钆对比剂后，可清楚显示脑内占位性病变（右图箭头处）
A. 为使用钆对比剂前，异常区域不明显；B. 为使用钆对比剂后，显示出一个非常清晰的增强区域（病变）

三、钆 对 比 剂

（一）钆对比剂简介

钆对比剂（gadolinium-based contrast agents，GBCAs）用于 MRI 临床检查起源于 20 世纪 80 年代后期，至今近 40 年。钆对比剂本身并不产生信号，而是缩短组织质子的 T_1 和 T_2，从而间接引起组织内质子信号变化。磁共振对比剂对组织信号强度的影响与其剂量密切相关：较低剂量时，以缩短 T_1 为主，强化组织表现为高信号；随着剂量的增加，T_2 缩短效应渐趋明显（当然，也有本身就以缩短 T_2 为主的对比剂，如超顺磁性氧化铁颗粒，SPIO）；当对比剂剂量大大高于临床规定（0.1~0.2mmol/kg 体重）时，T_2 缩短显著，呈负性增强，强化组织表现为低信号。钆对比剂是小分子的细胞外间隙对比剂，根据其螯合物结构的不同，可分为环状和线性两类；根据其在水溶液中的解离程度，可分为离子型和非离子型。环状钆对比剂的稳定性要强于线性，离子型钆对比剂的稳定性要强于非离子型。目前已经上市的钆对比剂详见表 6-4-1。

表 6-4-1 目前已上市的钆对比剂

中文名	英文名	商品名	英文缩写	化学结构	电荷情况	NSF毒理*	批准上市时间	弛豫率(秒)**	给药方式
钆布醇	Gadobutrol	Gadovist，加乐显	GD-BT-DO3A-butrol	环状	非离子型	有	1998(欧洲) 2011(美国)	5.2	静脉(细胞外)
钆特醇	Gadoteridol	ProHance，普海思	GD-HP-DO3A	环状	非离子型	无	1992(美国)	4.4	静脉(细胞外)
钆双胺	Gadodiamide	Omniscan，欧乃影	GD-DTPA-BMA	线性	非离子型	有	1993(美国) 欧洲暂停使用	4.5	静脉(细胞外)
钆弗塞胺	Gadoversetamide	Optimark，安磁力	GD-DTPA-BMEA	线性	非离子型	有	1999(美国)	4.4	静脉(细胞外)
钆喷酸葡胺	Gadopentetate dimeglumine	Magnevist，马根维显	GD-DTPA	线性	离子型	有	1988(美国)	4.3	静脉(细胞外)
钆贝葡胺	Gadobenate dimeglumine	MultiHance，莫迪司	GD-BOPTA	线性	离子型	无	1998(欧洲) 2004(美国)	6.2	静脉(肝)
钆塞酸二钠	Gadoxetate disodium	Eovist(美国)、Primovist(欧洲)，普美显	GD-(S)-EOB-DTPA	线性	离子型	无	2005(欧洲) 2008(美国)	7.2	静脉(肝)
钆特酸葡胺	Gadoterate meglumine	DOTAREM，多它灵	GD-DOTA	环状	离子型	有	1989(欧洲) 2013(美国)	3.9	静脉
钆磷维塞三钠	Gadofosveset trisodium	Ablavar，Vasovist	Gdfos	线性	离子型	有	2005(欧洲) 2008(美国)	19	静脉(血液池)

　*NSF: nephrogenic systeic fibrosis，肾源性系统纤维化，是肾功能不全患者钆暴露后诱发的罕见、严重并发症，主要表现为皮肤纤维化，可伴其他器官纤维化如肺、食管、心脏和骨骼肌。

　**测量条件：37℃，1.5T

　注：药品中文名和商品名来自中国药品注册数据库（Chinese Marketed Drugs Database）钆磷维三钠除外（也译为钆磷维塞三钠）；英文名来自美国FDA药物数据库（www.accessdata.fda.gov）和CAS sciFinder。

（二）钆对比剂使用方法

1. 适应证

（1）中枢神经、胸部、腹部、盆腔、四肢等人体脏器和组织增强扫描。

（2）增强 MRI 血管成像。

（3）灌注成像。

2. 禁忌证

（1）对钆对比剂过敏者。

（2）重度肾脏损害受检者[肾小球滤过率（eGFR）范围小于 30 ml/（min·1.73m^2）]，已接受或即将接受肝移植术的肾功能不全受检者禁用钆双胺，其化学名为[5, 8-双（羧甲基）-11-[2-（甲胺基）-2-氧代乙基]-3-氧代-2, 5, 8, 11-四氮杂癸烷-13-氧代（3-）]钆。

3. 特殊人群用药

（1）对有严重肾功能障碍的受检者，由于排出延迟须慎用。

（2）哮喘及其他变态性呼吸疾病及有过敏倾向者慎用。

（3）孕妇及哺乳期妇女慎用。

（4）儿童用药，2 岁以上，按体重 1 次 0.2 ml/kg 或 0.1 mmol/kg 给药。

4. 检查前准备

1）心理护理：通过护理手段了解受检者担心的问题，及时实施耐心细致的心理疏导。消除受检者的恐惧和焦虑等心理，使受检者以积极的心态配合检查，减少不良反应，获得满意的检查结果。

2）询问过敏史：对有碘及其他药物（如磺胺类、青霉素）过敏史，严重肾功能不全、癫痫、低血压等受检者均应慎用。

3）将对比剂用医用恒温箱或水浴加热后使用，大大减少了不良反应的发生率，为了达到屏气快速扫描（2 ml/s）的速度要求，在使用前将对比剂加热到体温水平，以降低对比剂的黏稠度，降低对比剂的注射阻力，减少受检者的不适感。

4）其他：检查前受检者禁食 6h，同时签写磁共振成像自愿书，必要时先埋好留置针，请家属陪同检查。磁共振成像室备好急救药品及用品。

5. 检查过程中及检查后的护理

1）在检查过程中严密观察受检者情况，注药时注意询问受检者的感觉，发现异常立即采取相应措施及时处理。

2）检查后护理：嘱受检者留院观察 30 min 后无不适方可离去。对门诊受检者医嘱，如有不适随时到医院就诊，以防迟发性不良反应，并嘱多饮水，加速药物从肾脏排泄，有效预防不良反应的发生。

6. 注意事项

（1）注射时注意避免药液外渗，防止引起组织疼痛，注药前确定针头在血管内再推注。

（2）部分受检者用后血清铁及胆红素值略有升高，但无症状，可在 24h 内恢复正常。

（3）一次检查后同瓶所剩对比剂应不再使用。

（三）钆对比剂不良反应及处理

钆对比剂耐受性好，通常不良反应发生率低，明显低于碘对比剂。采用 0.1 mmol/kg 或 0.2 mmol/kg 剂量，发生不良反应的比例为 0.07%～2.4%，多数为轻度或轻微反应，但仍须引起注意，尤其是以下几个方面。

1. 非变态反应　如头痛、头晕、呕吐等。若症状不加重，多可在短时间内自行缓解。还可通过大量饮水，促进对比剂排出，无须其他特殊处理。

2. 轻度变态反应　表现为皮肤潮红、皮疹、口干、流涎等。变态反应如头痛、头晕、呕吐等。应立即停止使用对比剂，观察受检者生命体征，并同时呼叫医院急救小组，遵医嘱给予地塞米松 10mg 静脉滴注，建立静脉通路，必要时吸氧；同时嘱大量饮水以排出对比剂。观察 30min，症状缓解后离开。

3. 中度变态反应　表现为胸闷、气促、血压下降、喉头水肿等。应立即停止使用对比剂，观察受检者生命体征，并同时呼叫医院急救小组，就地抢救，迅速建立静脉通路。应抗变态反应处理：遵医嘱给予地塞米松 10mg 加入液体中静脉滴注，异丙嗪 25mg 肌内注射；密切观察受检者瞳孔反应、血压、脉搏、呼吸及喉头水肿变化；对症处理：保温，给氧，取休克位，保持呼吸道通畅，减轻喉头水肿。做好气管切开准备。立即通知急诊科及有关临床科室进行紧急合作处理，待病情稳定后，尽快送往有关科室继续观察。

4. 重度变态反应　为呼吸抑制、心搏骤停。立即停止使用对比剂，就地行心肺复苏，同时呼叫医院急救小组，配合医生就地抢救。予肾上腺素 0.1～0.2g 皮下注射，地塞米松或甲泼尼龙静脉推注，同时人工呼吸、心脏按压，做好气管切开及呼吸机应用准备。在紧急处理的同时，要立即请急诊室或有关科室医生会诊抢救。

5. 钆对比剂外渗轻度渗漏　多数损伤轻微，无须处理。需要嘱咐受检者注意观察，如果有加重，及时就诊；对个别疼痛较为敏感者，局部给予普通冷湿敷。中、重度渗漏：可能引起局部组织肿胀、皮肤溃疡、软组织坏死和间隔综合征。

建议处理措施：抬高患肢，促进血液的回流；早期使用 50% 硫酸镁保湿冷敷，24h 后改为硫酸镁保湿热敷，或者黏多糖软膏等外敷；也可以用 0.05% 地塞米松局部湿敷；也可用厚 3 mm 的新鲜马铃薯片外敷注射处，每隔 1h 更换 1 次。外敷 3h 后局部肿痛就可完全消失。对比剂外渗严重者，在外用药物基础上口服地塞米松，每次 5mg，1 天 3 次，连续服用 3 天；必要时，咨询临床医师用药。

6. 静脉炎相关 首先是穿刺点局部不适或有轻微疼痛，进而局部组织发红、疼痛、肿胀、灼热，并出现沿静脉走向条索状红线，按之可触及条索状硬结、严重者穿刺处有脓液，伴有畏寒、发热等全身症状。建议处理措施：为减少局部反应及静脉炎的发生，临床一般用 20 ml 0.9% 氯化钠溶液冲洗注射局部，可降低药物的残留浓度；严重者，在外用药物基础上口服地塞米松，每次 5 mg，1 天 3 次，连续服用 3 天；其他治疗方法还有很多，如冷敷、热敷、理疗及硫酸镁湿敷等，也可用厚 3mm 的新鲜马铃薯片外敷。

7. 肾源性系统纤维化（nephrogenic systemic fibrosis，NSF） 是一种罕见的、严重的疾病，特征是全身皮肤和结缔组织纤维化，并可导致死亡。NSF 只在肾功能不全受检者中发生，正常肾功能受检者中未见此报道。目前 NSF 的确切病理学尚不清楚，可能是多种因素联合作用的结果，但仅见于严重肾功能不全受检者。NSF/NFD 可通过在显微镜下观察皮肤样本来确诊。重度肾脏损害受检者[肾小球滤过率范围小于 30 ml/（min·1.73m^2）]，已接受或即将接受肝移植术的肾功能不全受检者禁用钆双胺注射液。中度肾脏损害受检者[eGFR 范围 30～59ml/（min·1.73m^2）]，新生儿及 1 岁以内的婴幼儿，仅在经过慎重考虑后，方可使用钆双胺。所有受检者尤其是 65 岁以上老年人，使用钆对比剂前，应通过询问病史或实验室进行肾功能不全的筛查。总之，建议广大医护人员严格按照适应证使用，不要超剂量使用，并在使用前严格检查受检者肾功能，等受检者体内的对比剂清除后，才可再次使用。尽管目前没有证据表明对受检者进行透析可以预防或治疗 NSF，但严重肾功能不全的受检者使用含钆对比剂后，应及时进行血液透析，以帮助受检者尽快排出体内的钆。处理钆对比剂不良反应的总原则为，前期不良反应处理准备，防止特异性过敏反应，加快产品代谢和留院观察。

第 5 节 磁共振特殊成像原理

磁共振成像的另外一个优势是成像技术灵活多样，临床应用研究上针对不同的诊断需求开发出了许多特殊的成像技术，比如磁共振血管成像（magnetic resonance angiography，MRA）、组织抑制成像、弥散加权成像、磁共振灌注加权成像、功能磁共振成像（functional MRI，fMRI）和磁共振波谱成像（MR spectroscopy，MRS）等。

一、磁共振血管成像技术

磁共振血管成像指利用血液的流动效应使血管磁共振信号出现增强或减弱，从而显示血管的形态以及提供血流方向和流速方面信息的一种无创技术。其可分为不使用对比剂（直接 MRA）和使用对比剂（CE-MRA）两种情况。使用对比剂时，常用的对比剂为 Gd-DTPA。在直接 MRA 中，磁共振信号的变化与扫描内视野的血管形态、血流形式、流速、层厚、序列参数和流动效应都有密切关系。为了更好地理解磁共振血管成像，首先需要了解血液的流动类型及流动带来的磁共振效应。

（一）血流的形式和特点

常见的血流形式 根据血流速度沿血管径向分布的不同，分为层流（laminar flow）、湍流（turbulent flow）。

1. 层流 是指血流中每个质点的运动方向一致并与血管长轴平行，但各质点的流速不同，血管轴心处的血流速度最快，约为平均流速的 2 倍。越靠近血管壁的血流流速越慢，与血管壁相接触的无限薄的血流层面流速为零。因此, 血管腔中的血流速度表现为一个沿血流方向的抛物线。

2. 湍流　又称涡流, 指血流中质点的运动方向不仅与血管长轴平行, 还向其他方向不规则流动。湍流常常会在血管狭窄处两侧形成 (图 6-5-1)。

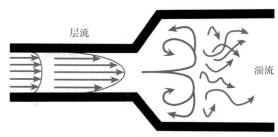

图 6-5-1　层流、湍流示意图

血管里血流是层流和湍流同时存在或交替出现的, 流动的类型与雷诺数 (Re) 有关, 在低雷诺数时, 流动以层流为主, 而在高雷诺数时, 流动以湍流为主。雷诺数反映的是液体流速与流体惯性力/黏滞度的关系, 定义为 $Re = \rho DV/\eta$, 其中 Re 代表雷诺数, ρ 代表血液密度, D 代表血管直径, V 代表血流平均速度, η 代表血液黏滞度。若 Re<2000, 血流趋于层流状态; 若 Re>3000, 血流趋于湍流状态; 若 2000 ≤ Re ≤ 3000, 则血流的变化复杂多样。从公式也可以看出, 血管管径大、血流速度快、血液黏滞度低容易导致湍流形成。

(二) 血流引起的磁共振效应

1. 表现为低信号的血流效应

(1) 流空效应 (flow void effect)　磁共振检查中, 如果扫描层面垂直或者接近垂直于血流方向, 施加 90° 射频脉冲时, 扫描层面内包括血管中的血液在内的所有组织同时受到激发。在 TE/2 时间后, 当向同一扫描层面施加 180° 重聚脉冲时, 层面内静止组织发生相位重聚而产生回波。然而, 由于血液的流动性, 血管中被 90° 射频脉冲激发过的那部分血液已经离开扫描层面, 向前运动了 TE/2 时间段的距离。也就是说, 这部分血液不会受到 180° 重聚脉冲作用, 不产生回波。并且, 在 180° 重聚脉冲作用时, 扫描层面内血管中新流入的血液, 由于没有经过 90° 射频脉冲的激发, 也不产生回波。这样, 由于血管腔内没有回波产生而表现为低信号, 与周围组织、结构形成良好的对比, 称为流空效应 (图 6-5-2)。通常情况下, TE/2 越长, 流空效应越明显。

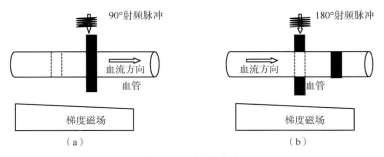

图 6-5-2　流空效应

(a) 施加 90° 射频脉冲时, 扫描层面内包括血管中的血液在内的所有组织同时受到激发。(b) 当向同一扫描层面施加 180° 射频脉冲时, 层面内静止组织发生相位重聚而产生回波。由于血液的流动性, 血管中被 90° 射频脉冲激发过的那部分血液已经离开扫描层面, 这部分血液不会受到 180° 重聚脉冲作用, 不产生回波。并且, 在 180° 重聚脉冲作用时, 扫描层面内血管中新流入的血液, 由于没有经过 90° 射频脉冲的激发, 也不产生回波。这样, 由于血管腔内没有回波产生而表现为低信号, 与周围组织、结构形成良好的对比, 称为流空效应

(2) 湍流　使血流方向和速度表现出无规律性, 因而引起成像层面内血管中的质子群失相位, 使获得的磁共振血流信号明显减弱。

(3) 流速差别造成失相位　层面内沿着频率编码梯度磁场方向的血流将经历磁场强度的变化。如果血管中同一体素内质子群的流度一样, 那么各质子将经历相同的磁场强度变化, 拥有相同的旋进频率, 质子不发生失相位。但由于层流的存在, 同一体素内的各质子因处于不同层面而流速不同, 各自经历的梯度磁场强度的变化就不同, 旋进频率将发生不同的变化, 质子群将失相位, 表现为磁共振信号的衰减。

（4）血流的长 T_1 特性　某些 TR 和 TE 很短的超快速 T_1WI 中，血液信号受流动性的影响很小，主要受其 T_1 值的影响。由于血液的 T_1 值很长，因此表现出相对低的磁共振信号。

2. 表现为高信号的血流效应

（1）流入效应　如果磁共振扫描层面垂直或基本垂直于血流方向，同时所选用的 TR 也很短，层面内静止组织的质子群因没有足够的时间进行充分的纵向弛豫，而出现饱和现象，即不再接受新的射频脉冲的激发产生足够大的宏观横向磁化矢量，表现为信号减弱。对于血流来说，总有未经激发的质子群流入扫描平面，经射频脉冲激发后产生较强的信号，与静止组织相比表现为高信号。大多数情况下，流入效应出现在梯度回波序列，也可出现在自旋回波序列。

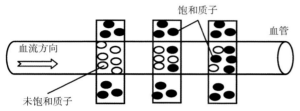

图 6-5-3　流入效应示意图

在多层面扫描时，血流的上游方向第一层流入了层外未饱和的质子，因而流入效应最强，磁共振信号也就高。血流方向的其他层面内，由于流入了上一层血流中饱和的质子，因而流入效应逐渐减弱，强磁共振信号也减弱（图 6-5-3）。

（2）偶回波效应　质子的旋进频率、相位状态与所处的磁场强度有关。在梯度磁场中质子的位置改变将引起旋进频率和相位的变化。如果质子沿着相位编码方向移动，则偶数次线性变化的梯度磁场可使相位已经离散的质子又发生相位重聚，表现出血流高信号；奇数次线性变化的梯度磁场使质子相位离散，表现出血流低信号。像这样，自旋回波序列进行多回波成像时，奇数回波图像上血流信号表现为低信号，偶数回波的图像上血流信号表现为高信号的现象称为偶回波效应或者偶回波相位重聚。

（3）非常缓慢的血流　椎旁静脉丛或盆腔静脉丛等血管内的血流速度非常缓慢，流动造成的失相位或流空效应均不明显。这些血管内血流的信号与流动本身关系不大，而主要取决于血液的 T_1 和 T_2 值。如果利用 T_2 加权成像，则血液可表现为高信号。

（4）梯度回波序列　梯度磁场的切换产生梯度回波，而梯度磁场的切换过程不需要进行层面选择，因此受小角度激发产生宏观横向磁化矢量的血流，尽管离开了扫描层面，但只要不超出有效梯度场和采集线圈的有效范围，仍可以感受梯度磁场的切换而产生回波，因而不表现为流空效应而表现出相对高的磁共振信号强度。

（5）舒张期假门控效应　动脉中血流速度与心动周期有关。心脏收缩期血流速度快，心脏舒张期尤其是舒张末期血流速度较慢。如果利用心电门控技术在心脏舒张中后期激发并采集磁共振信号，则速度较慢的血流受 T_1 值、T_2 值的影响可表现为高信号。当 TR 与心动周期刚好相等，并且激发和采集过程刚好在心脏舒张中后期时，血管内的血流可表现为较高信号，这种现象称为舒张期假门控效应。

（三）磁共振血管成像方法

1. 时间飞跃法（time of flight，TOF）　时间飞跃效应主要表现为低信号的流空效应和表现为高信号的流入效应，时间飞跃法成像是基于流入增强效应，利用快速梯度回波序列进行血管成像。时间飞跃法成像使用的梯度回波序列一般要求垂直于血管走向，并且梯度回波为短 TR、短 TE。由于 TR 很短，扫描层面内静止组织被反复激发后纵向磁化矢量不能充分弛豫而处于饱和状态，信号很弱；血管内血液具有流动性，当扫描层面内受激发的饱和质子流出扫描层面外时，扫描层面外完全磁化的不饱和质子流入扫描层面，产生强大的纵向磁化矢量，发出高信号，于是血管内外形成信号反差，使血管显影。增加层厚、缩短 TR，都有利于提高血流与周围组织的对比度。时间飞跃法在脑部血管、颈部血管、下肢血管等方面有着广泛应用。根据层面采集的模式又分为二维 TOF（2D-TOF）和三维 TOF（3D-TOF）两种。

（1）2D-TOF 是指利用 TOF 技术进行连续的薄层采集（层厚一般为 2～3 mm），所成像的层面是一层一层地分别受到射频脉冲激发的，采集完一个层面后，再采集下一个相邻的层面，然后对原始图像进行后处理重建。2D-TOF 一般采用扰相 GRE T₁WI 序列，在 1.5T 的磁共振中，TR 一般为 20～30 ms，选择最短的 TE 以减少流动失相位，选择角度较大的射频脉冲（一般为 40°～60°）以抑制背景组织的信号（图 6-5-4）。2D-TOF 具有以下优点：由于是单层采集，层面内血流的饱和现象较轻，有利于静脉慢血流的显示；由于采用较短的 TR 和较大的反转角，所以背景组织信号抑制较好；扫描速度较快，单层图像 TA 一般为 1～5 s。2D-TOF 的不足：后处理重建的效果不如三维成像；容易因原始图像变形引起的层间配准错误而出现血管影扭曲；由于层面方向空间分辨力相对较低，体素较大，流动失相位较明显，特别是受湍流的影响较大，故容易出现相应的假象。

（2）3D-TOF 与 2D-TOF 不同，3D-TOF 不是针对单个层面而是针对整个容积进行激发和采集的。3D-TOF 一般也采用扰相 GRE 序列，在 1.5T 的磁共振中，TR 一般为 25～45ms，TE 一般选择 6.9ms（相当于反相位图像，以尽量减少脂肪的信号），激发角度一般为 25°～35°（图 6-5-5）。

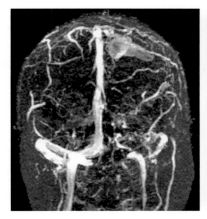 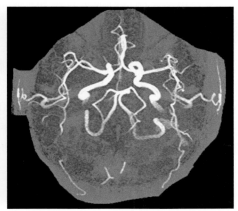

图 6-5-4 二维 TOF 磁共振静脉系统　　　**图 6-5-5** 三维 TOF 颅内静脉系统

3D-TOF 具有以下优点：空间分辨力更高，特别是层面方向，由于采用三维采集技术，原始图像的层厚可以小于 1mm；图像的信噪比明显优于相应矩阵和层厚的 2D-TOF；由于体素较小，流动失相位相对较轻，受湍流的影响相对较小；后处理重建的图像质量较好。3D-TOF 的缺点：为了减轻血流的饱和效应需要缩小激发角度，背景组织的抑制效果不及 2D-TOF；容积内血流的饱和较为明显，不利于慢血流的显示；扫描时间相对较长。

2. 相位对比法（phase contrast，PC） 是采用带有双极流动相位编码梯度的快速回波技术进行数据采集，利用静息组织与血液在双极流动编码梯度下的演化相位差异实现组织对比。具体操作方法：对成像层面内的质子加一个大小相等，方向为先负后正的脉冲。静止组织的横向磁化矢量也会出现大小相等，方向先负后正的相位改变，这些改变的相位叠加后为零，静止组织表现出低信号；而血管中流动的血液，相位叠加后大于零，血流呈高信号。最后，流动血流与静止组织间产生良好的对比。在获得所有成像信息后，通过减影去除背景静止组织，仅留下流动血流造成的相位变化信息，通过计算机重建即可获得磁共振影像图像。与时间飞跃法相比，相位对比法具有可以区分血流速度，显示血流方向、减影消除背景组织等优点。与 TOF MRA 相比，PC MRA 的优点在于：背景组织抑制好，有助于小血管的显示；有利于血管狭窄和动脉瘤的显示；有利于慢血流的显示，适用于静脉的检查；可进行血流的定量分析，标示血流方向。PC MRA 也存在一些不足：成像时间比相应 TOF MRA 长；先确定编码流速，流速过小易出现反向血流的假象；流速过大，血流的相位变化太小，信号会明显减弱，图像处理相对比较复杂。

3. 对比增强血管 MRA（contrast enhanced MRA，CE-MRA） 就是利用对比剂使血液的 T_1 值明显缩短，然后用短 TR、短 TE 的快速梯度回波序列来获取这种 T_1 弛豫差别信号。常用的对比剂是 Gd-DTPA，Gd-DTPA 可以使血液的 T_1 值比脂肪还短，这样使得血管中血液与背景组织形成强烈对比。实际操作时，Gd-DTPA 多由肘前区浅静脉或手背部浅静脉注入。

4. 黑血法（black blood） 是基于高速血流流空效应的血管成像技术，通过预饱和技术使图像中流动的血流呈黑色低信号的方法。在成像层面之外设置一个预饱和区，流动的质子流经此区后处于完全饱和状态，这些处于完全饱和状态的质子进入成像层面时不能产生信号，而成像层面内静止组织呈相对高信号，形成对比。黑血法可用于判断血流方向。

二、组织抑制成像技术

磁共振成像可以选择性地将某种组织的信号抑制成低信号，即在图像上该组织表现为黑色。常用的组织抑制成像技术主要包括脂肪抑制成像技术和水抑制成像技术。

（一）脂肪抑制成像技术

脂肪抑制成像技术是指采用特殊的磁共振成像技术使组织中的脂肪产生低 MR 信号。临床上一般使用的脂肪抑制成像技术主要有短 TI 反转恢复法（STIR）、化学位移选择饱和技术（chemical shift selective saturation，CHESS），相位位移法（phase-shift）、Dixon 法和综合法。

1. STIR 顾名思义，STIR 使用的是反转恢复序列进行磁共振成像，用较短的 TI（反转时间）来达到抑制脂肪信号的目的。通常将 TI 设置为脂肪组织 T_1 的 69%，可以达到最好的脂肪抑制效果（图 6-5-6）。

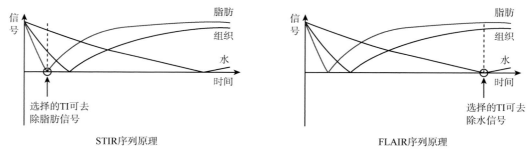

图 6-5-6 STIR 和 FLAIR 序列组织抑制成像原理

2. 化学位移选择饱和技术（CHESS） 是一种常见的脂肪抑制成像技术，其成像原理是基于脂肪和水中的质子化学位移特性（进动频率）差别，先施加脂肪中质子进动频率的 90° 脉冲，在脂肪组织中质子纵向弛豫尚未恢复前迅速施加非选择性的 90° 和 180° 脉冲，因此在接收到回波信号中，脂肪组织信号被抑制。CHESS 的缺点是对硬件要求比较高，不适用于低场 MR 系统，因为只有场强足够高，化学位移相差才明显，且要求磁场有很高的均匀度。

3. 相位位移法 相位位移法的成像原理是基于脂肪和水的进动频率差异，两种周期性信号在叠加后会出现同相位（信号相加最强）和反相位（信号相抵最弱），根据同相位和反相位叠加后的信号差异判断组织中是否混有脂肪成分（图 6-5-7）。临床上可用这种成像方法鉴别畸胎瘤（含皮脂）和内膜异位囊肿（含血）以及正常肝脏的脂肪浸润。

4. Dixon 法 该方法成像原理也是基于水和脂肪的进动频率差异。采用 90°～180°，产生脂肪和水质子同相位磁共振图像。通过调节 90° 和 180° 脉冲之间的距离，获得两种信号，一种是脂肪和水质子相位差为 0，信号为 $S = S_{脂肪} + S_{水}$，另一种信号中脂肪和水的质子相位差为 180°，信号成分为 $S = S_{水} - S_{脂肪}$，两种信号相减，即减掉了脂肪信号而水信号则加倍。该方法对调节 90° 和 180° 脉冲之间的间隔技术要求较高。

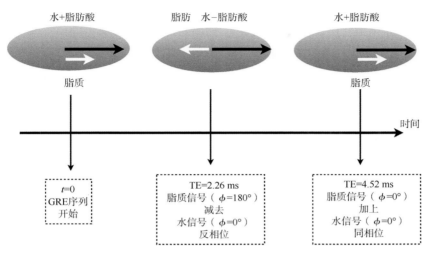

图 6-5-7　相位位移法脂肪抑制成像

（二）水抑制成像技术

水抑制成像技术是指在磁共振成像中采取一定的方法，使组织中水的磁共振信号为低信号，在图像上表现为含水较多的组织呈现为黑色，又称为黑水技术。水抑制成像在临床上有两种应用，一种是采用液体衰减反转恢复序列（fluid attenuated inversion recovery），其原理类似于 STIR 序列成像，区别在于选择的 TI 时间不同（图 6-5-6）。此外，水抑制成像技术还可用在磁共振波谱成像（MRS）中，利用自由水和代谢物中结合水的化学位移的不同导致共振频率差异，采用选择性频率脉冲激励法，施加频带比较窄的脉冲，使结合水中的氢质子被激发至饱和，将能量传递给自由水中的氢质子，使自由水中的氢质子达到饱和状态，从而不能产生信号。

三、磁共振水成像技术

（一）成像原理

磁共振水成像（magnetic resonance hydrography，MRH）和水抑制成像的成像效果相反，使含水样液体的器官显影。人体中水样液体具有长 T_1 值和长 T_2 值。磁共振水成像原理主要是依靠水的长 T_2 值特性，使用长 TR、长 TE 序列并结合脂肪抑制技术使含水器官显影。射频脉冲作用组织后，由于采用长 TE 值读出信号，T_2 值较短的组织横向磁化矢量衰减快，表现为低信号；水样液体具有很长的 T_2 值，横向磁化矢量衰减慢，呈现出高信号。高低信号形成对比，从而使含水样液体的器官显影。

（二）临床应用

1. 磁共振胆胰管成像（magnetic resonance cholangiopancreatography，MRCP）**技术**　多采用快速自旋回波序列来获得重 T_2 加权图像（T_2WI）。在重 T_2 加权图像上：含大量液体的胆汁和胰液，具有较长 T_2 值，表现出高信号；肝实质及周围软组织的 T_2 值较短，表现出等信号或者低信号；血管中流动的血液几乎测不出信号。这样高信号的胆汁和胰液就与低信号的周围背景形成了对比。磁共振胰胆管水成像的临床应用主要有胆道结石、肿瘤、炎症及胰腺炎症及胆胰管变异或畸形等，见图 6-5-8。

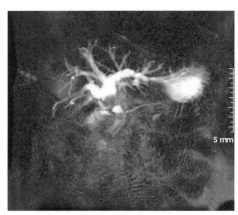

图 6-5-8 MRCP 成像技术显示胆总管多发结石

2. 磁共振内耳水成像技术 多采用快速自旋回波序列来获取重 T_2 加权图像。图像上耳蜗及半规管内的淋巴液具有长 T_2 值，表现为高信号；而周围组织、血液、颅骨等其他组织的信号被抑制呈低信号，进而显示出内听道中的神经、桥小脑角和一些重要的小血管等。临床上磁共振内耳水成像技术主要用于膜迷路病变的检查、耳部手术解剖定位、人工电子耳蜗植入前评估等。

3. 磁共振尿路水成像（MR urography，MRU）技术 采用快速自旋回波序列来获得重 T_2 加权图像。在重 T_2 加权图像上：肾盂、输尿管和膀胱中静态或者缓慢流动的尿液呈高信号；实质脏器和快速流动的血液呈低信号。在低信号背景衬托下，高信号的尿路系统被清晰显示，据此可以作出影像诊断和异常改变分析。

4. 其他磁共振水成像技术 在输卵管水成像、脊髓水成像、消化道水成像等方面也有一定的临床应用。

（三）水成像后处理技术及图像分析注意事项

利用二维或三维技术采集的水成像原始图像需要进行后处理重建，常用的后处理技术包括最大强度投影、容积再现和仿真内镜等。但需要注意：①水成像一般不作为单独检查，应该与常规 MR 图像相结合；②重视原始图像的观察，如果仅观察重建后的图像，将可能遗漏管腔内的小病变，如胆管内小结石或小肿瘤等；③注意一些假病灶的出现。水成像容易出现伪影而造成假病灶。

四、磁共振弥散加权成像原理

（一）成像原理

磁共振（MR）弥散加权成像（diffusion weighted imaging，DWI）又称磁共振扩散成像，是通过观察活体中微观水分子的弥散运动产生的磁共振信号变化来形成磁共振图像的方法。与磁共振血管成像观察的是宏观的血管内血液流动现象不同，磁共振弥散加权成像观察的是微观的水分子弥散现象。磁共振弥散加权成像是目前唯一能够无创检测活体组织内微观水分子弥散运动的成像技术。弥散指从周围环境获得运动能量的分子发生的一连串微观的、随机的平移运动并发生相互碰撞的现象，也称分子的热运动或布朗运动。物质的弥散特性通常用标量弥散系数（D）表示。弥散分为自由弥散运动和限制性弥散运动，前者指水分子弥散运动不受任何限制，后者指水分子弥散运动受到周围介质的约束。一般组织中的水分子运动属于限制性弥散运动。人体不同组织中水分子的弥散系数不同，同一组织中水分子在病理状态下的弥散系数也发生变化。在普通自旋回波序列上，在 180° 聚相位脉冲的两侧施加两个方向、强度大小和持续时间完全相同的对称弥散敏感梯度磁场。对于在对称弥散敏感梯度磁场方向静止的质子，虽然施加的弥散敏感梯度磁场引起了磁场变化，会产生相位离散效应，但是质子位置没有移动，180° 聚相位脉冲能够剔除这种相位离散效应，使相位最终仍能完全重聚，信号不会衰减；在对称弥散敏感梯度磁场方向上弥散的质子，由于其位置发生了移动，离散的相位不能被完全重聚，故信号也随之衰减。这样就形成了磁共振信号的差异，即磁共振弥散加权成像（图 6-5-9）。

在弥散梯度磁场作用下，弥散系数越大的组织其磁共振信号越低。如果水分子在敏感梯度场方向上弥散越自由，则在弥散梯度场施加期间经历的磁场梯度变化也越大，则组织的信号衰减越明显。磁共振弥散加权成像在临床上主要用于缺血性脑梗死的早期诊断、肿瘤成分鉴别，其他脏器如肝、肾、乳腺、脊髓、前列腺等检查。

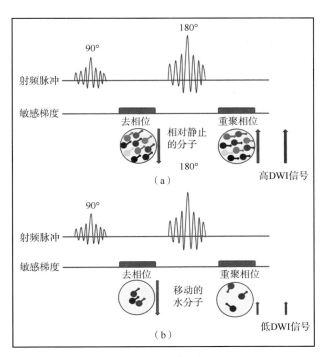

图 6-5-9 磁共振弥散加权成像原理

在自旋回波序列的 180°脉冲两侧施加对称的敏感梯度场，为对限制性弥散运动的水分子[（a）图]表现为保留信号，而对自由弥散运动[（b）图]则表现为信号损失。通过增加两侧敏感梯度的幅度、持续时间和时间间隔，可以增加 DWI 对弥散运动的敏感性

（二）与 DWI 有关的基本概念

1. 弥散 指分子无规律的热运动，即布朗运动，在临床 DWI 技术中，扩散一般指组织中水分子不断地随机改变运动方向和位置的现象。

2. 弥散系数（D） 分子扩散运动的速度，是指水分子单位时间内随机扩散运动的范围，单位为 mm^2/s。水分子在不同组织中的弥散系数不同，它依赖于水分子所处的环境。弥散系数与 T_1、T_2 参数一样可以被 MRI 用来产生组织的对比。

3. 表观弥散系数（apparent diffusion coefficient，ADC） 用于描述 DWI 中不同方向分子扩散运动的速度和范围。由于 MR 图像自身不能区分各种原因引起的信号衰减，所以在医学成像中经常用表面弥散系数 ADC 代替 D 来表示弥散运动的强弱。

4. 弥散敏感因子（b） MR 各成像序列（如自旋回波、GRE、EPI 序列）对扩散运动表现的敏感程度，是对扩散运动能力检测的指标。单位为 s/mm^2，b 值与施加的扩散敏感梯度场强、持续时间和间隔有关。

目前的 MRI 设备可提供的 b 值范围为 $0 \sim 10\ 000\ s/mm^2$，MRI 中水分子的扩散敏感性随着 b 值的增加而增加，但图像信噪比则相应下降。目前颅脑 DWI 常用的 b 值约为 $1000s/mm^2$。

5. 各向同性扩散（isotropic diffusion） 在理想的环境中，水分子在各个方向的扩散速度均同步，即扩散系数相同时，在一段时间后其运动轨迹处于一个球体内，这种扩散过程称为各向同性扩散。

（三）DWI 在脑梗死诊断中的应用

水分子的弥散加权像、弥散张量加权像及表面弥散系数图像为传统的自旋回波或快速自旋回波序列提供了许多额外信息，这些额外信息对病变的诊断、活检部位的确定及评价临床治疗效果均有作用。脑组织中，平行于白质纤维走行的水分子较垂直于其方向的水分子易于扩散，表现为弥散各向异性。表面弥散系数为组织的内在特性，主要反映水分子扩散运动的速度和范围。表面弥散系数值可定量计算水分子的运动信息。不同组织及不同的病理生理过程中组织的表面弥散系数值不同。与弥散梯度方向平行的脑白质纤维表面弥散系数值高，垂直于弥散梯度方向的表面弥散系数值低，脑脊液表面弥散系数值最高。灰质结构主要表现为各向同性，且表面弥散系数值较低。当脑组织出现各种疾病时，其 DWI 表现或表面弥散系数值可发生改变，用于鉴别急性脑梗死和亚急性脑梗死，以及评价脑梗死的进程。缺血发生几分钟后，脑组织能量代谢受到破坏，Na^+-K^+/ATP 酶和其他离子泵发生衰竭，从而使细胞内外的离子失去平衡，大量的细胞外水分子进入细胞内，引起细胞内水分子增加、细胞外水分子的减少、细胞外间隙扭曲变形，上述因素均可引起扩散受限。

在脑梗死 30min 后便可在 DWI 上发现扩散受限，表面弥散系数值降低，至 8～32h 达最低，持续 3～5 天。急性期，DWI 上呈现高信号（T_2 效应及扩散受限效应），表面弥散系数图像上呈低信号。ADC 值恢复至基线需 1～4 周，这也反映了脑梗死的演变过程（细胞毒性水肿—血管源性水肿—细胞膜破裂—细胞外水分增加）。亚急性期（1～2 周），随着细胞外水分子的增加及胶质增生，表面弥散系数值逐渐升高，约 2 周，DWI 上呈现等、高信号（取决于 T_2 加权水分子扩散的程度），ADC 图像上呈现高信号，此期的病变容易与一些血管源性水肿相混淆，常需结合 MR 平扫及增强检查对病变进行鉴别诊断。

DWI 观察脑急性梗死的可靠性。传统的 CT、MR 均不能在早期发现脑梗死，DWI 发现超急性期和急性期的脑梗死的敏感性为 88%～100%，特异性为 86%～100%，DWI 上呈现高信号的区域提示病变为不可逆性脑梗死。图 6-5-10 为发病 5h 左右的急性脑梗死受检者的脑部横断面图像，病变在 T_1 加权像和 T_2 加权像上未见明显阳性征象，但是在弥散加权图像和 ADC 图像上却十分明显。

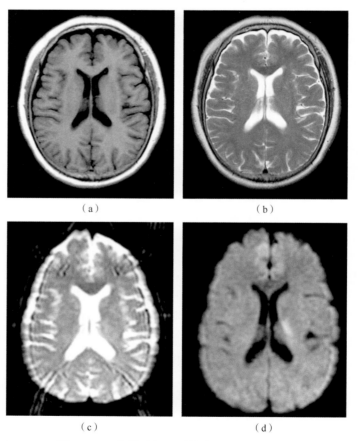

（a）　　　　　　　　　　　　（b）

（c）　　　　　　　　　　　　（d）

图 6-5-10　急性脑梗死受检者脑部横断面成像

（a）T_1 加权像；（b）T_2 加权像；（c）DWI 图像；（d）ADC 图像

五、磁共振弥散张量成像原理

人体中水分子的弥散运动是随机各向的。前面所学的磁共振弥散加权成像只反映出了水分子在敏感梯度磁场方向上的弥散运动。为了更加全面地显示水分子在各方向上的弥散情况，需要在多个方向上施加弥散敏感梯度磁场。如果在多个方向（6 个以上方向）分别施加弥散敏感梯度磁场，则可对每个体素内水分子弥散的各向异性作出比较准确的检测，称为磁共振（MR）弥散张量成像（diffusion tensor imaging，DTI）。

（一）成像原理

1. 水分子各向同/异性弥散　限制性弥散运动中，水分子在各方向上弥散运动的限制可能是对称的，也有可能是不对称的。一般情况下，均匀介质中，水分子在各个方向的弥散都相同，称为各向同性弥散，如脑脊液，并且各向同性弥散中水分子沿各方向的运动可以用同一个弥散系数表示。非均匀介质中，水分子在各个方向的弥散都不同，称为各向异性弥散。各向异性弥散在人体组织中普遍存在，如脑白质纤维。由于各向异性的存在，水分子的运动不能再用单一的弥散系数来表示。于是，引入了弥散张量来描述水分子沿着各个方向的运动。水分子各向异性弥散中弥散张量可描述为椭圆形，其特征值 $\lambda_1 > \lambda_2 > \lambda_3$。同样的道理，如果把水分子的各向同性弥散也用弥散张量表示，则弥散张量可以描述为球形，特征值 $\lambda_1 = \lambda_2 = \lambda_3$。

2. 弥散张量的获取　由于弥散各向异性，如果水分子在任意一个方向上存在浓度差别，那么水分子会在空间中的 3 个方向都有弥散系数（D）。根据 Fick 定律，这些弥散系数将构成弥散张量矩阵

$$D=\begin{pmatrix} D_{xx} & D_{xy} & D_{xz} \\ D_{yx} & D_{yy} & D_{yz} \\ D_{zx} & D_{zy} & D_{zz} \end{pmatrix} \tag{6-5-1}$$

式（6-5-1）中，D_{xx}、D_{xy} 等代表空间中的弥散系数。由于张量元素具有对称性的特点，所以最少要测出 6 个方向的弥散系数。利用磁共振弥散张量成像获取的数据在每个体素中构造一个弥散张量，最后得到扫描层面内所有体素的弥散张量构成的弥散张量场，再通过此弥散张量场的特征值与特征向量反映水分子在体素中的弥散特性。

3. 弥散各向异性指数　常用来描述弥散各向异性的指数主要有平均弥散系数（mean diffusivity，MD）、相对各向异性分数（relative anisotropy，RA）、部分各向异性分数（fractional anisotropy，FA）等。

（1）平均弥散系数（MD）是对体素内弥散程度的整体反映，其计算如

$$MD = \lambda = \frac{\lambda_1 + \lambda_2 + \lambda_3}{3} \tag{6-5-2}$$

（2）相对各向异性分数（RA）反映了各向异性弥散与各向同性弥散之比，其计算公式如

$$RA = \sqrt{\frac{(\lambda_1 + \lambda)^2 + (\lambda_2 + \lambda)^2 + (\lambda_3 + \lambda)^2}{3\lambda}} \tag{6-5-3}$$

（3）部分各向异性分数（FA）反映了水分子弥散的各向异性程度，其计算公式如

$$FA = \sqrt{\frac{3\left[(\lambda_1 + \lambda)^2 + (\lambda_2 + \lambda)^2 + (\lambda_3 + \lambda)^2\right]}{2(\lambda_1^2 + \lambda_2^2 + \lambda_3^2)}} \tag{6-5-4}$$

以上各式中 λ_1、λ_2 和 λ_3 代表弥散张量 D 的特征值，λ 代表弥散张量 D 的平均值。相对各向异性分数和部分各向异性分数取值均在 0~1，0 代表最大各向同性的弥散，1 代表了假想下最大各向异性的弥散。

（二）DTI的成像参数

采用单次激发自旋回波-回波平面成像序列进行扫描，在1.5T上，参数为：TR = 5000～10 000 ms，TE系统自动设置为最短；层厚3～4 mm，一般层间距设置为0 mm，FOV = 24cm，NEX = 2，矩阵 = 128×128，b = 1000～1500 s/mm^2，扩散敏感梯度场施加方向一般选择13～25个即可。

（三）评价参数

将所获得的数据经计算机后处理后转换成以下参数图像，包括平均扩散系数、分数各向异性、相对各向异性、容积比等。根据各个梯度方向的水分子的运动信息，可观察脑白质纤维束的走行、完整性和方向性。因此，应用分数各向异性值、相对各向异性值、容积比值，分数各向异性图像、相对各向异性图像、容积比图像可以对每个体素水分子的扩散运动进行量化，又可描述大多数水分子的扩散方向。

（四）临床应用

目前，磁共振弥散张量成像技术在追踪脑白质纤维并反映其解剖走行方面应用广泛，并且在脑梗死、多发性硬化、精神分裂症、阿尔茨海默病、心肌电生理、肾疾病等方面也有相应的运用（图6-5-11）。

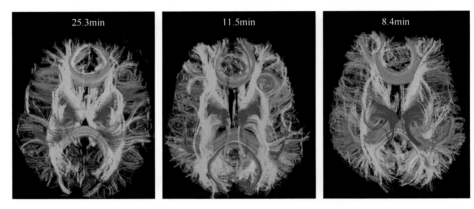

图 6-5-11　使用 7T 磁共振 DTI 成像技术绘制的人类脑连接图谱

六、磁共振灌注成像原理

磁共振灌注成像指用来反映组织的微血管灌注分布及血流灌注情况，提供血流动力学等方面信息的磁共振检查技术。不同于观察血液宏观流动的磁共振血管成像，磁共振灌注成像观察的是分子的微观运动。

（一）外源性示踪剂法

外源性示踪剂法即对比剂首过磁共振灌注成像法。其中，动态磁敏感对比灌注加权成像（dynamic susceptibility contrast-enhanced perfusion weighted imaging，DSC-PWI）最常用。常用对比剂是钆喷酸二甲胺（Gd-DTPA）。高压注射器向静脉团注对比剂后，对比剂在毛细血管内外形成一定的磁敏感性差别，相当于通过对比剂的顺磁性作用，毛细管内的血液与其外的组织之间建立起微小的梯度磁场，这些微小的梯度磁场加快了质子的失相位，从而使组织的 T_1、T_2 时间均缩短。此时，采用梯度回波-平面回波成像序列对检查部位进行连续多层面多时相扫描，可获得一系列能够显示对比剂首次流经受检查部位的时间-信号强度曲线。通过曲线可以计算出局部相对血流量等信息。

（二）内源性示踪剂法

内源性示踪剂法即利用动脉血中的水分子作为内源性示踪剂的动脉自旋标记法。首先，在扫描层面动脉流入侧施加反转脉冲或采用预饱和技术将动脉血液中的水分子进行标记。这些标记的水分子流入扫描层面后，弥散进入细胞间隙。此时进行成像，可获得标记后的磁共振图像。其次，在保持其他条件都相同的情况下，获取水分子未被标记的磁共振图像。用标记后的磁共振图像减影未被标记的磁共振图像，即得到磁共振灌注图像。磁共振灌注成像临床可用于脑缺血性病变、原发性胶质瘤、脑转移瘤及肝、胰等脏器病变的检查。

七、磁共振波谱成像原理

磁共振波谱成像是利用质子在化合物中共振频率的化学位移现象，分析化合物组成成分及其含量的无创检测技术。磁共振波谱成像与磁共振成像有很大区别，前者是一种检测人体内正常和病变组织细胞代谢变化的技术，后者反映的是正常组织和病理组织的解剖形态信息。

（一）成像原理

1. 化学位移现象　前面已经学习过，磁性原子核旋进频率与其所处空间的静磁场有关。实际上，原子核外面还包围着电子云。在静磁场的作用下，核外电子云会产生与静磁场方向相反的感应磁场。感应磁场在一定程度上削弱了静磁场对原子核的作用，这种削弱作用称为电子屏蔽效应。同一种磁性原子核可以存在于不同的分子中，由于各分子的化学结构不同，电子云对静磁场的电子屏蔽效应也不同，表现为原子核旋进频率的差异。这种由于所处的分子结构不同而造成同一磁性原子核旋进频率差异的现象称作化学位移现象。

2. 磁共振波谱成像过程　由于化学位移效应，不同代谢产物中质子旋进频率有轻微差别。向扫描层面施加带宽较宽且涵盖了被检测代谢产物中质子旋进频率范围的射频脉冲后，所采集到的将是包含了这些差别的磁共振信号。这些磁共振信号经过傅里叶转换后便可得到不同物质谱的信息，再把这些信息用含有一系列波峰的谱线表示出来，这就是磁共振波谱成像过程。磁共振波谱成像实际上就是原子的化学位移分布图，其横轴表示化学位移，溶质质量占全部溶液质量的百分比来表示浓度，也称百万分比浓度（ppm）；纵轴表示具有不同化学位移的原子的相对含量。

3. 磁共振波谱成像序列　氢质子磁共振波谱成像多采用激励回波探测法（STEAM）和点分辨波谱分析法（PRESS）。激励回波探测法是施加 3 个相互垂直的层面选择 90° 射频脉冲，只有同时位于这 3 个方向的组织才能形成回波信号从而完成定位。这个序列 TE 短，操作简单。点分辨波谱分析法是施加一个 90° 射频脉冲和两个 180° 复相脉冲而产生回波信号。这个系列获得的信噪比较高。

4. 水抑制　目前，临床研究和使用最多的是 ^1H 和 ^{31}P 波谱成像。水抑制是专用于 ^1H 波谱成像的技术，而 ^{31}P 波谱成像不需要进行水抑制。水在人体内广泛分布，这些水含有大量的 ^1H。而用于成像的代谢产物相对于这些水来说微乎其微，故其含的 ^1H 也相对极少。为了突出显示代谢产物的化学位移波峰，须采取一定的措施进行水抑制。常用的水抑制法为化学位移选择饱和技术。

（二）成像特点

尽管 MRS 与 MRI 基于相同的基本原理，但两者间仍存在许多不同之处。MRS 具有以下特点：①得到的是代谢产物的信息，通常以谱线及数值来表示，而非解剖图像；②对磁场的强度及磁场均匀度有着更高要求；③外加磁场强度升高有助于提高 MRS 质量，不仅可提高信噪比（SNR），而且由于各种代谢物化学位移增大，可更好地区分各种代谢物；④信号较弱，常需要多次平均才能获得足够的 SNR，因此检查时间相对较长；⑤得到的代谢产物含量通常是相对的，通常用两种或两种以上的代谢物含量比来反映组织代谢的变化；⑥对于某一特定原子核，需要选择一种比较稳定的化学物质作为其相关代谢物进动频率的参照标准物。

（三）常见氢质子磁共振波谱

1. N-乙酰天门冬氨酸（NAA）　位移峰位于 2.02～2.05 ppm 处。N-乙酰天门冬氨酸主要位于神经元及其轴索上，是神经元的标志。N-乙酰天门冬氨酸的降低甚至消失表示神经元数量的减少及缺失。

2. 乳酸（Lac）　位移峰位于 1.3 ppm 处。乳酸是葡萄糖的无氧代谢产物。当机体出现缺血、缺氧时，常可观察到此峰。一般认为，Lac 峰升高与侵袭性很高的肿瘤有关。

3. 谷氨酸/谷氨酰胺（Glu/Gln）　位移峰位于 2.1～2.5 ppm 处。谷氨酸可与氨生成谷氨酰胺而参与氨的降解，同时还是抑制性神经递质 γ-氨基丁酸的前体物质。在脑组织处于缺血缺氧状态及患有肝性脑病时，常可观察到此峰。

八、磁共振磁敏感加权成像原理

磁敏感加权成像（susceptibility weighted imaging，SWI）指利用组织间磁敏感性差异而产生对比增强的磁共振成像技术。早期的磁敏感加权技术主要用于颅内小静脉的成像，故也称为"高分辨力血氧水平依赖静脉成像"。

（一）磁共振磁敏感加权成像原理

1. 组织间磁敏感性差异　自然条件下，能够造成人体组织间磁敏感性差异的物质包括脱氧血红蛋白、含铁血黄素、钙化等。脱氧血红蛋白为顺磁性物质，其存在可引起局部血管内外磁场不均匀，加速质子相位的离散。由脱氧血红蛋白代谢生成的含铁血黄素属于超顺磁性物质，也能够加速质子相位离散。人体内的钙化属于逆磁性物质，延缓质子相位离散，但是与周围正常组织对比，同样引起了磁场不均匀性变化。

无论是顺磁性物质还是逆磁性物质，都可以使局部磁场均匀性发生变化，进而引起磁敏感性差异。磁共振磁敏感加权在静脉结构显像方面的运用就是基于磁敏感性差异：静脉血液中含有大量脱氧血红蛋白，而动脉血液中的脱氧血红蛋白相对较少。脱氧血红蛋白的顺磁性作用使动静脉间的 T_2^* 差别增加，如果采用适当的脉冲序列就可以将动静脉区分开来。同时，脱氧血红蛋白的顺磁性效应也引起静脉血液与周围组织之间产生磁敏感性差异，用适当的脉冲序列可以使静脉血与周围组织区分开来，显示出细小静脉。

2. 磁敏感加权成像序列　磁共振磁敏感加权成像采用三维流动补偿梯度回波序列，可以同时获得相位图像和幅度图像两组原始图像，两者所对应的解剖位置完全一致，并且图像具有高分辨力、高信噪比特点。

（二）磁共振磁敏感加权成像的临床应用

目前，磁共振磁敏感加权成像在显示微小出血灶、脑外伤、脑血管疾病、钙化灶等方面应用较多。

九、功能磁共振成像原理

功能磁共振成像（functional magnetic resonance imaging，fMRI）指应用磁共振成像对生物体功能进行研究和检查的技术。广义上来讲，前面所学的磁共振弥散加权成像、磁共振弥散张量成像、磁共振灌注成像、磁共振波谱成像等均属于功能磁共振成像范畴。狭义来说，则是基于血氧水平依赖（blood oxygen level dependent，BOLD）的功能磁共振成像（BOLD-fMRI），这也是平时人们所说的功能磁共振成像。

（一）成像原理

1. 血氧水平依赖信号 1990 年，Ogawa 等通过 T_2 加权成像观察并提出了新的磁共振成像机制：血氧水平依赖，即血液中含氧血红蛋白属于逆磁性物质，其对质子相位的离散起到一定的抑制作用；而脱氧血红蛋白属于顺磁性物质，可以引起局部血管内外磁场不均匀，这个不均匀磁场加速了质子相位的离散，也就是质子弛豫速度的改变。但是脱氧血红蛋白对 T_1 弛豫影响不大，主要以加快 T_2 弛豫为主，引起局部磁共振信号降低。

2. 功能磁共振成像原理 局部组织兴奋耗氧时，代谢活动增加，供血动脉会流入大量的含氧血红蛋白以满足代谢需求，并且流入的血红蛋白所携带的氧远远超过组织消耗的氧，结果使得静脉血中逆磁性含氧血红蛋白的含量增加。这将导致质子相位的离散速度减慢，进而延长了 T_2，使 T_2^*（有效横向弛豫时间）加权信号增加，磁共振图像上表现为局部兴奋组织的高信号。

（二）功能磁共振成像序列及临床应用

功能磁共振成像多采用梯度回波平面回波 T_2^*WI 脉冲序列。此序列通过一次激发就可获得用来重建一幅完整磁共振图像的信号。目前，功能磁共振成像主要用于脑功能网络的研究、术前定位、癫痫和精神障碍的诊断等方面（图 6-5-12）。

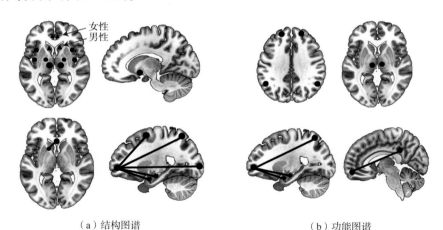

（a）结构图谱　　　　　　　　　　　　（b）功能图谱

图 6-5-12 功能磁共振成像在抑郁症诊断中的应用

（a）重度抑郁症脑结构图谱改变；（b）重度抑郁症脑功能图谱改变；图中黑色的点表示脑区的结构和功能发生了改变，黑色的连线表示脑连接网络发生改变

十、磁共振分子成像原理

磁共振分子成像（molecular magnetic resonance imaging，MMRI）指利用磁共振成像的方法无创伤地研究生物体细胞内的分子的技术。磁共振分子成像技术的发展不仅拓宽了影像技术在临床方面的应用范围，也为研究疾病的生理进程提供了更加全面、准确的信息。

（一）成像原理

磁共振分子探针与常规的磁共振水分子成像方法不同,磁共振分子成像需要一种生物体内固有的或者外源性的分子探针。作为成像的分子探针应具备一定的条件：①能与目标靶高度特异性地结合；②性质稳定，能够获得清晰的图像；③分子量小，容易穿过细胞膜到达目标靶。

磁共振分子探针类型：①顺磁性分子探针，主要有 Gd^{3+}、Mn^{2+}螯合物。这类分子探针在 T_1WI 上呈高信号，进而显影定位。②超顺磁性分子探针，主要是磁性氧化铁类物质。超顺磁性分子探针在 T_2WI 上呈低信号而形成对比。③以 ^{19}F 分子探针为代表的 T_2 阳性磁共振对比剂。④化学交换饱和转移（CEST）技术即基于水与质子交换率，选择性饱和某特定频率处的微量大分子的可交换质子池，与自由水中的氢质子进行空间位置的交换，将饱和状态传递到水的氢质子，使自由水中氢质子的信号减低，通过对氢质子在自由水中的信号差异进行成像，产生 MRI 对比度，这种技术对组织中游离的蛋白质等大分子含量的变化十分敏感。见该章第 4 节 MR 成像对比剂→二、磁共振对比剂成像原理→（一）磁共振对比剂的成像原理→3.化学交换饱和转移（CEST）技术。

（二）磁共振分子探针临床应用

目前，磁共振分子探针可以用于肿瘤转移的评估；心脑血管疾病中，如脑栓塞、心肌梗死及动脉粥样硬化等方面也可以运用磁共振分子探针进行跟踪；磁共振分子探针技术在干细胞示踪方面也有广泛应用。

十一、介入磁共振成像原理

介入磁共振成像（interventional MRI，IMRI）指在磁共振的引导和监控下，利用磁共振兼容性设备对病变进行诊断、治疗或者组织采集的介入性操作技术。介入磁共振成像技术具有对人体无电离辐射、多方位成像、空间分辨力高、组织对比优良及易于显示血管等特点。

（一）成像原理

1. 开放式磁场系统 不同于常规磁共振成像系统的圆柱形磁体结构，介入磁共振采用开放式磁场系统。开放式磁场系统分为水平开放型磁场系统和垂直开放型磁场系统：水平开放型磁场系统的磁体置于上下两面，产生垂直磁场，并且其接收线圈呈螺旋形；垂直开放型磁场系统是由两个垂直放置的超导体线圈构成的，产生的磁场呈水平排列，其接收线圈为发射-接收的表面线圈。

2. 磁共振设备的显示

1）导管和导丝的显示：介入磁共振中，导管和导丝的显示方法有两种，一种称为主动显示技术，即在导管和导丝的头端置入微型线圈，在通电状态下微型线圈在磁场中出现信号丢失，从而显示出导管或导丝的位置。另一种称为被动显示技术，即在导管中置入磁敏感性高的环状氧化镝等物质，这些置入的物质在图像上显示为点状伪影，进而勾勒出导管或导丝的轮廓。

2）穿刺针的显示：应用于介入磁共振成像中的穿刺针，如果不考虑穿刺针自身结构因素形成的伪影而影响其显示，则穿刺针与静磁场 B_0 的角度和成像序列类型是影响磁共振穿刺针显示的两个最重要的因素。一般两者间角度越大，磁场强度越大，伪影越大，穿刺针显示越不清晰。此外，回波时间及脉冲序列也对穿刺针的显示有一定影响。

（二）临床应用

与其他介入方法一样，介入磁共振的临床运用也可以分为非血管介入和血管介入两种方式。前者包括磁共振成像导引下经皮穿刺活检术、磁共振成像监视下消融术、磁共振成像引导下的内镜操作等。后者主要运用于血管方面，磁共振可多平面显示血管束和软组织信息，从而在临床上为评价病变与血管的关系提供帮助。

第6节 磁共振图像质量控制

磁共振图像质量是磁共振图像诊断价值的保证。磁共振图像质量的好坏取决于图像的空间分辨力、对比度和信噪比及伪影的情况。影响磁共振图像质量的因素有设备质量参数和受检者本身固有的生物特性。

一、磁共振图像质量

（一）信噪比

一幅磁共振图像并不是由纯粹的磁共振信号构成的，而是包含组织的磁共振信号和背景噪声。信噪比是用于描述磁共振成像系统性能的重要参数，经常用于图像评估、对比度增强测量、脉冲序列和射频线圈比较和质量保证。信噪比定义为组织信号强度和随机背景噪声的比值，其中组织信号强度为感兴趣区内像素强度的平均值减去背景像素强度的平均值，噪声强度用感兴趣区内像素强度的标准差（SD）来表示（图 6-6-1）。

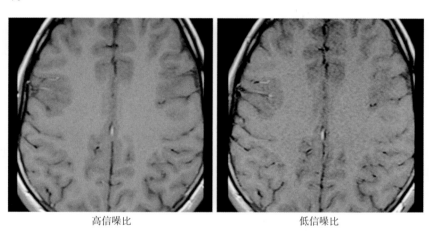

高信噪比　　　　　　　　　　　低信噪比

图 6-6-1 高信噪比和低信噪比图像对比

（二）对比度

在磁共振图像上，对比度表现为两种组织之间灰度的差异对比程度，反映的是磁共振信号的强弱（高信号和低信号）的差异。其定义为

$$C = (S_1 - S_2) / (S_1 + S_2) \tag{6-6-1}$$

式（6-6-1）中 C 表示对比度，S_1 和 S_2 分别表示两种组织的信号强度。当 C 值越大时，两种组织对比越明显，在图像上的视觉效果是黑白灰度对比明显。

（三）空间分辨力

空间分辨力决定图像细节及显示能力。分辨力有两种，一种是层间分辨力，由磁共振扫描层面选择的厚度和设备性能决定；另一种是层面内空间分辨力，反映的是二维磁共振图像的空间分辨力。影响层面内空间分辨力的扫描参数有扫描视场（field of view，FOV）、像素矩阵大小（即行和列像素的数目）。层面内空间分辨力可以用单个像素所代表体素的大小表征，即 FOV 与像素矩阵大小的比值。在相同像素下，FOV 越小，则单个体素包含更多的像素，意味着空间分辨力增高；在相同 FOV 下，图像矩阵越大，单个体素包含的像素越多，体素就越能分得更小，意味着分辨细节的能力提高（图 6-6-2）。

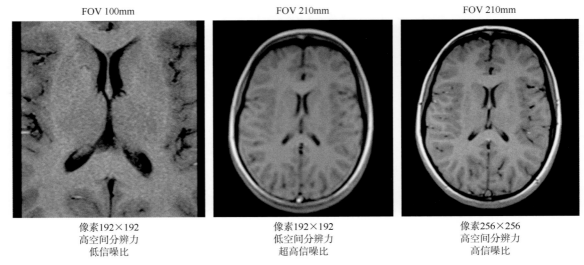

FOV 100mm

像素192×192
高空间分辨力
低信噪比

FOV 210mm

像素192×192
低空间分辨力
超高信噪比

FOV 210mm

像素256×256
高空间分辨力
高信噪比

图 6-6-2 不同的 FOV、空间分辨力和像素磁共振图像

（四）伪影

磁共振伪影是指磁共振扫描或图像处理过程中，由于某种偶然因素出现了本身并不存在而在图像中存在、致使图像质量下降的虚假信息。伪影的形成与操作者操作不当、设备硬件和参数设置不当、受检者自身状态有关。

二、影响磁共振影像质量的因素

影响磁共振图像质量的因素主要有人体组织本身特性、设备和成像参数、伪影。组织本身特性包括质子密度、弛豫时间、化学位移、灌注情况、分子扩散等；设备和成像参数包括脉冲序列、线圈类型、成像参数等；伪影包括化学位移伪影、运动伪影、卷褶伪影、金属异物伪影等。

（一）组织本身特性

当静磁场确定时，对自旋回波序列成像的组织而言，磁共振信号强度（signal intensity，SI）计算公式可以表示为

$$SI = K.N(H).e^{\frac{-TE}{T_2}}.\left[1-e^{\frac{-TR}{T_1}}\right] \tag{6-6-2}$$

式（6-6-2）中，SI 为磁共振信号强度；K 为常数，$N(H)$ 为质子密度，e=2.718 为自然数；TE 为回波时间；TR 为重复时间；T_2 为组织 T_2 值；T_1 为组织 T_1 值。由式中可以得出结论：①质子密度越大，组织磁共振信号越强；②T_2 值越大，组织磁共振信号越强；③T_1 值越小，组织磁共振信号越强。扫描层面组织本身固有的特性会通过影响磁共振信号强度而影响磁共振图像质量。组织中质子密度越高，磁共振信号越强、信噪比越高，图像质量越好，如脑脊液、软组织等。组织中质子密度越低，磁共振信号越弱、信噪比越低，图像质量相对就越差，如骨皮质、含气肺泡等。

（二）设备和成像参数

1. 线圈类型 射频线圈的几何形状和尺寸对信噪比也有一定的影响。射频线圈的基本功能是采集信号，信号受噪声干扰程度与线圈包含的组织容积有关。线圈所包含的组织容积越大，被包含的扫描层面外的其他组织越多，接收到的噪声越大，信号强度相应也降低。比如体线圈所包含的组织容积最大，

并且线圈与成像组织间的距离较大，体线圈获得的信噪比比其他线圈低。

2. 接收带宽　就是读出梯度采集频率的范围。窄带宽可以相对使接收到的噪声减小，提高信噪比，可是窄带宽也会使采集层面减少。一般情况下，系统的接收线圈是固定的。

3. 矩阵　在视野不变的情况下，随着采集矩阵增加，虽然提高了分辨力，但是也使扫描时间延长以及信噪比降低。

（三）伪影

1. 化学位移伪影　是指化学位移现象导致的图像伪影。化学位移伪影出现在频率编码方向上，并且静磁场的场强越强，化学位移伪影将会越明显。化学位移伪影可以通过增加接收脉冲带宽、采用预饱和技术、合理选用成像序列中的 TE 值等方法进行改进。

2. 运动伪影　是由受检者的运动造成的。运动包括受检者躯体的移动、呼吸、吞咽、心跳等动作。在磁共振信号采集的过程中，运动使得扫描层面内组织在每一次射频激发、编码及信号采集时的位置发生变化，进而出现相位的错误，在图像上就出现伪影。运动伪影主要出现在相位编码方向上，伪影的强弱取决于运动组织的信号强度高低，若运动组织信号强度越高，则相应的伪影越强。受检者躯体运动引起的运动伪影可以通过心理安慰、使用镇静剂等方式减轻，心脏跳动引起的伪影可以采用心电门控技术，血管搏动引起的运动伪影可以采用预饱和技术及切换相位编码方向等方式控制。

3. 卷褶伪影　指当扫描部位的尺寸超出视野的范围时，视野外的组织信号将折叠到图像另一侧而形成的伪影。卷褶伪影常出现在相位编码方向上，多由视野过小造成。增大成像视野是有效控制卷褶伪影的方法。

4. 金属异物伪影　金属物体在磁体中会形成强磁场干扰静磁场的均匀度，加速周围旋进质子的失相位，而出现一圈围绕在金属体周围的低信号"盲区"。金属等异物引起的伪影改进措施包括：①尽量提高磁场均匀度；②采用自旋回波序列，不用或少用梯度回波序列；③检查前嘱咐受检者去除体内或体表的金属异物等。

（赵　洁　陈祖跃）

第 7 章
核医学成像原理

核医学影像是将功能影像信息成功地融入疾病诊断、疗效评估及治疗决策中的一门医学影像技术。核医学成像也称放射性核素显像（radionuclide imaging，RNI）。它通过探测引入人体内的放射性核素直接或间接放射出的 γ 射线，利用计算机辅助影像重建得到医学影像，对病灶进行定位和定性。放射性核素在体内吸收、分布、排泄等过程又取决于脏器或组织的血流、细胞功能、细胞数量、代谢活性和排泄引流情况等因素，故核医学成像是一种功能影像，而非组织的解剖学密度变化的图像。

第 1 节　核医学成像概述

一、核医学影像发展历史

核医学影像始于 1951 年美国物理学家卡森（B. Cassen）发明的直线扫描仪；1957 年，美国物理学家安格（H.O. Anger）发明了 γ 照相机；20 世纪 70 年代后期，出现单光子发射计算机体层仪（SPECT）、正电子发射体层仪（PET），SPECT 和 PET 统称为发射体层仪（ECT），于 20 世纪 80 年代投入临床使用，将核医学影像提高到一个新的水平。随着 CT、MRI、SPECT、PET 技术的发展，可以利用计算机硬件和软件技术将 X-CT 与 SPECT、X-CT 或 MRI 与 PET 影像融合到一帧影像上，这就是影像融合技术。目前，影像融合技术在肿瘤的精确定位、癌症的早期诊断和早期治疗以及心血管疾病和神经系统疾病的诊断中发挥着越来越重要的作用。自 1999 年分子影像学的概念被正式提出以来，核医学分子影像逐渐成为新兴研究领域。目前，代谢显像、受体显像等核医学分子影像技术已经广泛应用于临床，为临床疾病的诊断、治疗决策等提供了分子水平依据。

未来，核医学显像将在多模态融合显像、诊疗一体化等领域进一步发展，核医学显像设备将更精细、更灵敏、更准确，在未来医学发展中发挥日益重要的作用。

二、放射性核素示踪技术

放射性核素示踪技术（radionuclide tracer technique）是核医学诊断与研究的方法学基础，该技术是以放射性核素或其标志化合物作为示踪剂（tracer），应用射线探测仪器检测示踪剂分子行踪，从而研究示踪剂在生物体系或外界环境中分布状态及变化规律的核技术。放射性核素示踪技术以其独特的优势和地位，展示出强劲的发展势头。近年来，通过吸取并融合其他学科的先进成果，许多有实用价值的核技术，如动力学分析、放射体外分析、放射自显影术、放射性核素显像等得到迅速发展。这些技术在基础医学及临床医学方面将发挥更重要的实用价值。

放射性核素示踪技术主要基于两个基本事实：①同一性。同一元素的同位素有相同的化学性质，进入生物体后所发生的化学变化和生物学过程均完全相同，而生物体不能区别同一元素的各个同位素，这就有可能用放射性核素来代替其同位素中的稳定性核素。②可测性。放射性核素在核衰变时自发地放出射线，利用高灵敏度的探测仪器可对示踪剂进行精确定性、定量及定位测量。因此，核素示踪技术能有效地动态研究各种物质在生物体内的运动规律，揭示其内在关系。

放射性核素作为示踪物时，可以精确地测出极微量的物质，一般可以达到 $10^{-18} \sim 10^{-14}g$ 水平，这对于研究体内或体外微量生物物质的含量具有重要应用价值。此外，该技术可以省去对于被测物质的反复分离、纯化等烦琐流程，特别是当示踪剂发射 γ 射线时，可直接从体外测量，操作过程简便。放射性核素示踪技术中，所用放射性示踪剂的示踪量极少，不会干扰和破坏研究对象的正常生理、生化和代谢过程，可用于机体生命活动过程的各个阶段。

当然，放射性核素示踪技术也存在缺点和局限性。放射性核素衰变时产生的射线（主要是 γ 射线）是电离辐射，过量照射会对机体或组织细胞造成一定的损伤，务必注意电离辐射防护。该技术需要专用的实验条件和放射防护要求，同时要求医疗机构或研究单位具有特定资质。

放射性核素示踪技术在基础医学和临床医学的各学科中均已普遍应用。许多新兴学科（如细胞生物学、分子生物学、免疫学、遗传工程等）的产生和发展，都离不开放射性核素示踪技术的应用。

三、核医学成像及其技术特点

生物体组织与器官的功能主要表现为物质在生物体内的动态变化规律，如组织、器官的运动性功能，物质在细胞内的代谢，物质代谢在空间的分布等。若将一定量的放射性药物（即显像剂）引入人体，由于其放射性核素与标志化合物的生物学行为同天然元素或其化合物一样，能够参与机体正常或异常的代谢过程或者在特定的脏器或组织中聚集。因此，借助核医学成像设备，可在体外探测到脏器与邻近组织或脏器内正常组织与病变组织间的放射性浓度差，并以一定的模式成像，获得可反映脏器和病变组织的形态、位置、大小、功能和代谢等状况的核医学影像（图 7-1-1）。

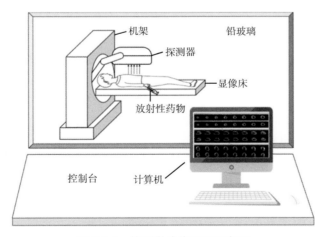

图 7-1-1 核医学成像原理示意图

人体内某些预观测的物质在生物体内的浓度低、动态变化快，而核医学影像检测技术灵敏度高，通过核医学影像可以获取定性、定量、定位的生物体内物质动态变化规律。核医学影像具有以下特点。

1. 功能显像 X-CT 影像、磁共振影像以及超声影像主要显示脏器或组织的解剖学形态变化，而核医学影像是一种功能显像，清晰度主要由脏器或组织的功能状态决定，其成像取决于脏器或组织的血流、细胞功能、细胞数量、代谢活性和排泄引流情况等因素，而非组织的密度变化。现代核医学显像更是集解剖、形态、功能、代谢、受体分布及基因表达等信息为一体的功能代谢性分子影像，具有图像信息多元化的特点。

2. 早期诊断 由于核医学显像为功能代谢性显像，在靶器官仅发生功能异常的早期阶段就有所反映。如全身骨显像在探查恶性肿瘤的骨转移的存在和范围方面具有很高的灵敏度，可比 X 射线检查提早 3～6 个月检出，成为诊断骨转移瘤的首选检查方法。而且，全身骨显像对于临床分期、治疗计划选择、疗效判定具有重要价值。又如，核素心肌灌注显像广泛应用于冠脉支架植入术、经皮冠状动脉球囊扩张术、冠状动脉搭桥术和药物治疗前后心肌血流量和缺血心肌的观察，成为评价冠心病疗效的首选影像学方法。另外，在肿瘤性质的判定，转移灶或原发灶的寻找，心肌细胞活性的确定，肝脏占位性病变的鉴别诊断，老年性痴呆，脑受体密度等方面的定位、定性、定量和定期诊断，明显优于其他检查方法。

3. 安全无创 由于引入人体内放射性核素的数量很少、生物半衰期极短、在体外进行的放射性检测灵敏度很高，所以核医学影像技术方便且安全。放射性药品化学量极微，故无过敏反应和药物毒性反应。除极少的特殊造影外，核医学显像无须动脉穿刺或插管。

医学实践表明，核医学影像技术有助于人们深层次地揭示生物体细胞内发生的细微复杂的生理、生化过程，在分子水平上动态地认识生命过程的本质，所以核医学影像技术是很具有发展潜能的医学影像技术。在临床医学中，核医学影像是现代医学影像的重要分支，对诊断疾病有着不可替代的作用。

四、核医学成像的类型

（一）根据影像采集状态分类

根据影像采集状态的不同，核医学显像可分为静态显像、动态显像和门控显像。

显像剂在脏器组织和病变内达到分布平衡时所进行的显像称为静态显像。这种显像允许采集足够的放射性计数用以成像，故所得影像清晰而可靠，适合详细观察脏器和病变的位置、形态、大小和放射性分布。

显像剂引入人体后以一定速度动态采集脏器的多帧连续影像或系列影像，用以显示显像剂随血流流经或灌注脏器，或被器官不断摄取与排泄，或在器官内反复充盈和射出等过程所造成的脏器内放射性在数量上或位置上随时间而发生的变化，这种显像就称为动态显像。

通过机体生理信号为触发开关控制数据采集的显像称为门控显像。例如，通过心电图的 R 波触发心动周期内等时进行采集，这种门控采集一般需重复采集数百次，将各次采集到的相同时间的信息都按像素储存，当计数足够时停止采集，从而重建出具有门控信息的图像。门控采集可以减少生理运动所带来的伪影，增加图像分辨力，并可以通过计算获得功能参数，如通过心脏门控采集可以在了解心肌缺血的同时，获得左室射血分数等参数。

（二）根据影像获取范围分类

根据影像获取部位的范围不同，核医学显像可分为局部显像和全身显像。

局部显像指显影范围仅限于身体某一部位或某一脏器的显像。

显像装置沿体表从头至足或从足至头做匀速移动，将采集到的全身各部位的放射性显示成一帧影像称为全身显像。注射一次显像剂即可在全身范围内寻找病灶，全身显像常用于全身骨骼显像、全身骨髓显像、探寻肿瘤或炎性病灶等。

（三）根据显像层面分类

根据显像层面不同，核医学显像可分为平面显像和断层显像。

将放射性探测器置于体表的一定位置来显示某脏器影像的显像为平面显像。平面影像是由脏器或组织在该方位上各处的放射性叠加所构成，可能掩盖脏器内局部的放射性分布异常，为弥补这种不足，常采用前位、后位、侧位和斜位等多体位显像的方法，达到充分暴露脏器内放射性分布异常的目的。

显像装置围绕体表作 180°或 360°自动旋转，连续或间断采集多体位的平面信息，或利用环状排列的探测器获取脏器各个方位的信息，再由计算机特殊软件和快速阵列处理机重建各种断层影像，这种显像称为断层显像。断层影像在一定程度上避免了放射性的重叠，能比较正确地显示脏器内放射性分布的真实情况，有助于发现深在结构放射性分布的轻微异常，并可进行较为精确的定量分析，是研究脏器局部血流量和代谢率必不可少的方法。

（四）根据注射显像剂后获得图像的时间分类

根据注射显像剂后获得图像的时间，核医学显像可分为早期显像和延迟显像。

一般认为显像剂引入体内 2h 内所进行的显像为早期显像。

显像剂注入体内 2h 以后或在常规显像时间之后延迟数小时至数十小时所进行的再次显像称为延迟显像。例如，^{99m}Tc-MIBI 可同时被正常甲状腺组织和功能亢进的甲状旁腺病变组织所摄取，但两种组织对显像剂的清除速率不同。静脉注射 ^{99m}Tc-MIBI 后 15～30min 采集的早期影像主要显示甲状腺组织，2～3h 再进行延迟影像，甲状腺影像明显变淡，而功能亢进的甲状旁腺病变组织显示明显。

（五）根据显像剂与病灶的亲和力分类

根据显像剂与病灶的亲和力，核医学显像可分为阴性显像和阳性显像。

正常脏器和组织细胞可选择性摄取某种放射性药物，能显示出该脏器和组织的形态及大小。而病灶区失去正常组织细胞的功能，故常常不能摄取显像剂，呈现放射性分布稀疏或缺损（即冷区），此种显像称为阴性显像或冷区显像。

病灶部位的放射性活度高于正常脏器组织的显像称为阳性显像，又称热区显像，如心肌梗死灶显像、亲肿瘤显像、放射免疫显像等。

（六）根据靶器官状态分类

根据显像时靶器官不同状态，核医学显像可分为静息显像和负荷显像。

静息显像是指基础状态下，通过成像设备对靶器官所释放的 γ 射线进行采集的成像技术。核医学大部分成像方法均采用的是静息显像。

在常规显像的条件下，通过药物或生理刺激等方法，增加对某个脏器的功能刺激或负荷，观察脏器或组织对刺激的反应能力，以判断病变组织的血流灌注、储备功能情况，并增加正常组织与病变组织之间的放射性分布差别，提高显像诊断灵敏度的一类显像称为负荷显像。

第 2 节　放射性药物

一、放射性药物概念及其特点

放射性药物（radiopharmaceuticals）是指用于含有放射性核素，可用于核医学诊断或治疗的一类特殊制剂。放射性药物可以是放射性核素以及用放射性核素标记的化合物，如用作甲状腺γ照相机显像的 ^{131}I，正电子发射体层仪（PET）用的 ^{18}F 标记的脱氧葡萄糖（^{18}F-FDG）。

放射性药物与普通药物的不同点主要体现在以下方面。

1. 具有放射性 放射性药物与普通药物的药理作用明显不同，临床工作中直接归属于核医学科管理。在其制备、运输、储存、使用及处理过程中，工作人员需要严格执行国家《放射性药品管理办法》等相关法规。在实际使用过程中，我们要注意放射性有着特殊的双重性评价，合理使用，既要诊治疾病，又要减少对患者不必要的辐射损伤。

2. 具有特定的物理半衰期和有效期 放射性药物中的放射性核素会自发地进行放射性衰变，放射性强度随时间的推移而不断减少，其内在的质量也可能发生改变。因此，大多数放射性药物的有效期比较短，不能长期储存，且每次使用时均需要根据特定核素的物理半衰期进行衰减校正。

3. 计量单位与使用量 放射性药物以放射性活度为计量单位，与普通药物用量（克或毫克水平）不同。放射性药物化学量很少，且多一次性使用，几乎不足以显示出药理效应。

4. 脱标及辐射自分解 放射性药物在贮存过程中，标记的放射性核素会脱离被标志物，致使放射化学纯度及比活度改变。此外，某些放射性药物中被标志物比较敏感，导致辐射自分解，即在射线的作用下可发生化学结构改变或生物活性丧失。因此，若运输或久贮，应进行放射性核素纯度和放射化学纯度鉴定，符合临床要求才可使用。

二、放射性药物的分类

（一）按使用方法分类

放射性药物种类繁多，按使用方法可分为体外用放射性药物和体内用放射性药物两大类。体外用放射性药物即体外分析用放射性试剂或示踪剂，如放射免疫分析试剂、呼气试验用放射性试剂等。体内用放射性药物又可根据其应用于不同的组织系统进一步分为神经系统、心血管系统、呼吸系统、消化系统、内分泌系统、泌尿生殖系统等放射性药物。

（二）按用途分类

放射性药物按用途分类可分为诊断用放射性药物和治疗用放射性药物。诊断用放射性药物通过一定途径引入人体内，获得靶器官或组织的影像或功能参数，从而对疾病进行诊断。治疗用放射性药物能够高度选择性浓聚在病变组织而产生电离辐射生物效应，从而抑制或破坏病变组织，发挥治疗作用。

两者没有绝对界限，如 ^{131}I 主要用于治疗疾病，也可用于甲状腺显像诊断。未来核医学技术逐渐向"诊疗一体化"方向发展，如利用特异性受体标记放射性核素药物，既可进行疾病诊断又可进行疾病治疗。

用于显像诊断的放射性药物称为显像剂（imaging agent）。SPECT 和 PET 常用的显像剂见表 7-2-1 和表 7-2-2。

表 7-2-1 SPECT 常用显像剂

显像剂	用途
^{99m}TcO$_4^-$	甲状腺，唾液腺，梅克尔憩室显像
^{99m}Tc-MIBI	心肌灌注，肿瘤，甲状旁腺显像
^{99m}Tc-ECD，^{99m}Tc-HMPAO	脑灌注显像
^{99m}Tc-DTPA	肾，尿路，脑脊液，肺通气显像
^{99m}Tc-MDP	骨关节显像

续表

显像剂	用途
99mTc-MAA	肺血流灌注，血栓显像
99mTc-硫胶体	消化道出血，肝胶体，肺通气，淋巴显像
99mTc-RBC	血池，消化道出血显像
99mTc-DMSA	肾皮质、肿瘤显像
99mTc-MAG3	肾显像
99mTc-PMT	肝胆动态显像
99mTc-HL91	乏氧显像
99mTc-TRODAT-1	受体显像
123I、131I	甲状腺，甲状腺癌转移灶显像
131I-6-IC	肾上腺皮质显像
131I-MIBG	肾上腺髓质显像
131I-OIH	肾显像
201Tl	心肌灌注，肿瘤显像
67Ga	肿瘤，炎症显像
123I-IAZA	乏氧显像
131I-VIP	受体显像

表 7-2-2　PET 常用显像剂

显像剂	用途
18F-FDG	葡萄糖代谢显像
18F-FET/FPT	氨基酸代谢显像
18F-氟代甲基/乙基胆碱	胆碱代谢显像
18F-FLT	核酸代谢显像
18F-FMISO	乏氧显像
18F-NaF	骨血流，骨盐代谢显像

（三）按物理特性分类

放射性药物按照放射性核素的半衰期可分为长半衰期放射性药物和短半衰期放射性药物；按辐射类型的不同可分为长半衰期、短半衰期、超短半衰期、单光子、正电子和 β 粒子等放射性药物。

（四）按药物来源分类

放射性药物按药物来源分类可分为反应堆生产的放射性药物、回旋加速器生产的放射性药物和发生器生产的放射性药物。

（五）按药物性状或剂型分类

放射性药物按药物性状或剂型分类可分为离子型、胶体型、络合物型、注射剂型、口服溶液型、胶囊剂型、气雾剂型等。

三、放射性药物的使用原则

放射性药物的正确使用应遵循以下原则：

1. 在决定是否给受检者使用放射性药物进行诊断或治疗时，首先要作出正当性判断，即权衡预期的好处与辐射引起的危害，得出进行这项检查或治疗是否值得的结论。

2. 医用内照射剂量必须低于国家有关法规的规定。

3. 若有几种同类放射性药物可供诊断检查用，选择所致辐射吸收剂量最小者；对于治疗用放射性药物，选择病灶辐射吸收剂量最大而全身及要紧器官辐射吸收剂量较小者。

4. 诊断检查时尽量采用先进的测量和显像设备，以便获得更多的信息，提高诊断水平，同时尽可能减少使用的放射性药物剂量。

5. 采用必要的保护（如封闭某些器官）和促排措施，以尽量减少不必要的照射。

6. 对恶性疾病受检者可以适当放宽限制。

7. 对小儿、妊娠期妇女、哺乳期妇女、育龄妇女应用放射性药物指征要从严考虑。

其中，由于儿童对辐射较为敏感，所以一般情况下，放射性检查不作为首选方法。小儿所用的放射性活度必须低于成年人。一般根据年龄、体重或体表面积按成年人剂量折算，可按年龄组粗算用药量，即 1 岁以内用成人用量的 20%～30%，1～3 岁用 30%～50%，3～6 岁用 40%～70%，6～15 岁用 60%～90%。

原则上妊娠期妇女应禁用放射性药物。育龄妇女需要进行放射性检查时，要将检查时间安排在妊娠可能性不大的月经开始后的 10 天内进行，即世界卫生组织提出的"十日法则"。哺乳期妇女应慎用放射性药物，必要时可根据放射性药物的有效半衰期，在用药后 5～10 个有效半衰期内停止哺乳。

第 3 节　γ 照相机

γ 照相机是一种核医学显像设备，可以显示放射性核素在组织内的分布及代谢状况，获取放射性药物在体内特定组织或器官的转运和分布信息。它不仅可以提供静态影像，也可以进行动态观测；既可以观察特定组织器官功能及代谢变化，也可以提供全身影像，是诊断肿瘤及循环系统疾病的重要装置。

一、γ 照相机的基本结构

γ 照相机由探头、电子学线路、显示记录装置及显像床等组成。其中 γ 照相机的关键部件是探头（图 7-3-1），由准直器、闪烁体、光电倍增管、电阻矩阵等组成。

准直器是由铅或铅钨合金从中央打孔或者是四周合拢形成的装置。因人体脏器内放射性核素释放的 γ 射线是各方向均匀释放的，准直器的作用是只让沿准直孔方向投射的 γ 射线入射到闪烁体上成像。根据受检体的大小，准直器可以选用平行孔型、发散孔型、汇聚型、针孔型等，起到控制探测器视野的作用。其中针孔型准直器用于器官小而又要求高分辨力的显像，如甲状腺显像、腕关节显像等。

闪烁体是将一定量的闪烁物质加入少量激活物质以适当方式组成的。它的作用是把经准直器进入的射线能量转换成荧光光子。荧光光子被闪烁体后的光电倍增管光阴极吸收后转换成电子，并经数次成倍放大，形成电压增加的电脉冲信号。γ 照相机常采用直径为 300～511mm、厚度为 6.5～12.7mm 的大片 NaI（Tl）晶体。大的晶体探测范围大，但价格较高。晶体厚度对射线的探测效率及图像的分辨力有明显影响。增加晶体厚度，可增加射线被完全吸收的概率，提高探测灵敏度，但同时也增加了多次康普顿散射的概率，降低了图像的分辨力。因此，在选择闪烁晶体厚度时要兼顾探测效率与图像分辨力。

在闪烁体后有多个光电倍增管，排列成六角形。光子入射光阴极产生光电子，光电子经聚焦极进入倍增系统，倍增的电子收集于阳极，形成阳极电流和电压。每个光电倍增管阳极输出的电流脉冲信号经前置放大器到电阻矩阵。电阻矩阵是由一些阻值不等的电阻排列而成的，用来完成闪烁点的定位和编码工作。

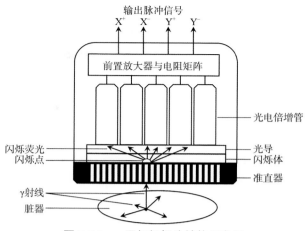

图 7-3-1 γ 照相机探头结构示意图

其中，光电倍增管输出的电流或电压脉冲的高度与辐射光子的能量成正比，如测出脉冲高度与计数的关系曲线，就等于测出了辐射能谱。而每一种放射性核素都有自己特有的辐射能谱，测出 γ 射线的能谱可以用来鉴定和分析放射性同位素。脉冲高度分析器能够选择性地记录探测器输出的特定高度电脉冲信号，从而进行分析。

电子学线路和计算机构成 γ 照相机的信号分析及数据处理系统。电子学线路除脉冲幅度分析器外，还有前置放大器、主放大器及均匀性校正电路、位置线路等，对信号进行放大及根据一定的校正因子对采集到的数据进行均匀性校正等。现代新型的 γ 照相机在每一个光电倍增管的底部均设置信号处理线路，这样就可减少信号的失真，提高准确度和空间分辨力。

二、γ 照相机的工作原理

γ 照相机的探头固定不动，作用类似于复式"眼"。在整个视野上，探头对从体内发出的 γ 射线都是敏感的，所以是一次性成像。检测器所得到的数据输入计算机后，γ 照相机可以对影像作后处理，能把形态学和功能性信息显示结合起来。γ 照相机的显像时间很短，目前可以做到每秒 20 帧画面，能够进行快速连续动态显像，为进行器官动态功能研究提供重要信息。

通过准直器的 γ 射线在闪烁体产生荧光，荧光光子通过光导被紧贴着晶体的光电倍增管光阴极吸收，转换成电子再经过十多级连续成倍地放大，形成电脉冲信号。

位置电路根据光电倍增管的位置和输出脉冲幅度确定闪烁中心位置并输出相应的位置信号。其原理为：闪烁体平面任一点产生的闪烁荧光在各光电倍增管产生的光电信号与闪烁点至光电倍增管的距离存在一定的反比关系，即靠闪烁点近的光电倍增管输出光电信号较强，反之则弱；光电倍增管输出的位置信号同光电倍增管所处的位置有关，这是由电阻矩阵的配置决定的。

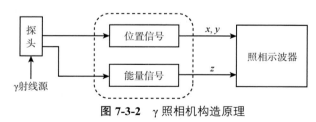

图 7-3-2 γ 照相机构造原理

信号的幅度即图像的大小与 γ 光子的能量无关。显示系统在与 γ 光子闪烁光中心的对应位置显示闪烁光点时，成像装置记录大量的闪烁光点，构成一幅图像（图 7-3-2）。

能量信号还对位置信号进行归一化，使位置信号的幅度即图像的大小与 γ 光子的能量无关。

第 4 节　SPECT 及其融合技术

发射体层仪（emission computed tomography，ECT）是继 γ 照相机之后，核素显像技术的重大进步。ECT 是由在体外测量发自体内的 γ 射线技术来确定体内的放射性核素的活度，通过计算机影像重建来显示已进入体内的放射性核素在断层上的分布。ECT 分为单光子发射计算机体层仪（SPECT）及正电子发射体层仪（PET）。

一、SPECT 的基本结构

SPECT 与 γ 照相机结构相似，均由硬件系统及软件系统组成，但 SPECT 电子学线路的数字化程度更高，主要是增加了探头的旋转装置和断层重建的软件系统。

SPECT 硬件系统由探头、电子线路部分、机架、扫描床及计算机组成；软件系统由采集软件、校正软件、图像处理软件及显示软件等组成。SPECT 探头由准直器、晶体、光导、光电倍增管等组成，其外形可以是圆形、方形或矩形，有单探头、双探头和多探头等不同类型。SPECT 与 γ 照相机的电子线路部分主要由放大电路、位置电路、能量电路、线性校正电路、能量校正电路及均匀性校正电路等组成。其中核心电路为位置电路和能量电路，其功能为确定探测到的 γ 光子的位置、甄别 γ 光子的能量，使之形成图像。位置电路的输出除以能量电路输出，得到闪烁光在 X 方向和 Y 方向的位置坐标。经过计算机处理，最终形成放射性核素的分布图像。将计数分布变为亮度或颜色的分布，显示在计算机屏幕上，形成可视图像，即 γ 照相机图像或 SPECT 平面图像。

二、SPECT 的工作原理

特定的放射性药物注入患者体内一定时间后，发出的 γ 射线首先到达准直器，准直器限制入射 γ 光子的方向，只允许与准直器孔方向相同的 γ 光子穿过，以保证 γ 光子发射点与入射点一一对应。闪烁晶体将高能 γ 光子转换为低能荧光，光电倍增管将该微弱荧光转换成电信号并将之放大。该电信号经过特殊位置电路定位、能量电路甄别，成为一个计数脉冲。

断层成像采集时，探头围绕患者旋转，探头表面总是与旋转轴平行，旋转轴与患者检查床平行。根据需要在预定时间内采集 360°或 180°范围内不同角度处的平面图像，任一角度处的平面图像称为投影图像。利用在不同角度处获得的多幅投影图像，通过数据处理、校正、图像重建获得三维断层图像，即为 SPECT 断层图像。

三、SPECT 技术优势

由于病变组织的功能变化早于组织的结构变化，所以 SPECT 影像在疾病的早期诊断方面明显优于 X-CT 影像、B 型超声影像和磁共振影像。SPECT 既能建立任意方位的断层影像，又可以提供建立三维影像的信息，为临床提供更多、更准确的信息。与 γ 相机相比，断层影像受脏器厚度、大小等的影响大大降低，因此，SPECT 对一些深部组织的探测能力显著提高。另外，SPECT 在空间分辨力、定位的精确度、探查病变部位的大小和体积等方面也具有明显优势。

四、SPECT 融合技术

核医学图像反映示踪剂在体内的功能分布，缺乏脏器或病灶的解剖学信息，且核医学图像信息量小，空间分辨力较差；解剖结构影像（如 X-CT 影像、磁共振影像、B 型超声影像等）与之相比分辨力高，具有精细的解剖形态信息，但缺乏功能信息。

影像融合指通过多元信道采集关于同一目标的影像，提取各自信道的信息，经过一定的影像处理，综合而成同一影像以供观察及进一步处理。通过医学影像融合，把有价值的功能信息影像与精确的解剖结构影像结合在一起，给临床提供更加全面和准确的资料。SPECT/CT 就是将 SPECT 技术和 X-CT（以下简称为 CT）技术相融合而形成的一种新型核医学显像设备。通过一次显像检查，SPECT/CT 即可获得 SPECT 影像、CT 影像和 SPECT/CT 融合影像，实现了形态与功能相结合的多角度综合影像诊断，提高疾病诊断的准确性。

　　就设备使用而言，无论是图像采集、处理还是诊断，SPECT/CT 不是独立的 SPECT 和 CT 的合并，而是两者的定性和定位优势进行的有机结合，SPECT 的精确定位缺陷得到弥补，SPECT 的功能成像优势被进一步放大。通常 SPECT 与 CT 的结合方式有两种：一种是在 SPECT 探头机架上安装一个 X 射线管，对侧安装探测器，即 SPECT 和 CT 位于同一机架。这种设计的 SPECT/CT 体积小、结构紧凑，SPECT 影像与 CT 影像融合的精度高。但为了减少 CT 旋转的震动对 SPECT 探头性能的影响，这种设计要求 CT 旋转的速度不能高，因此这种设计限制了 CT 性能的提高。另一种是在 SPECT 机架后再并排安装一个高档螺旋 CT，SPECT 与 CT 位于不同的机架，多采用 SPECT 机架在前、CT 机架在后的设计模式，这种设计模式提高了 CT 的性能。

五、SPECT 的临床应用

　　先进的医学设备利用 SPECT 原理可以测量显示细胞和分子的生物学活动，结合了诊断级多层 CT 的复合成像设备 SPECT/CT 系统，可以精确定位病变的位置、性质和程度。SPECT 显像在临床上有重要作用，可在以下方面进行断层探测，得到三维立体图像。

　　1. 骨骼显像　是早期诊断恶性肿瘤骨转移的首选方法，可进行疾病分期、骨痛评价、预后判断、疗效观察和探测病理骨折的危险部位。图 7-4-1 为全身骨显像。

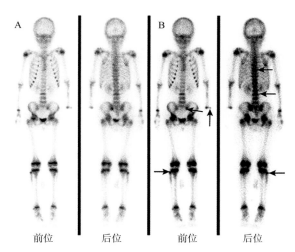

图 7-4-1　全身骨显像（箭头所示为病灶异常处）
A 为注射放射性药物 5 分钟内获得的早期全身图像；B 为注射后 2-3 小时获得的延迟全身图像

　　2. 心脏灌注断层显像

　　（1）心肌缺血的诊断。可评价冠状动脉病变范围，对冠心病危险性进行分级；评价冠状动脉狭窄引起的心肌血流灌注量改变及侧支循环的功能，评价心肌细胞活力；对心肌梗死的预后评价和疗效观察；观察心脏搭桥术及介入性治疗后心肌缺血改善情况。

　　（2）心肌梗死的诊断，心肌梗死伴缺血的诊断，判断心肌细胞存活情况。

　　（3）心肌病、室壁瘤的鉴别诊断。

　　3. 甲状腺显像

　　（1）对异位甲状腺的诊断和定位具有独特价值。

　　（2）对甲状腺结节功能的判断和良恶性鉴别，具有较高诊断价值。

　　（3）对高分化甲状腺癌转移灶定位和诊断。

（4）估计甲状腺大小和重量。

4. 局部脑血流断层显像

（1）对缺血性脑血管意外的诊断具有较高诊断价值。

（2）癫痫致痫灶的定位诊断。癫痫发作间期的阳性率高达 60%（而 CT 和 MRI 的阳性率约为 25%）。

（3）判断脑肿瘤的血运，鉴别术后或放射治疗后复发和瘢痕。

5. 肾动态显像及肾图检查

（1）了解肾动脉病变及双肾血供情况。

（2）对肾功能及分肾功能的判断。

（3）了解上尿路通畅情况及对尿路梗阻的诊断。

（4）监测移植肾血流灌注和功能情况。

（5）了解糖尿病对肾功能的影响。

6. 其他显像

1）甲状旁腺显像：对甲状旁腺腺瘤的诊断和定位。

2）肾上腺髓质显像：对嗜铬细胞瘤及其转移灶的诊断及定位，以及恶性嗜铬细胞瘤 ^{131}I-MIBG 治疗后随访。

3）肺灌注显像与肺通气显像：对肺动脉血栓栓塞症的诊断与疗效判断。

4）肝脏胶体显像、肝血流与肝血池显像：对肝海绵状血管瘤的诊断。

5）肝胆动态显像：用于鉴别梗阻性黄疸和肝细胞性黄疸。

6）鉴别先天性胆道闭锁和婴儿肝炎综合征及疗效观察。

7）肠道出血显像：最适用于探测胃以下、乙状结肠以上的活动性下消化道出血。

8）异位胃黏膜显像：对梅克尔憩室的诊断及定位，对肠梗阻或肠套叠（怀疑与梅克尔憩室或小肠重复畸形有关）的鉴别诊断。

9）唾液腺显像：了解唾液腺摄取、分泌、排泄功能及有无占位性病变的常用方法。

7. 阿尔茨海默病早期诊断 利用 SPECT 对阿尔茨海默病的局部脑血流灌注进行研究，进而评估局部脑功能的工作始于 20 世纪 80 年代，虽然方法和结果都不尽相同，但对阿尔茨海默病的特征性改变已取得了一致的共识。

第 5 节　PET 及其融合技术

正电子发射体层仪（PET）是专门应用正电子类放射性药物、通过符合探测技术进行 γ 光子对探测并成像的影像设备。正电子类放射性核素（如 ^{11}C、^{13}N、^{15}O、^{18}F 等）都是构成有机体基本元素的同位素，标记生物活性物质后，几乎不改变机体的生理、生化过程。PET 在脑功能科学研究和恶性肿瘤的诊断与治疗中具有非常巨大的价值。

一、PET 的基本结构

PET 由探测系统、计算机处理系统、图像显示系统和检查床组成。

PET 探测系统是由许多个探测器阵列排放形成环形结构组成的，是决定 PET 档次和性能的关键部分。与 SPECT 不同的是，PET 探测器闪烁晶体不再是一块平板大晶体，而是由许多小晶块组成的晶体环。晶体环后接光电倍增管。每一个小晶体块为一个探测器。闪烁晶体是组成探测器的关键部件之一，它的主要作用是能量转换，将高能 γ 光子转换为多个可见光子，以利于光电倍增管接收。用于 PET 的闪烁晶体应具有良好的性能，要求时间分辨好、阻止本领强、光产额高。早期的 PET 探测器主要使用铊掺杂碘化铯（CsI：Tl），随后研究发现的锗酸铋（BGO）晶体稳定性更好、探测效率更高。近些年，掺铈硅酸钆晶体（GSO：Ce）、掺铈硅酸镥（LSO：Ce）等新晶体因其优良的物理参数而被广泛应用。

光电倍增管是组成 PET 探测系统的另一关键部件，其作用及工作原理与 SPECT 中相同。近来 PET 探测器采用位置敏感型光电倍增管（position sensitive photo multiplier tube，PSPMT），这种光电倍增管的定位更准确，被广泛应用于小动物正电子发射体层仪（micro-PET）中。

二、PET 的工作原理

（一）正电子衰变与湮灭

PET 是利用能发生正电子（β^+）衰变的放射性核素进行断层成像的。这些核素的稳定同位素在人体内丰度较高，因此用这些放射性核素的标志物可以参与人体生理、生化代谢过程，所提供的影像能反映人体的生化、生理、病理及功能等方面的信息。

衰变过程中发射出的正电子具有一定能量，在体内移动大约 1.5mm 后即与电子发生正负电子对湮没，并在毫微秒内发生质能转换，产生一对飞行方向相反、能量均为 511keV 的 γ 光子（双光子）。PET 就是通过探测这两个方向相反的光子来表征 β^+ 衰变的发生，因而 PET 又称双光子 ECT。

（二）符合探测

PET 的工作目的是成像，即显示正电子核素标记的示踪剂在体内的分布。但是，发射出的正电子无法直接探测，只能通过探测由电子对湮灭所产生的 γ 光子对来反映正电子湮灭时的位置。在 β^+ 衰变发生的区域两侧放置两个探测器，当两个探测器同时接收到光子后分别产生一个定时脉冲，定时脉冲输入符合线路进行符合甄别，符合线路会给出一个计数。接收到这两个光子的两个探测器之间的连线称为符合线，代表反方向飞行的光子对所在的直线，湮灭事件的位置必定在这条直线上。用两个探测器间的连线来确定湮灭地点方位的方法（无须准直器）称为电子准直。这种探测方式则称为符合探测（图 7-5-1）。

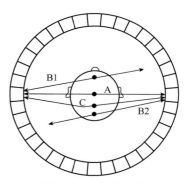

图 7-5-1　符合探测
A. 真符合；B. 随机符合（B1、B2）；C. 散射符合

符合探测技术利用了湮灭光子对的两个特性：一是这两个光子沿着直线反方向飞行；二是它们都以光速向前传播，几乎同时到达在这条直线上的两个探测器。此时，PET 系统就记录一个符合事件，即一个计数。事实上，由于光子从发射到被转换为最后的脉冲信号经历了多种不确定的延迟，所以符合事件的两个光子被记录的时间间隔拉长。该时间间隔称为符合窗。通常，符合窗的大小为几纳秒到十几纳秒。只有在符合窗内探测到的两个光子，才被认为是来自同一湮灭事件。超过符合窗所探测到的两个光子则被认为是来自两个湮灭事件，而不予记录。

PET 探测器所记录的符合事件中，有 3 种符合情况无法区分。

1. 真符合　符合探测到的两个 γ 光子来源于同一湮灭事件，且在到达探测器前两个光子都没有与介质发生任何相互作用的符合事件，因此含有精确的定位信息。这是真正需要的原始数据。

2. 随机符合　符合探测到的两个 γ 光子分别来自于几乎同时发生的两个独立无关的湮灭事件，导致错误定位的符合记录，成像中要剔除这种符合。

3. 散射符合　符合探测到的两个光子来源于同一次湮灭，但两个或其中一个曾与介质发生相互作用，而偏离了原飞行方向，导致错误定位的符合记录，应予以剔除。

三、PET 技术优势

PET 最大的优势是可以定量地反映人体组织的生化、生理、病理及功能等信息。目前在各种医学影像设备中，就技术水平、应用价值而言，顶尖的当属 PET。PET 与 SPECT 都是在体外测量 γ 光子，利用计算机重建断层影像，但两者相比又有本质的不同。PET 所用 ^{11}C、^{13}N、^{15}O、^{18}F 等核素的稳定同位素在人体内丰度较高，是人体组织的基本元素，所以这些放射性核素的标志物可以直接参与人体生理、生化代谢过程。SPECT 采用亚稳态的同位素 ^{99m}Tc、^{113m}In 等在人体内的含量基本为零，故它们合成的放射性药物在显示人体的生理、生化代谢过程就受到限制。

PET 与其他影像技术相比，具有以下技术优势。

（1）正电子类放射性核素，如 ^{11}C、^{13}N、^{15}O、^{18}F 都是构成有机体基本元素的同位素，标记生物活性物质后，几乎不改变机体的生理、生化代谢过程，因此 PET 有"生化断层""生命断层""活体分子断层"的称谓。

（2）由于 PET 采用了半衰期极短的贫中子核素，其半衰期都是以分钟计，故对人体的放射性剂量很小，在临床检查上可以进行多次给药、重复成像检查。

（3）PET 采用了具有电子准直的符合线路计数方法，省去了准直器，使探测效率即灵敏度大为提高，比 SPECT 的灵敏度提高了 10 倍以上。这带来的直接好处是放射性药物用量大为减少，成像信号的信噪比大为提高，相对 γ 照相机和 SPECT 影像质量更高，受检者的安全性更好。

（4）SPECT 系统使用铅准直器，空间分辨力为 10～16mm。PET 系统采用电子准直，空间分辨力为 4～7mm。

（5）PET 多环检测技术可以获得大量容积成像数据，从而可以进行三维影像重建。

（6）PET 衰减校正的方法更简单、更精确，便于做定量分析。

（7）PET 影像是构建融合所必备的条件。PET 以功能及代谢显示为主，X-CT、MR 的形态学信息精确，故 PET/CT、PET/MR 融合大大提高了影像诊断的综合技术水平。

四、PET 融合技术

（一）PET/CT

PET/CT 是将 PET 和 CT 有机结合起来的一种先进的分子影像设备，CT 提供病灶的精确解剖定位，PET 提供病灶详尽的功能、代谢等分子信息，PET/CT 通过一次检查就可得到受检者同一解剖部位的功能和解剖影像，具有灵敏、准确、特异及定位精确等特点。

1. PET/CT 工作原理　PET/CT 将 PET 探头和 CT 探头装在同一个机架上，CT 探头在前、PET 探头在后。两种扫描共用一张扫描床，先进行 CT 扫描，同轴显像范围界定好之后，受检者将被自动送入 CT 扫描视野，CT 采集完成后受检者再被自动送入 PET 扫描视野。PET/CT 扫描时，在 PET 发射扫描期间，CT 影像重建就开始了，根据 CT 透射数据计算所得到的衰减校正因子也随之计算出来。随后，PET 发射扫描的数据经衰减校正因子校正，PET 影像得以重建。系统中 CT 和 PET 使用同一采集及影像处理工作站，这样可以保证同机影像融合的精度。虽然 PET 与 CT 使用同一机架、检查床和同一影像采集及处理工作站，但两个系统又是各自独立的，可以单独进行各自的扫描。

2. PET/CT 技术优势　PET 成像中，湮灭辐射产生的 γ 光子与人体相互作用时发生光电吸收和康普顿散射，影响图像质量，故 PET 成像必须进行衰减校正。PET/CT 中，PET 子系统最大的改进是不再采用外置正电子放射源 ^{68}Ge 获得衰减校正因子，而是利用 CT 数据进行衰减校正。由于 CT 成像的 X 射线能量（70～140keV）与 PET 成像的 γ 射线能量（511keV）不同，在人体内的衰减情况不同，因此，需要将 CT 扫描获得的 X 射线衰减系数转换成 511keV 的 γ 射线的衰减系数，才能对 PET 进行衰减校正。

采用 CT 数据对 PET 影像进行衰减校正的好处是大大缩短了数据采集时间，从而使受检者在扫描过程中确保体位一致，避免出现躯体位移的伪影。

PET/CT 将 PET 和 CT 有机结合、优势互补，显著提高了诊断准确率。利用 CT 子系统对 PET 影像的病变部位进行解剖定位和鉴别诊断，能够从根本上解决核医学影像解剖结构不清楚的缺陷。PET 子系统利用其功能成像对病变进行的定性诊断，能够取代 CT 检查中需要超高薄层扫描及辅助造影等才能确定病变性质的诊断。

（二）PET/MR

正电子发射磁共振成像仪（PET/MR）是将 PET 和 MR 影像技术融合而成的一种分子水平的功能及结构显像系统，是将人体结构、功能和分子信息有机结合起来的一体化临床医学影像技术。PET/MR 的出现，是医学影像技术的又一次革命，是"影像融合"概念的进一步深化。

1. PET/MR 工作原理　由于传统 PET 影像设备探测器中光电倍增管容易受 MR 磁场影响，且工作状态的光电倍增管会明显影响 MR 设备磁场的均匀度，所以，MR 设备磁场的存在增加了 PET/MR 设备一体化结构设计的难度。采用 PET 和 MR 前后位结构的 PET/MR 设备的受检者扫描孔长度可能超过 2m，这样降低了 PET/MR 临床应用的实用性。另外，MR 成像参数对 PET 影像的衰减校正还存在有待改进的技术问题。

PET/MR 与 PET/CT 的本质区别是，PET/CT 是顺序扫描，PET/MR 是同步扫描。一体化 PET/MR 实现了在同一扫描床位，PET 和 MR 的一个序列在同一瞬间完成扫描。一体化、同步扫描对 PET 和 MR 各自的硬件都有特殊的要求。首先，PET 必须具有一体化带有飞行时间（time of flight，TOF）技术，PET 的 TOF 技术在一体化 PET/MR 设备同步扫描中发挥了重要作用，能够实现在 18s 内完成一个床位扫描。其次，MR 必须具有最佳的磁场均匀度和静音扫描。一体化 PET/MR 采用最新一代全数字化固态阵列式光电转换器，实现了带有 TOF 技术的 PET 探测器，以高端的 3.0T 静音 MR 作为平台，采用零回波时间（zero echo time，ZTE）技术实现了精准的 PET 衰减校正。

2. PET/MR 技术优势

（1）与 X 射线平片、CT 相比，PET/MR 大大降低了放射学相关检查带来的电离辐射伤害，可以完全放心地应用于健康人群体检，使检查真正做到了健康、安全、无创。

（2）PET 具有高灵敏度的优势，而 MRI 可以得到高分辨力和高对比度的软组织影像，使 PET/MR 在神经系统的临床与科研、软组织肿瘤诊断与鉴别、心血管疾病治疗计划制订和疗效监测等方面极具优势。

（3）TOF-PET/MR 可实现真正的同步数据采集，同一时间获得同样病理生理信息的 PET 和 MR 功能影像，多参数、多模态成像有助于病变的早期发现。

（4）PET/MR 可以利用 MR 灵活的扫描和多功能成像技术，如功能 MRI、扩散成像和波谱分析等，实现 PET 和 MR 强强联合。

五、PET 的临床应用

PET 不仅能反映人体解剖结构改变，更重要的是可以提供体内功能代谢信息，从分子水平揭示疾病发病机制和治疗效应，是临床诊断心脑疾病和肿瘤的重要手段。如某些冠状动脉造影诊断结果正常的心绞痛病人，其局部心肌灌注储备功能低下，PET 血流灌注显像对冠心病诊断敏感性和特异性均较 SPECT 有显著提高。又如 PET 全身显像可早期发现远隔部位隐匿的转移病灶，有助于临床肿瘤分期、随访、判断治疗效果以及抗肿瘤药物的研究开发。目前 PET/CT 临床应用已较普及，操作技术成熟，适应证明确，可进行较准确的定量分析，检查时间较短。

PET/CT 主要用于肿瘤、心血管及神经系统疾病等方面的检查。

1. 用于肿瘤疾病的诊断与治疗

（1）早期诊断及鉴别诊断恶性肿瘤或病变。

（2）进行精确的肿瘤临床分期。

（3）有利于指导或调整临床治疗方案。

（4）帮助制订肿瘤放射治疗计划。

2. 用于心血管疾病的诊断与治疗

（1）准确、无创地诊断有症状或无症状冠心病。

（2）估测溶栓治疗、经皮冠状动脉成形术和支架植入，以及其他冠状动脉血流重建术的治疗效果。

（3）跟踪观察有高危险因素人群（遗传病史、不良生活习惯、高血压、高血脂、高血糖等）冠心病的进展或转归，制订相应的防治措施。

（4）心肌梗死后及其他坏死性心肌病治疗前存活心肌活力判断。

3. 用于神经系统疾病的诊断与治疗

（1）各种大脑疾病（脑血管性疾病、癫痫、帕金森病、脑原发肿瘤、早老性痴呆和血管性痴呆等）的定性、定位诊断，了解其影响范围及程度。

（2）脑瘤的分类、分型、定性和预后评估。

（3）监测退行性脑病的功能障碍。

（4）肿瘤复发灶与坏死灶鉴别。

（5）预测外科手术损伤脑组织，造成脑功能障碍的程度。

（6）帮助定位癫痫病灶，为脑外科手术提供参考。

（7）可实现多种正电子同位素成像，能为受检者提供脑血流、脑代谢、脑神经受体分布等多个方面的信息，为癫痫灶的定位和术后复发预测提供了宝贵的资料。

4. 用于健康人体格检查　在健康体检方面，随着人们生活方式、工作压力的改变，出现了退行性疾病的低龄化及肿瘤发病率持续上升的情况。定期进行 PET/CT 体检，可以早期发现这些处于萌芽状态的病灶，从而达到早发现、早治疗、早康复的目的，同时还可对一些良性病变进行监测，以提高生活质量和生命质量。

PET/MR 组织分辨力好，提升了 MRI 的价值，并使 PET 拥有充分的采集时间、更有效精确的位移校正，较单机检查更为便捷，患者辐射吸收剂量明显减低。PET/MR 可使病变组织随着时间的推移在分子水平增殖分化的过程实现可视化，有助于识别各种疾病状态。与 PET/CT 相比，PET/MR 对于血管及软组织疾病更敏感，尤其是在中枢神经系统疾病、骨科感染、炎症性疾病的诊断，以及在评价和跟踪转移性疾病方面可能具有更好的优势，但对于肺部病灶的诊断则逊于 PET/CT。临床应根据两者不同的成像原理和技术特点、针对不同疾病特征加以选择应用，为诊疗疾病提供重要依据。

医者仁心

"中国核医学之父"王世真院士

王世真，1916 年出生，祖籍福建，中国共产党党员，中国科学院院士，博士研究生导师。自 1933 年起，王世真先后在燕京大学、清华大学、中央大学和贵阳医学院、加拿大多伦多大学、美国爱荷华大学及爱荷华大学放射性研究所学习、任教和工作。1951 年，王世真放弃国外优越的生活，冲破重重阻碍回到国内。王世真说："没有方法、没有技术、没有仪器设备，一切都要从零开始，全部依靠自己创造。"他于 1956 年创办了我国第一个同位素应用训练班，为我国核医学培养了大批学术带头人，并创办了中华医学会核医学分会、中国核学会核医学分会和《中华核医学杂志》。王世真用半个多世纪的心血，让核医学在中国落地生根，被誉为"中国核医学之父"。

（郝　婕）

第**8**章 放射治疗设备原理

🎯 **学习目标**

1. 掌握　现代放射治疗技术实施过程中常用设备的原理及特点，特别是医用电子直线加速器、近距离放射治疗系统、CT 模拟定位机。

2. 熟悉　立体定向放射治疗系统、普通模拟定位机和 MR 模拟定位机。

3. 了解　医用质子、重离子放射治疗系统。

第 1 节　放射治疗设备概述

放射治疗设备（radiotherapy equipment）是用于放射治疗所需的各种硬件和软件的总称，主要包括直接与肿瘤受检者治疗有关的放射治疗设备和辅助设备。放射治疗设备有医用电子直线加速器、各种类型的内外照射治疗机等；辅助设备有模拟定位设备等。

一、放射治疗设备发展历史

放射治疗设备发展历史分为 3 个阶段，包括千伏 X 射线治疗设备阶段、兆伏级 X 射线治疗设备阶段和精准放射治疗设备阶段。

20 世纪 40～50 年代是千伏 X 射线治疗机运用的高峰期。千伏 X 射线治疗设备特点是管电压高、管电流小、X 射线质硬、穿透能力强，主要是对一些浅层的肿瘤进行治疗；兆伏级 X 射线治疗设备主要是 ^{60}Co 治疗机，其用 ^{60}Co 产生的高能 γ 射线作为射线源，与深部治疗机相比，其优点为，能量高，相当于 3～4MeV X 射线，照射皮肤剂量低，保护皮肤，射线穿透能力强，深部剂量高，适合深部肿瘤的治疗，骨组织吸收量低，骨损伤小，适合骨肿瘤及骨旁病变的治疗。

近十几年来，我国三维立体定向放射治疗技术发展极其迅速，从普通放射治疗发展到三维立体高精准放射治疗设备阶段，采用三维立体定向系统，附加限束器，体位固定装置，使靶区边缘剂量梯度陡峻下降，使肿瘤靶区与边缘正常组织之间形成锐利的刀切状，其目的是给予靶区内高剂量照射，保护靶区外周围正常组织和重要敏感器官免受损伤。

三维适形放射治疗（three dimensional conformal radiation therapy，3DCRT）：20 世纪 40 年代开始，最初采用半自动多叶准直器（multi-leaf collimator，MLC）技术或低熔点铅挡块，由于计算机技术的发展，可以利用计算机控制多叶光栅的塑形性，可根据不同视角靶体积的形状，在加速器机架旋转时变换叶片的方位调整照射野形状，使其完全自动化。近年来，随着医学影像图像处理技术的发展，可以实现人体内放射治疗靶区和邻近重要组织器官三维重建，在三维治疗计划指导下实施的射线剂量体积与靶体积形状相一致的放射治疗都可以称为三维适形放射治疗。调强放射治疗（intensity modulated radiation therapy，IMRT）：是三维适形放射治疗的一种，是三维适形调强放射治疗的简称，通过对加速器束流精确调整和动态多叶光栅技术，实现在每个照射野角度下非均匀强度的照射野分布，从而达到最优化剂量的一种放射治疗技术。影像学指导的放射治疗（imaging guided RT，IGRT）：患者在治疗的整个治疗过程中或患者治疗前利用各种影像设备对肿瘤及周围正常组织进行的监控，可以是实时监控，也可以是短时离线监控，并根据当前监控到的危及器官和肿瘤的位置情况调整计划投放的位置，使得照射野紧紧"跟随"靶区，以做到精确射线导航。

二、放射治疗设备分类与应用

（一）立体定向放射外科三维定位设备

1951 年，瑞典科学家 Leksell 首次提出立体定向放射外科概念，利用立体定向外科三维定位的方法，把高能射线准确地汇聚于肿瘤病灶。1967 年由 Leksell 和 Larsson 研制出第一代 γ 刀，将 179 个钴源不同角度排列在一个半球面上，通过准直器将 179 束 γ 射线聚焦到靶点上，经照射后的靶点坏死组织边界清晰，犹如刀切一般，所以称 γ 刀，第一台商用的 γ 刀设备由瑞典 Elekta 公司于 1968 年推出。1988 年第三代 γ 刀，把 201 个钴源在空间上按一定的要求分布，然后根据病灶情况，利用先进治疗计划系统制订治疗计划，通过计算机控制各个钴源的开关状态，完成对病灶的立体定向放射治疗。

（二）医用加速器设备

带电粒子加速器简称加速器。加速器是使带电粒子在高真空场中受磁力控制，电场加速而获得高能量的特种电磁、高真空的装置，是人工产生各种高能粒子束或辐射线的设备。1951 年电子感应加速器应用于放射治疗，电子感应加速器是电子在交变的涡旋电场中加速到较高能量的装置，优点是技术上比较简单，制造成本较低，电子束能量可达到治疗要求，可调范围大，且输出量足够大。1953 年电子直线加速器应用于放射治疗，电子直线加速器是利用微波电磁场把电子沿直线轨迹加速到较高能量的装置，产生的电子束和高能 X 射线均有足够的输出量，照射野较大（可达到 40cm×40cm）。20 世纪 70 年代电子回旋加速器应用于放射治疗。电子回旋加速器是电子在交变的超高频电场中做圆周运动不断地加速，其既有电子感应加速器的经济性，又具有电子直线加速器的高输出特点，输出量一般比直线加速器高出几倍，能量高（可高达 25MeV），并可在很大范围内调节。其结构简单、体积小、重量轻、成本低，是医用加速器的发展方向，但至今制作工艺上尚有很大困难，还未能在临床上广泛使用。

目前国内外临床上应用的放射治疗设备绝大多数是医用电子直线加速器，其功能基本上可以满足绝大部分放射治疗技术的需要，医用电子直线加速器因其体积小、重量轻、维护简便，已成为现代放射治疗最主要、使用最多的装置。加速器生产的高能 X 射线具有 ^{60}Co 治疗机的一切优点，将逐步取代 ^{60}Co 治疗机。

（三）近距离放射治疗设备

近距离放射治疗设备是将封装好的放射源（radioactive source）经人体腔道放在肿瘤体附近或放置于肿瘤体表面，或将细针管插植于肿瘤体内导入射线源实施照射的放射治疗技术的总称。这种方法由于治疗距离近，贴近肿瘤组织，可降低肿瘤深层的剂量，来减少对周围正常组织的放射损伤。近距治疗机相对于 ^{60}Co 治疗机和加速器等远距离治疗装置又称内照射（internalir radiation）。20 世纪 80 年代近距后装技术得到发展与完善。后装技术是先不把带有放射源的施源器（applicator）放入治疗部位，以手工或机械方法在有屏蔽的条件下将存储器内的放射源送到施源器中实施照射。降低了医务人员的照射剂量，提高了摆位精度，减轻了患者痛苦。

（四）模拟定位机设备

模拟定位机（simulated locator）是放射治疗的配套设备。任务是模仿各类治疗机制订治疗计划，然后进行修正和验证，经确认无误后方能进行照射治疗。模拟定位机有普通模拟定位机、CT 模拟定位机和 MRI 模拟定位机等。

第 2 节 医用电子直线加速器

一、医用电子直线加速器的概述

医用电子直线加速器是利用微波电场对电子进行加速，沿直线加速电子到较高的能量，产生高能射线，用于放射治疗的大型医疗设备。加速器是提高某种物质速度和能量的装置，直线加速器是沿直线加速物质的加速器，电子直线加速器阐明了所加速的物质是电子，医用电子直线加速器是用于临床治疗肿瘤的装置。应用于临床就要求医用电子直线加速器有安全的束流监测系统和方便的治疗功能，易于使用。

按电子辐射的最大能量，分为低、中、高 3 挡。低能医用电子直线加速器只提供一挡 X 射线，能量为 4～6MeV，用于治疗深部肿瘤，能满足约 85% 的放射治疗的需要。中能医用电子直线加速器提供 1 挡 X 射线，能量为 8～10MeV，用于治疗深部肿瘤，同时还提供 3～5 挡不同能量的电子束（4～15MeV），用于治疗表浅肿瘤，扩大了应用范围。高能医用电子直线加速器提供 2 挡 X 射线，能量为 6～10MeV 及 15～25MeV 两种，多挡设置是为了满足不同体厚受检者、不同肿瘤深度治疗等需要，同时还提供了 5～9 挡电子束，能量在 4～25MeV，这也扩大了对表浅肿瘤治疗等深度范围。临床上常用的 X 射线能量范围在 6～15MeV，电子线在 4～20MeV。约 15% 的受检者在治疗过程中需要电子束。目前主流的机型都为光子束带电子束直线加速器。

医用电子直线加速器的优点是可以输出高能 X 射线和高能电子线，产生的射线穿透的能力强、能量高，且能够被有效地控制，照射时间短，照射野范围大，剂量均匀和稳定性好，皮肤并发症少，加速器停机后放射线即消失，广泛应用于各种肿瘤治疗，尤其是深部肿瘤。

二、医用电子直线加速器的基本结构

医用电子直线加速器主要由加速管、微波功率源、微波传输系统、电子枪、束流系统、真空系统、恒温水冷却系统、运动控制系统、偏转系统、治疗头、治疗床等组成。

1. 加速管　是医用电子直线加速器的核心部分，它利用微波传输系统输送过来的微波功率加速电子，产生所需要的射线束。

2. 微波功率源　提供加速管建立加速场所需的射频功率，主要有磁控管和速调管两种。磁控管是在一定磁场和外加阳极电压作用下产生振荡的微波管，产生微波电场。体积小，质量轻，最高脉冲功率约 5MW，多用于低能电子直线加速器。速调管是一种微波功率放大器，以主振荡器和驱动系统作为低功率微波源，输出高功率微波，可达到 30MW 的峰值功率，工作稳定，寿命长，但对电源系统要求较高，体积大，不能安装在机架上，多用于中高能电子直线加速器。

3. 微波传输系统　主要包括隔离器、波导窗、波导、取样波导、输入输出耦合器、三端或四端环流器、终端吸收负载、自动稳频等。

4. 电子枪　为医用电子直线加速器提供被加速的电子。任何类型的电子枪，必须包括阴极和阳极两个主要部分，电子枪的电子是由阴极发射产生的。在阴极和阳极之间加上直流电压时，两极之间就会建立起由阳极指向阴极的直流电场。如果阴极使用比较活泼的金属材料，在直流电场的作用下，阴极上的自由电子就具备了向阳极移动的趋势，有的电子会脱离阴极向阳极移动。

5. 束流系统　由偏转线圈、聚焦线圈等组成，控制束流运动方向，提高束流品质。

6. 真空系统　为加速管、电子枪等真空器件提供真空，真空系统最主要的器件是真空泵。真空技术在医用电子直线加速器中的作用主要有：①避免加速管内放电击穿；②防止电子枪阴极中毒、钨丝材料的加热子或灯丝氧化；③减少电子与残余气体的碰撞损失。

7. 恒温水冷却系统　作用是给加速器各个产热部件降温，带走微波源等发热部件产生的热量，并保持相对恒定的温度，以使加速器各部件在一个相对稳定的环境下工作。

8. 运动控制系统　负责机架、治疗头（机头）、准直器、治疗床等的运动。机架、治疗头、治疗床的旋转角度，准直器、治疗床的位置信息等都是通过电位器读出的，所以需要定期校准，以保证治疗的准确。在旋转治疗时对机架旋转速度也有严格要求。

9. 偏转系统　根据整机应用的需要，较大角度地改变束流运动的方向。

10. 治疗头　主要是射线束的准直和控制系统有 X 射线及电子束两种模式。医用电子直线加速器在 X 射线治疗模式时，治疗头中的初级准直器为固定式，开口角度约为 15°。医用电子直线加速器在电子束治疗模式时，加速电子经偏转后穿过电子窗直接引出。

11. 治疗床　可以前后、左右、上下运动，也可绕等中心转。为了最大限度地透射 X 射线，减小床面对剂量分布的影响，早期治疗床面多采用网格设计或塑料薄膜，现在则采用的都是碳纤维材料。

三、医用电子直线加速器的工作原理

在"高压脉冲调制系统"的统一协调控制下，一方面，"微波源"向加速管内注入微波功率，建立起动态加速电场；另一方面，"电子枪"向加速管内实时发射电子。只要注入的电子与动态加速电场的相位和前进速度（行波）或交变速度（驻波）都能保持一致，那么，就可以得到所需要的电子能量。如果被加速后的电子直接从辐射系统的"窗口"输出，就是高能电子射线，若为打靶之后输出，就是高能 X 射线。

为了让电子束能按照预定目标加速并得到所需要的能量，还必须有许多附加系统的协调配合：微波系统作用是传输微波功率并将微波频率控制在允许范围之内；电子发射系统的作用是控制电子发射数量、发射角度、发射速度和发射时机等；真空系统可以保持电子运动区域和加速管内高度真空状态；束流控制系统的作用是让被加速的电子束聚焦、对中和偏转输出；辐射系统的作用是按照需要对电子束进行 X 射线转换和均整输出，或直接均整后输出电子射线，并对输出的 X 射线或电子线进行实时监测和限束照射；温度自动控制系统的作用是让加速管、微波源（磁控管或速调管）、聚焦线圈、导向线圈、偏转线圈和 X 射线靶等产热部件保持恒温以达到稳定工作的基本条件。

电子在电场中受电场力的作用而运动，可获得能量。电子直线加速器就是根据这一原理使用的频率在微波段的高频电磁波（约 3000MHz），在加速管中加速电子，使其获得能量。由于加速电子的微波电场不同，形成了不同的加速原理和加速结构。按微波传输的特点又分为行波加速和驻波加速两类。按加速场不同，医用电子直线加速器可分为医用行波电子直线加速器和医用驻波电子直线加速器两种。

微波系统实际上是一个微波波导管。波导管是由一组圆柱形谐振腔组成的，每个谐振腔的直径为10cm，长度为 2.5～5.0cm，波导管内由微波建立的电磁场可形成沿横向分布的磁场（图 8-2-1 圆点、圆圈所示）和沿轴向分布的电场（图 8-2-1 中实线箭头所示）。

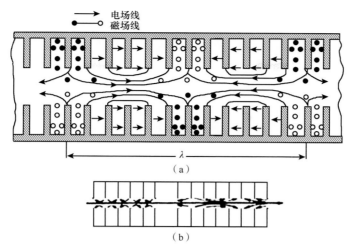

图 8-2-1 射频电子直线加速器中加速电场的建立
（a）行波加速；（b）驻波加速

（一）行波加速原理

假设有一电子 e 在 t_1 时刻处于 A 点，此时波导管内的电场如图 8-2-2（a）所示。此时电子正好处于电场加速力的作用下，开始加速向前运动。至 t_2 时刻电子到达 B 点，此时由于电波也在"向前"移动（实际上是电场在各点的幅值随时间变化），电子正好在 t_2 时刻，又处于加速场的作用下。如果波的速度和电子运动速度一致，那么电子将持续受到加速。但由于这种波的传播速度（相速度）大于光速，即永远大于电子运动的速度，因而必须将波速减慢。为此，在波导管内加上许多圆盘状光栏，改变圆盘间的间距可以改变波的传播速度（相速度）。这种以圆盘光栏为负荷来减慢行波相速的波导管称为盘荷波导加速管。在开始阶段由于电子速度较小，因此间距小些，波的传播速度慢些，随着电子速度的增加，慢慢增加其间距，使波速也随之很快到达光速后，间距可保持不变，即波速也以近于光的速度传播，此波称为行波。利用这种波加速电子的直线加速器称为行波电子直线加速器。

（二）驻波加速原理

适当调节反射波的相位和速度，可以产生驻波。利用驻波来加速电子的直线加速器称为驻波电子直线加速器，基本原理如图 8-2-2（a）所示。t_1 时刻电子受电场的作用向前加速运动；t_2 时刻电场处处为零，电子此时并不加速；t_3 时刻电场正好反向，但电子已经运动到它的后半周，又处于加速场作用下得到加速；t_4 时刻电场由反向恢复到零，电子不被加速；直到 t_5 时刻电场恢复到与 t_1 时刻一样，电子正好运动到它的加速场，在其作用下得到加速。在 t_1 与 t_2 时刻之间，由于电场因正向零变化（即幅值变小）而相位不变，此时位于 t_1、t_2 时刻间的电子仍然受着加速场的作用而累增其能量。在其他时刻的电子与此类似。

由图 8-2-2（b）可以看出，有一半腔实际上在所有时间内电场为零，因而可认为它是起耦合作用和输送微波功率的作用，称为耦合腔。图 8-2-3 是边耦合驻波加速器结构。这种驻波加速器由于利用了行波的反射波，因而加速电子的效率高，能耗小。另一优点是微波电场强度高，可使电子在更短的距离内获得预定能量，如产生 4～6MeV 的 X 射线，加速管长度仅为 30cm。但制造工艺较复杂、成本较高。

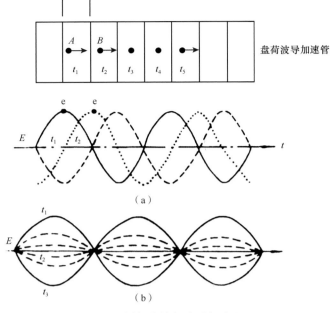

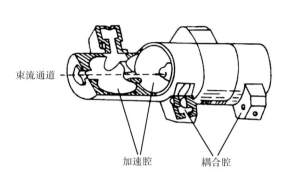

图 8-2-2　射频直线加速器加速原理
（a）行波加速；（b）驻波加速

图 8-2-3　边耦合驻波加速器结构示意图

四、多叶准直器

随着精准放射治疗的发展，现代高能医用电子直线加速器一般都配置多叶准直器，其已逐渐成为医用加速器治疗准直器的标准配置，是现代精确放射治疗的重要基础之一。

多叶准直器的基本构成单位是单个叶片，它一般由钨或钨合金制成。叶片宽度是指垂直于射线穿透方向和运动方向的物理厚度，它等于叶片两侧面间的宽度；叶片长度为平行于叶片运动方向的物理长度；叶片顶面为靠近放射源一侧的叶片表面，叶片底面为靠近受检者皮肤一侧的叶片表面；叶片高度为沿射线入射方向的叶片顶面和底面之间的物理高度，叶片伸入时照射野内形成照射野边界的表面，称为叶片端面。相邻叶片沿宽度方向平行排列，构成叶片组，两个相对叶片组组合在一起，构成多叶准直器。目前，多叶准直器一般由 20～160 片组成，两片成一对，每对叶片宽度在等中心处的投影宽度为 5mm 或 10mm，立体定向放射治疗用的微型多叶准直器叶片，其宽度在等中心处为 3mm、4mm，甚至 1.6mm。多叶准直器叶片有手动和电动两种。电动多叶准直器叶片是现在的主流，每一个叶片由一个电机驱动，通过丝杆将旋转运动改变成直线运动，运动在 0.2～60.0mm/s 范围内。

常用的宽度为 1cm 的多叶准直器的有效半影略大于铅挡块的半影，照射野边界与靶区形状的适形性差，边缘剂量分布也略差。但是在临床使用时，随着照射野数目的增加，并考虑到体位设计重复性的误差，多叶准直器与铅挡块在半影上的差别不大，并且多叶准直器使用的时间要比铅挡块少 6%～44%。随着小多叶准直器的使用，特别是小于 1cm 叶片宽度的使用，多叶准直器与铅挡块的剂量学差异越来越小。

第 3 节　立体定向放射治疗系统

一、立体定向放射治疗系统概述

1951 年瑞典神经外科专家 Lars Leksell 首次提出立体定向放射手术概念，立体定向放射手术使用多个小野三维集束单次大剂量照射颅内不能手术的病变，诸如脑动静脉畸形（AVM）等良性病变。由于多个小野集束定向照射，周围正常组织照射量很小，所以射线对病变起到类似手术的作用。经过 1968 年第 1 台、1975 第 2 台 γ 刀装置在瑞典卡罗林斯卡研究所临床试用，形成现在的第三代用 201 个 ^{60}Co 源集束照射的 γ 刀装置。与此同时，利用直线加速器的 6～15MeV 的 X 射线非共面多弧度等中心旋转，实现多个小野三维集束照射病变的 X 刀也开始应用于临床。无论是 X 刀治疗还是 γ 刀治疗，大剂量照射时，均需要用螺钉将金属定位头架固定在受检者的颅骨上，以保证治疗的精确度。1996 年由美国斯坦福大学医学院研发的 Cyber knife 治疗系统开始应用于临床，俗称"射波刀"。射波刀治疗系统采用实时影像引导定位技术，无须定位框架，使用方便、快捷。

立体定向放射外科指的是采取立体定向等中心技术把放射线聚集在病灶，实施一次性大剂量照射。通过三维空间把射线束投照在靶内形成高剂量，而周围正常组织照射量低。因等剂量曲线在靶外急剧陡降，病灶与正常组织剂量边界分明，可以达到控制、杀灭病变的同时又保护正常组织的目的，犹如外科手术刀切除病灶一样。一次照射治疗结束，又似外科手术当日完成。因此，用于放射外科的治疗机，如 ^{60}Co、直线加速器因使用 γ 射线或 X 射线治疗，故有 γ 刀及 X 刀之称。

如图 8-3-1 所示，基础头环最早用于颅脑立体定向放射外科。在 X 刀或 γ 刀治疗中，由于只照射一次，故在整个定位、体位设计、照射及其间的等待过程中，基础头环都必须固定在受检者的头颅部。它采用有床的固定方法，通过特定的固定架和螺丝固定到受检者的颅骨上，与颅骨形成刚性结构，通过这种方法，在受检者的治疗部位建立了一个定位、计划及治疗整个过程中都确保不变的三维坐标系统。这种有创基础头环的特点是固定精确度高，但在分次照射的立体适形放射治疗中却难以实施。

目前在分次立体适形放射治疗中多采用带牙托及面罩的基础头环，通过面罩及牙托来保证其固定基础头环的可重复性及可靠性，如图 8-3-2 所示，无创头环体位精度虽然不如有创头环，但仍可保证其在 ±1mm 的精度以内。颅内及部分头颈部肿瘤均可采用这种有创或无创的基础头环，称为有环系统。胸腹部病变采用类似于上述系统的替代系统。

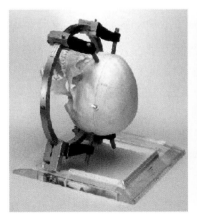
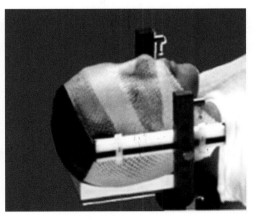

图 8-3-1　基础头环外观图　　　　图 8-3-2　无创头环外观图

二、γ刀治疗系统的工作原理

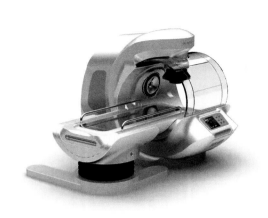

图 8-3-3　γ刀外观图

γ刀（图 8-3-3）的治疗原理类似于放大镜的聚焦过程。把放大镜置于阳光下，放大镜下面会形成一个耀眼夺目的光斑，即焦点。焦点以外的地方，人的感觉如常，但在焦点处却有很高的热度，足以使一些物体点燃。当然，要想在人体内聚焦，必须采用具有穿透力的高能射线，如 γ 射线。由于射线束从各个方向穿越正常组织，正常组织所受的照射剂量非常分散，每单位体积的正常组织仅受到瞬时照射，因而正常组织得以保护，靶点以外的正常组织仅受到均匀、微弱剂量照射。只要将焦点对准病变部位，就可以像手术刀一样准确地一次性摧毁病灶，达到无创伤、无出血、无感染、无痛苦、迅速、安全、可靠的疗效。

三、X刀治疗系统工作原理

X 刀是通过在直线加速器上采用三级准直系统或特殊限束器或专用小型高能 X 射线机，通过非共面或共面弧形照射或多野集束照射技术产生高度聚集的剂量分布区，以达到高剂量集中在靶区，靶区外剂量递减迅速，靶区周边正常组织剂量小的效果，起到手术刀的作用，其特点是小照射野、聚束、大剂量。X 刀系统主要由改良的直线加速器、可调式治疗床、立体定位仪、治疗计划系统及计算机控制系统等组成。

X 刀主要是利用 CT、MR 或血管造影的图像数据，在计划系统上对病灶解剖结构进行勾画和三维重建，从而设计出精确的放射治疗方案，然后通过电子系统精确控制直线加速器，使用大剂量窄束准确地瞄准靶区，从而实现更好的剂量跌落效果，减少对周围正常组织的损伤，实现在不做手术的情况下对肿瘤和病灶经过一次性照射达到治疗的目的。

近年来 X 刀立体定向放射治疗技术的发生和发展经历了以下变化：适用范围从颅内扩展到了颅外，从头部扩展到了体部；照射方法从单次大剂量照射发展到分次剂量照射，即立体定向放射治疗（stereotactic radiotherapy，SRT），既保持了立体定向放射手术（stereotactic radiosurgery，SRS）的优势，有效地杀伤肿瘤细胞，又保持分次照射的生物学优势，对晚反应组织损伤减轻；固定方法从有创固定到无创固定；与三维适形等其他放射治疗技术结合使用。

X 刀立体定向放射治疗技术从单次大剂量照射发展到分次剂量照射，基于以下原理：①大体积恶性肿瘤内，部分细胞乏氧，有氧细胞和乏氧细胞的放射敏感性差别很大。即使单次剂量很高（>25Gy），亦不能把含有 1%～2% 乏氧细胞的肿瘤全部消灭，因而适合用分次放射治疗的方法，使其乏氧细胞不断再氧化，逐步消灭。②早反应组织和晚反应组织的 X（γ）射线的剂量反应曲线存在较大的差别。小剂量分次有利于避免组织的晚期损伤，而单次大剂量对控制与早反应组织放射反应类似的肿瘤有利。③在靶区比较大的情况下，靶区周边的剂量下降速度趋缓，"刀"的特性变差，容易对周围正常组织产生比较大的损伤，不宜使用。由此认为，对体部肿瘤及头部体积较大的肿瘤，分次放射治疗可能得到较好的治疗增益比。

四、射波刀立体定向放射治疗系统的工作原理

射波刀（Cyber knife）治疗系统是一种无须定位框架的立体定向放射治疗技术，与其他治疗系统相比，它具有更高的精确性和灵活性，理论上可以治疗身体任何部位的肿瘤，并在一定程度上弥补了传统 X 刀和 γ 刀无法治疗可移动器官肿瘤的缺陷。

射波刀系统的主要构造是安装在一个机器臂上的直线加速器，经过专门设计可从数百个角度发出立体定向放射线，与其他固定的放射治疗装置不同，这种机器臂可以在不同平面多方位移动，不受干扰地准确瞄准肿瘤靶区。因此，射波刀系统能够方便地避开健康组织，对肿瘤靶区进行高度适形和个体化的治疗，是一套可以同时对多个肿瘤进行"手术"治疗的智能型放射治疗设备。

对于可移动器官肿瘤的照射，射波刀系统采用实时影像引导技术，能够持续追踪、监测并自动矫正，针对肿瘤位置不可预测地移动，能够及时纠正机械臂的照射方向，使照射野的任何调整都符合预定的治疗计划，以确保"手术"治疗的精确性。对于体部肿瘤，可将 4～5 个金属标记植入到受检者体内肿瘤病灶附近，治疗时利用金属标记定位，如果受检者呼吸运动影响金属标记定位，可根据受检者的呼吸运动波谱进行相应调整，纠正定位偏差。

第 4 节　近距离放射治疗系统

一、近距离放射治疗系统概述

近距离放射治疗（brachytherapy）也称内照射放射治疗，是通过施源器或把密封的放射源直接放到肿瘤中或其附近，把高剂量的辐射送到一个有限的体积中对病变区进行治疗。近距离放射治疗早期主要用于宫颈癌腔内照射和口腔癌的组织间插植照射。1960 年，美国 Henschke 首先设计了后装法腔内近距离放射治疗器械，医护人员可在安全的剂量范围内从容地操作：先用空容器安放在治疗部位，保证其位置准确；然后摄取满意的 X 射线片，标定放射源位置；再预算剂量分布方案。此种手动式后装法发展很快，但仍未能完全解决射线的防护问题。1965 年 Walstram 设计出第 1 台遥控低剂量率（LDR）后装机，工作人员完全免除辐射，从而开始机械远距离遥控后装机的大发展。近 20 年来国内外后装机不断更新换代，发展迅速。1987 年荷兰核通公司推出高剂量率后装机尤为突出，装有高活度微型铱-192（^{192}Ir）放射源，由计算机控制，配置安全连锁系统及对剂量分布计算优化的治疗计划系统。这种新型的后装设备，有可靠的剂量检测和安全保障系统。近距离放射治疗系统被广泛应用于宫颈癌、前列腺癌、乳腺癌和皮肤癌的治疗，也同样适用于许多其他部位的肿瘤治疗。

二、近距离放射治疗系统的基本结构

近距离放射治疗系统的基本结构包括主机、控制系统、治疗计划系统、各种施源器。控制系统主要由控制单元、治疗单元两部分组成。采用计算机控制，通过串口发送和接收信号。主机由送丝组件、分度组件、源罐组件、升降组件等几部分组成。施源器是插入人体的部分，根据临床需要，施源器的种类比较多。

三、近距离放射治疗系统的工作原理

近距离放射治疗系统的工作原理是，把不带放射源的治疗容器置于治疗部位，由电脑遥控步进电机

将放射源送入容器，将封装好的放射源通过施源器和输源导管直接植入患者的肿瘤部位。放射源安置在真源轮钢丝绳的最前端，使用时将塑料导管插入人体需要治疗的部位。后装治疗机装有两个相同的绕有钢丝绳的轮，一个是真源轮，一个是假源轮，两个轮的结构和大小相同，在真源轮上放有放射源，两个轮分别由两个步进电机驱动，同时还装有一个直流电机，用于必要时做快速回抽操作。工作时先是假源轮在计算机操纵下，经验证无误后，真源轮再进行带放射源的运行。钢丝绳的运行是经后套管到达换路器，换路器在电脑操纵下由编码器驱动，每次对准接管盘的治疗通道，然后进入前导管，由计算机准确地控制钢丝绳的输出长度，使放射源到达治疗部位。这一部位的治疗时间达到预定时间后，钢丝绳回抽到安全区，编码器和换路器将前导管对准下一个治疗通道，然后假源轮启动，进而真源轮启动，将放射源送入第二个治疗部位，这样逐次完成各部位的治疗。

近距离照射方式大致可分为腔内照射、组织间插植照射、管内照射和表面施源器照射。经典的近距离照射，参考点的剂量率为 0.4～2.0Gy/h，这种剂量模式称为低剂量率照射，当前近距离照射参考点的剂量率往往大于 12Gy/h，称为高剂量率照射，介于两者之间的为中剂量率照射。现代近距离照射中，基本都采用后装技术。

四、常用的放射源

后装治疗最常使用的放射源是放射性核素 ^{192}Ir。^{192}Ir 放射源具有体积小、活度高的优点，放射性活度可达 370GBq。但是铱源半衰期较短，只有 74.02 天。临床上高剂量率后装治疗为了保证一定的放射性活度，1 年需要更换 3～4 次放射源。

放射性同位素衰变主要产生 α、β、γ 三种射线，近距离照射主要使用 β、γ 两种射线，应用 γ 射线多于 β 射线。除镭以外，放射治疗中使用的放射性同位素均为人工放射性同位素。除 ^{60}Co、^{137}Cs 外，这些同位素只用于近距离照射。迄今为止，科学家借助反应堆加速器生产了大约 2500 种同位素，用于近距离治疗的有数十种。近距离照射常用放射性核素有镭-226（^{226}Ra）源、铯-137（^{137}Cs）源、钴-60（^{60}Co）源、铱-192（^{192}Ir）源、碘-125（^{125}I）源和钯-103（^{103}Pd）源。

第 5 节　医用质子、重离子放射治疗系统

一、医用质子、重离子放射治疗系统概述

医用质子、重离子放射治疗系统是使用质子或各种离子（如氦、锂、硼、碳、氮、氧、氖）和各种粒子（如氩等）来治疗恶性肿瘤和非恶性肿瘤的设备。粒子的能量必须能够穿透 30cm 或更多的等效水深度。

与 ^{60}Co γ 射线、高能 X 射线、电子射线和中子射线相比，质子在放射物理剂量分布方面有明显的优点。然而，由于质子放射治疗设备及技术较复杂，规模庞大，造价昂贵，因而发展缓慢。随着现代放射医学的发展，适形治疗和调强治疗等先进放射治疗方法相继提出，质子治疗的优越性进一步为人们所认识，质子治疗已经步入快速前进的轨道。

质子进入人体后，由于电离作用其能量逐渐损失。质子的射程取决于其能量。单能质子的射程分散很小，在质子径迹终点处，能量骤然释放，形成一个尖锐的剂量峰，由于质子束峰后面的剂量锐减，所以在肿瘤后面与侧面的正常组织可以得到较好的保护。而肿瘤区域前面的受照射剂量也只有高能 X 射线和电子射线的一半，其正常组织损伤也非常小。质子的这种剂量分布形式最早由 W. H. Bragg 于 1904 年观察到，故取名为 Bragg 型剂量分布，这是质子束剂量分布的主要特点。

重离子指原子序数大于 2 并失去了全部或部分的原子，形成带正电荷原子核，如碳离子、氖离子、硅离子、氩离子等。肿瘤重离子治疗指加速重离子使之处于高能状态，并在束流上予以控制，从而对恶性肿瘤产生治疗作用。由于普通电离辐照对剂量深度分布均呈指数衰减或略微上升而后衰减的特征，所以治疗受到很大限制；而重离子束以其独特的放射物理学和放射生物学性质，在放射治疗上独具优势。

二、医用质子、重离子放射治疗系统的基本结构和工作原理

医用质子、重离子放射治疗系统基本结构包括粒子加速器、束流输运线、束流传输系统、影像定位系统、患者摆位系统等。

粒子加速器可以将粒子加速到一定能量。对于用于粒子治疗的加速器来说，能量增加代表穿透患者体内的深度增加，通过加速磁场、弯转磁铁，将粒子加速到适用于患者治疗的能量，利用四级磁体和六级磁体聚焦，利用扫描磁铁将粒子打入患者体内指定位置。

通常的加速器种类有回旋加速器和同步加速器。用于治疗的质子加速器为回旋加速器和同步加速器，用于治疗的重离子加速器装置仅有同步加速器。

回旋加速器可将质子加速至最高 230MeV 或 250MeV。磁体高度约为 1.5m，典型直径 3.5～5.0m，分别配备超导线圈或常温线圈。通常在回旋加速器的上方或下方会预留一些额外的空间，用于离子源和设备的支撑装置以对机器进行维修和保养。回旋加速器最突出的优点是粒子束的连续特性，它的强度可以很快调整到几乎任何期望值。虽然回旋加速器本身不能调节能量，治疗所使用的能量可以精确、快速地通过降能器，通过合适的束流输运线以打到患者体内。

同步加速器由具有弯转磁铁和聚焦磁铁的模块组成。在一些同步加速器中，使用特殊的弯转磁铁的形状，使得弯曲磁场中加入聚焦的特性。优点是质子被加速到所需的能量，束流损失极小，几乎不产生感生放射性，并且低能质子具有与高能质子相同的流强。

第 6 节 模拟定位机

模拟定位机是肿瘤放射治疗之前，对放射部位进行定位的设备。放射治疗需要在精确的靶区和精确的剂量控制下实施，而治疗前靶区的确定就需要通过各种影像手段来实现的。这种通过影像方法确定准确靶区，并以二维或三维的方式体现出来，确定多角度体表投影，依次制订合理计划、模拟治疗的方式及方法均可称为模拟定位。目前普遍采用的定位设备是普通模拟定位机、CT 模拟定位机和 MR 模拟定位机。

一、普通模拟定位机

普通模拟定位机是模拟放射治疗机（如医用加速器、^{60}Co 治疗机）治疗的几何条件而定出照射部位的放射治疗辅助设备，实际上是一台特殊的 X 射线机。X 射线常规模拟定位机是当患者被诊断患有肿瘤并决定施行放射治疗时，在放射治疗前要制订周密的放射治疗计划，然后在定位机上定出要照射的部位，并做好标记后才能到医用加速器或 ^{60}Co 治疗机上去执行放射治疗。

普通模拟定位机结构组成：机架、界定器、治疗床、操作控制中心、X 射线系统、医用电视系统。

普通模拟定位机的工作原理如下。

（1）以 X 射线管焦点为辐射源模拟替代治疗机的辐射源，如医用加速器的靶点及 ^{60}Co 治疗机的 ^{60}Co 源。

（2）模拟机的机械运动可以模拟治疗机在放射治疗时的各种几何条件。

（3）通过电视系统（显示器）直接观察肿瘤放射治疗时所设照射野的形状、大小和靶区中心及选择合适的机架角、准直器角等。

（4）通过测距灯确定肿瘤中心至体前皮肤或体后皮肤的距离（治疗深度）。

（5）以影像增强器顶面到等中心的距离、辐射源到皮肤的距离、辐射源到等中心的距离，以及测量肿瘤在等中心处各个方位的尺寸等为医生制订放射治疗计划提供各种所需的数据。

（6）模拟机室也需要设置激光定位灯，用来确定模拟空间的等中心位置，使通过模拟机制订的放射治疗计划在治疗机上能够实现。

二、CT 模拟定位机

CT 利用多个层面上的图像可正确地三维重建人体的解剖结构，而 CT 模拟机（CT simulator）可通过对肿瘤和正常组织的正确重建及运用射线透过不同组织密度衰减因子的计算，提高放射治疗剂量计算和治疗计划设计的精确性，做出最佳的照射方案并加以实施，因而有可能使某些肿瘤的控制率得以提高，成为立体定向放射治疗、适形放射治疗乃至调强放射治疗必不可少的设备。

现代 CT 模拟机不仅可以像诊断 CT 机一样为治疗计划的设计提供高质量的影像资料，协助临床医生精确勾画肿瘤靶区及危及器官的轮廓，进而帮助治疗计划系统进行组织不均匀性校正，提高治疗剂量的准确性，还能借助复杂的计算机软件，将计划设计的照射野的三维空间分布结果投射到 CT 重建的受检者解剖资料上，在激光定位系统帮助下，实现对治疗条件的虚拟模拟。因此从某种意义上讲，现代 CT 模拟机综合了部分影像系统、计划设计系统和传统常规模拟机的功能。

CT 模拟机是兼有常规 X 射线模拟机和诊断 CT 双重功能的定位系统，通过 CT 扫描获得受检者的定位参数来模拟治疗的机器。一个完整的 CT 模拟机由 3 个基本部分组成。

（1）一台高档的大视野的[扫描机孔径（FOV≥70cm）]CT 扫描机，以获取受检者的 CT 扫描数据。CT 扫描机孔径越大越好。

（2）一套具有 CT 图像的三维重建、显示及照射野模拟功能的软件。这种软件可以独立成系统，也可以融入三维（3D）治疗计划系统中。

（3）一套专用的激光灯系统，最好是激光照射野模拟器。

在精确放射治疗体系中，上述设备均不可或缺，且具有一定要求。进行体部 CT 模拟定位时，还应尽可能配合呼吸控制系统进行。在精确放射治疗中，靶区控制相对严格且适形度高，稍有偏差即可导致治疗失败。治疗机配备实时验证系统也是非常必要的。

三、MR 模拟定位机

MR 扫描提供良好的组织分辨力，可以清楚地看见肿瘤侵犯软组织的范围，在判断鼻咽癌大体肿瘤区（gross tumor volume，GTV）上有明显优势。MR 对 CT 图像的优势主要体现在即使是平扫 MR 也较 CT 图像能提供更好的肿瘤及正常组织边界。脑部功能 MR 在治疗颅内肿瘤时能区分语言、视觉、听觉等区域。新 MR 技术，如 MRS、DWI、动态强化对比序列等已经在前列腺肿瘤治疗过程中得到应用性研究。MR 能把肿瘤从周围肌肉和血管中区分开来，对肿瘤进行精确定位，并勾画出肿瘤与周围组织和脑组织的交界面。

MR 模拟定位机是在 MR 扫描机的基础上，通过增加一套三维可移动激光定位灯和一套图像处理工作站而构成的虚拟模拟定位系统。MR 模拟定位机由大孔径 MR 扫描仪、三维可移动激光定位灯、平板床面、放射治疗摆位辅助装置、图像处理工作站和其他配套设备组成。

大孔径 MR 模拟定位机，配套有放射治疗专用线圈，专用于模拟定位。与普通 MR 线圈相比，放射治疗 MR 线圈的设计更考虑到摆位重复性及固定模的影像，如头线圈由常规封闭式改为开放式，体部线圈配合前置阵列支撑架使用，以及后置阵列套件、开放阵列套件与线圈的配套使用等。

（焦德琼）

第9章
图像存储与传输系统

学习目标

1. 掌握 图像存储和传输系统的内涵和意义；图像存储和传输系统的运行原理；医学影像信息系统的基本组成；医学影像信息系统流程与特点。
2. 熟悉 医学影像科信息化管理的质量控制。
3. 了解 图像存储和传输系统的产生发展。

第1节 绪 论

一、医学图像存储与传输系统的内涵和意义

医学图像存储与传输系统（picture archiving and communication system，PACS）是一个医学信息系统，用于存储、检索、呈现和分享从各种医学成像设备产生的图像。PACS 的出现解决了不同设备之间图像标准不一致、无法统一归集的问题，并开启了医院影像科进行电子阅片的全新时代。随着医学数字图像的大量应用以及计算机和网络技术的进步，PACS 功能日渐强大，应用场景扩展到医院各个部门，其内涵演变成了医学影像信息系统（medical imaging information system，MIIS）。

医学影像信息系统是以计算机和网络技术为基础，与各种影像设备相连接，利用海量存储和关系型数据库技术，以数字化方式收集、压缩、存储、传输数字化图像和患者相关医疗信息，对患者在影像业务科室的全流程信息进行管理和处理，实现患者的影像学检查和诊断、结果检索查询、远程处理发布等。包含若干个子业务子系统，如放射、介入、超声、心电图、核医学、病理、口腔、心导管、内镜等影像业务相关科室的影像管理和业务支撑分系统。

医学影像信息系统主要由负责影像业务的医学 PACS、放射信息系统（radiology information system，RIS）、影像后处理系统、计算机辅助诊断（computer aided diagnostic，CAD）系统和远程放射学（teleradiology）系统，以及其他辅助系统等构成。以计算机化、网络化管理预约登记、影像学检查、报告书写与审核，利用计算机辅助诊断结果支持临床决策，遵循 HL7 卫生信息交换标准（health level 7），与医院信息系统（hospital information system，HIS）和电子病历（electronic medical record，EMR）系统集成及数据交换、影像业务流程互通，全面支持医疗机构在医疗、教学、科研、管理等各方面的工作，共同构成现代化综合医院管理模式。

其中，PACS 是 MIIS 最重要的核心系统。在实际工作当中，因为历史的原因，大多数人习惯将医院的 MIIS 称呼为 PACS 系统。因此，在很多场合，PACS 出现的频率更高，代表性更广泛。

二、医学图像存储与传输系统的产生与发展

PACS 其产生过程来源于临床对医学图像的特殊要求。自 X 射线被应用于人体成像后，其影像的呈现都是使用胶片，随着医疗技术的进步，各种影像设备陆续推出并获得不同效果的人体影像，为各种疾病的诊断起着不同的作用。对于疾病的影像诊断而言，需要对比各种不同种类的影像进行综合判定，如

普通 X 射线、CT、MRI、DSA、超声或同位素扫描等的图像，采用传统的胶片模式很难方便地传递以便实施精确的诊断，尤其对于临床科室之间或医院之间，获取图像非常困难，其中传递和保存是一个非常复杂的过程。于是，有学者提出要建立统一的模式来解决这些问题。Duerinckx 于 1981 年提出了 PACS 这一术语，由于它的代表性和国际通用性，一直沿用至今。

PACS 的发展和应用，是伴随着国际医学数字成像和通信标准（digital imaging and communications in medicine，DICOM）的建立发展而进行的，随着 DICOM 3.0 版本的推出，使得不同制造商的医疗成像设备能够无缝对接，医院从影像设备中获取医学影像变得非常便捷、可靠、灵活而且非常经济，PACS 开始在医院开展临床应用。到了 90 年代中期，随着各种成像技术和计算机技术的成熟，成像设备输出图像逐渐数字化，PACS 应用更加方便，应用范围更加扩展，受到医院的普遍欢迎，随即开始在全球范围内广泛部署。

为了进一步提高工作流效率，PACS 开始和放射学信息系统（RIS）集成，并由放射科扩展到医院所有的影像部门，包括 MRI、CT、PET、超声设备和其他频繁使用影像的临床部门。在与 HIS、EHR 和实验室信息系统（laboratory information system，LIS）等共同集成下，形成了多部门参与的综合管理和应用系统——医学影像信息系统（MIIS）。

随着互联网技术的发展，人工智能、大数据、机器学习等新兴技术逐渐融入医学影像信息系统，PACS 和 MIIS 的普及与发展，不仅对影像医学，甚至对整个临床医学的发展，都将起到重大的推动作用。

第 2 节　医学图像存储与传输系统运行原理和功能特点

一、运　行　原　理

PACS 的出现解决了医学图像大容量、低成本、快速传递等问题，极大地方便了医学图像的流通和归集。随着医院医疗流程的信息化管理的不断深入，PACS 具备医学数字化图像的获取、压缩、存储归档、管理、传输、查询检索、显示浏览、处理、发布等功能，实现各种影像设备互相连接，成为医学影像业务中影像浏览、诊断与管理的核心。

根据 PACS 的覆盖范围，可将其分为小、中、大三种类型。小型 PACS 又称为科室级或 Mini-PACS，只在医学影像学科的部门范围内使用；中型 PACS 为全院级又称为企业级 PACS 或 Enterprise-PACS，除影像科室外，医院内所有部门均可方便使用，为全院所有相关科室提供影像服务；大型 PACS 又称为区域级或 Regional-PACS，所有联网区域内的医院或城市间的医疗机构均可使用影像异地服务，把多家医疗机构或医疗联合体的医学影像资源（设备、数据、人力）、应用信息技术等整合成一个统一的平台，借助公共通信网在广域网上进行影像传输和数据交换，为该地区的所有公众提供医学影像信息服务及医疗卫生健康保健服务。

PACS 由图像采集装置、存储系统、显示设备、计算机处理器和数据库系统组成，这些组成部分通过通信网络连成一体，主要解决数字化医学影像数据的获取、传输、存储、重现和处理以及医学影像信息与其他医疗信息的交换等问题。

（一）医学影像数据的获取

从各种影像设备及时准确地获取图像及相关的其他信息（如受检者信息、图像采集参数和有关的图像处理等）一直是早期 PACS 比较难处理的一个环节。虽然当时已经出现 CT、MRI、CR 等数字化的检查设备，但是这些早期的数字化医学影像设备所产生的数字化图像都是由各个设备生产厂商自己的专有格式，别人无法利用，造成了不同生产厂商设备产生的图像格式不兼容的问题。因此，早期的 PACS

多采用模/数转换技术，对胶片等介质上所记录的模拟信息进行数字化转换，得到数字化的医学影像，并输入 PACS。由于中间有一个模/数转换的过程，不可避免地会造成原有医学影像中一些信息的丢失，这样就使通过模/数转换所得到的数字化医学影像的诊断价值大打折扣。这个问题极大地影响了 PACS 的发展，成为早期 PACS 发展的最大障碍。

为了解决上述问题，DICOM 应运而生。最初是由美国放射学会（ACR）和美国电气制造商协会（NEMA）于 1982 年联合组织了一个研究组，并在 1985 年制订出了一套数字化医学影像的格式标准，即 ACR-NEMA 1.0 标准，随后在 1988 年完成了 ACR-NEMA 2.0 标准。1993 年美国放射学会和美国电气制造商协会在 ACR-NEMA 2.0 标准的基础上，增加了通信方面的规范，同时按照影像学检查信息流的特点重新修改了图像格式中部分信息的定义，制订了 DICOM 3.0 标准。此后，DICOM 3.0 标准逐渐被世界上主要的医学影像设备生产厂商接受，成为事实上的工业标准。DICOM 3.0 标准解决了图像兼容和信息交换两大问题，为 PACS 扫清了发展道路上的最大障碍。

在遵从 DICOM 标准的环境中，PACS 获取影像数据的过程大致如下：①影像学检查设备产生相应受检者的检查图像；②根据 DICOM 相关部分的定义，生成包含受检者基本信息、扫描或曝光信息以及检查图像的 DICOM 格式文件；③按照 DICOM 协议的规定以及事先设置的传输参数，通过网络系统把图像文件发送至 PACS 或由 PACS 直接向设备查询并获取相关的检查图像。

由于 DICOM 协议的出现，PACS 从影像设备中获取影像数据变得非常便捷、可靠、灵活而且非常经济。主要体现在以下几个方面：①只要 PACS 和影像设备分别设置好 DICOM 相关的参数，并且保证设备与 PACS 间的网络联通，就可以非常便捷地得到影像设备的影像数据。②得到的影像数据中，除基本图像外，还包括了受检者基本信息、图像采集参数等非常重要的信息，这样就使获得的信息更加可靠、安全。③在 DICOM 标准中定义了两种不同的影像数据获取方式，PACS 可以主动地到设备中查找，取得相关受检者的影像数据；也可以被动地等待接收设备传输的影像数据，使影像数据的获取更加灵活。④遵从 DICOM 标准的影像数据本身就已经数字化，并且使用普通的个人电脑结合相应的软件便可以得到医学影像数据。早期普遍使用的昂贵的模/数转换设备如激光读取系统已无用武之地，这样医学影像数据的获取就变得更加经济。

（二）医学影像数据的传输

医学影像数据的传输是连接 PACS 各部分之间的桥梁。早期由于网络技术和计算机技术水平的制约，PACS 传输环节是系统的一个瓶颈，最普遍的两个问题是，影像浏览终端取得图像时间过长和网络拥堵。伴随着技术的更新和发展，传输问题已经得到了很好的解决，影像浏览终端可以在很短的时间内得到图像并开始诊断工作。目前，主要使用以下技术解决传输问题。

1. 先进的网络技术 网络技术经过几十年的发展，性能已经有了大幅度提高。以目前医院内应用最为广泛的以太网为例，其传输速度已经由最初的标准以太网的 10MB/s 到快速以太网的 100MB/s，再到现在千兆以太网的 1000MB/s，甚至更高的 10 000MB/s；传输介质从以同轴电缆、3 类双绞线为主发展到现在的以高速光纤传输为主，结合高速双绞线的部署模式。这些技术的应用使医学影像数据的传输速度有了百倍甚至千倍的提高。传输速度的提高可以大量减少医师在影像浏览终端浏览图像的等待时间，提高了医师的工作效率。

网络的高速传输距离由过去的 1km 左右，发展到现在的在保证高速传输的情况下不低于 40km；在网络类型的选择上，由于以太网的优势，以前繁多的网络类型，如令牌环网、光纤分布式接口网络、异步传输模式网等逐步淡出局域网的舞台，目前主要基于以太网。长距离高速度传输的保证以及网络类型的统一，使医院内部或所有院区和分支部门间的网络互联互通变得十分简便，使 PACS 在医院内部网络逻辑结构复杂的情况下成功部署并普及应用（图 9-2-1）。

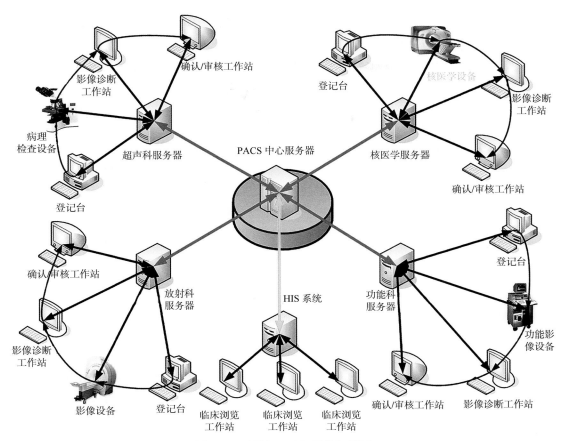

图 9-2-1 医院 PACS 网络拓扑图

2. 图像压缩技术 数字化的医学图像数据量非常大，单次检查的数据量少则十几兆字节，多则上百兆字节，甚至可以达到上千兆字节。如此大的数据量在 PACS 中频繁传输，给网络带来巨大的压力，会造成传输网络的拥塞甚至瘫痪。因此，医学图像数据压缩技术就进入 PACS 领域中。图像压缩技术是一种选择性地减少图像数据中的冗余信息，从而达到压缩图像数据、缩短传输时间的软件技术。对图像进行压缩的好处是显而易见的，压缩后的图像容量可以成倍地缩小，对存储来说可以节省大量的空间，更为重要的是，图像容量的缩小使传输所用时间更短，网络传输系统的压力大大减轻，可以较好地解决因为传输数据巨大而造成的网络拥塞和瘫痪问题。

DICOM 标准中推荐了多种图像压缩算法和压缩等级，以确保数字化医学图像压缩后的诊断价值。这些算法包括 JPEG image compression、JPEG-LS image compression、JPEG2000 image compression、RLE compression。联合图像专家组（joint photographic experts group，JPEG）专门致力于静态图片压缩。目前 JPEG 已开发了 3 个图像标准。

第 1 个标准直接称为 JPEG 标准，正式名称为连续色调静止图像的数字压缩编码（digital compression and coding of continuous-tone still images）。JPEG 算法共有 4 种运行模式，其中 1 种是基于空间预测（DPCM）的无损压缩算法，另外 3 种是基于离散余弦变换（DCT）的有损压缩算法。

第 2 个标准是 JPEG-LS，正式名称为连续色调静止图像无损/接近无损压缩标准（lossless/near-lossless compression standard for continuous-tone still images）。JPEG-LS 仍然是静止图像无损编码，能提供接近无损的压缩功能。JPEG-LS 算法的复杂度低，却能提供高无损压缩率，但它不支持扩缩容、误差恢复等功能。

第 3 个标准是 JPEG 最新的 JPEG2000 标准。该标准不仅能提高图像的压缩质量，而且能得到许多新功能，例如，根据图像质量、视觉感受和分辨力进行渐进传输，对码流的随机存取和处理，开放结构，向下兼容等。与以往的 JPEG 标准相比，JPEG2000 压缩率比 JPEG 高约 30%，它有许多原先的标准所不可比拟的优点。JPEG2000 与传统 JPEG 最大的不同之处在于它放弃了 JPEG 所采用的以离散余弦变换为主的分块编码方式，而改为以小波变换（wavelet transform）为主的多分辨力编码方式。

除 DICOM 标准中推荐的这些压缩算法外，一些厂商也使用其他的一些压缩算法解决医学图像数据问题，如超声心动图和心导管的动态图像，用运动图像专家组（moving picture expert group，MPEG）标准对图像进行压缩，同样取得比较好的效果。医学图像关系到医学诊断的准确性，过高的压缩比率会使影像数据体积减小到原来的几分之一，甚至上百分之一，势必造成原图像部分信息的丢失，从而影响图像质量，导致图像质量退化。因此，如何在图像压缩比率和图像质量之间谋求平衡，仍然是有待解决的问题之一。目前在应用于诊断的环境中通常使用无损压缩算法，压缩比率保持在 4∶1 或 2∶1。这样图像经过解压缩后可以完全还原到压缩前的状态，保证了数字化医学图像的诊断质量，并且可以做进一步处理，如三维重建。只有在一些对图像质量不敏感或对传输速度要求较高的环境中，如影像浏览、远程放射才适当使用有损压缩算法。

（三）医学影像数据的存储

存储在 PACS 中的医学影像数据包含了丰富的病例及其影像学信息，这些医学影像数据可以随时按不同的要求完全地重现出来。从医院的角度来看，这些医学影像数据的价值是巨大的。医院为了更好地管理、利用这些资源，就要求 PACS 能长时间保存医学数字化图像，以较短的等待时间调阅任意时期的历史影像资料。医学数字化影像自身文件大，不允许使用有损压缩算法，这使得医学数字化影像的存储成为 PACS 最为重要的功能之一。

1. 存储结构　目前应用较为广泛的存储结构有集中模式和分布式模式。

（1）集中模式　由 1 个功能强大的中央管理系统（服务器）及中央影像存储系统服务于所有 PACS 设备和影像，以提供集中的、全面的系统运行和管理服务。集中模式有利于对系统资源和服务实施进行有效的管理，每个用户可以在 PACS 网络覆盖范围内的任何地点、任何时间访问影像，但对网络宽带及传输速率、管理系统设备软件和硬件性能及稳定性要求较高。

（2）分布式模式　PACS 由多个相对独立的子单元（系统）组成，每个子单元有独立的存储管理系统。可以设或不设中央管理服务器，但通常应具有 1 个逻辑上的中央管理系统/平台。该模式也可以由多个 mini-PACS 整合形成。分布式模式是早期 PACS 最为常见的存储模式，它有利于减轻网络负荷，结构的安全性比较好。缺点是比较复杂，实现比较困难，资源和服务的管理、利用不如集中模式。

2. 存储方法　早期的 PACS，由于网络性能和存储技术的制约，通常把存储系统分为以下 3 个级别。

（1）在线存储　使用高性能的存储设备，如服务器直接挂接硬盘或高性能磁盘阵列，用来存储访问概率最大或对访问响应速度要求高的医学影像数据（通常是 6 个月以内的）。

（2）近线存储　使用性能一般的存储设备，如普通磁盘阵列，存储一定时期内被访问概率较低的医学影像数据。

（3）离线存储　通常使用性能相对最差、容量大、价格便宜的存储设备，如磁带库或光盘库，用来存储被访问概率非常小的医学影像数据。保证影像数据的安全性和完整性，以供以后需要的时候调阅。为防止数据丢失，存储系统中应该有备份部分，有一些厂商为降低成本，使用离线部分作为医学影像数据的备份。

3. 随着网络技术、存储技术的发展，网络和存储设备的性能都有了大幅度的提高，存储设备的成本投入也快速下降。PACS 存储系统已经从早期的三级存储，逐渐发展到现在的二级存储，即在线存储部分和备份部分。适合 PACS 使用的存储方案主要包括磁盘类、光盘类和磁带类。磁盘类由于拥有高性能，主要应用于在线存储部分；光盘类和磁带类性能相对较差，多应用于备份部分。

（1）磁盘类　磁盘类存储系统主要包括磁盘阵列、存储区域网（storage area network，SAN）、网络接入存储（network-attached storage，NAS）。

1）磁盘阵列是最为传统的存储解决方案。磁盘阵列将多个磁盘进行统一管理，使它们能够并行操作，以提高整个磁盘设备容量、传送能力及可靠性，其主要由阵列柜和放置在其中的硬盘组成。磁盘阵列与外部接口主要有小型计算机系统接口（small computer system interface，SCSI）和光纤通道（fiber channel，FC）接口。SCSI 的连接速率已经达到 640MB/s，光纤通道接口达到 2GB/s 的高速度，从传输性能来看完全可以满足 PACS 的要求。由于廉价的磁盘冗余阵列（redundant arrays of inexpensive disks，RAID）技术的应用，磁盘阵列的容量和安全性都达到了比较满意的程度。不足之处在于阵列磁盘机的限制（一般 10～12 个硬盘位），其容量虽然可以超过 1TB，但一旦所有盘位插满硬盘，阵列本身扩展能力达到极限，其扩展性将变差。

2）存储区域网络是一种类似于普通局域网的高速专用存储网络，它通过高达 2GB/s 的光纤通道集线器、交换机和网关等连接设备建立起服务器和存储设备之间的直接连接。存储区域网络支持远距离通信，允许存储设备真正与服务器隔离，使存储成为所有服务器共享的资源，并且近乎无限地扩充存储区域网络的存储容量。

3）网络接入存储是一种将分布独立的数据整合为大型、集中化管理的数据中心，以便对不同应用服务器和终端进行访问的技术。一个网络接入存储可以是一个服务器或一组专门用来存储的服务器群，在这样的体系结构中，磁盘空间的扩展简单便捷，因此扩展性佳。尽管网络接入存储内部也组成了 RAID，但由于其附加于网络，所以传输性能受网络因素的影响较大。

（2）光盘类和磁带类。目前可以满足 PACS 需要的光盘类和磁带类存储设备主要有光盘库（CD 盘库和 DVD 盘库）、磁带库。

在性能方面，光盘库、磁带库由于其中包含了机械转换机构，性能必然受到较大的影响。磁带库更换磁带的时间平均在 18～30s，对数据定位时间平均也要 15s，这样数据还没有开始读取就已经用到 30s 以上，而且根据接口的不同，传输速率通常不大于 80MB/s，再加上网络的影响，直接调用其上影像数据的等待时间较长。光盘库更换光盘的时间只需 3～5s，读取反应时间为百毫秒级，传输速率为 32 倍速，理论上为 4.8MB/s，若 4 台 CD-ROM 并发读取为 19.2MB/s。光盘库、磁带库通常配有 1～6 个驱动器，并行访问性能比较差。

光盘库、磁带库扩展能力一般，当库中的光盘或磁带用完后换入新的光盘或磁带，换到库外的光盘或磁带上的数据就变成非在线的数据，这就带来一些问题。当有医师需要调用这些数据时，要有系统管理员的参与完成，这样调用的效率就大大降低了，因此光盘类和磁带类适合作备份使用。

（四）医学影像数据的重现和处理

数字化的医学影像信息进入 PACS 后，是为了对其在计算机屏幕上进行重现和处理，实现在计算机屏幕上阅片的软拷贝阅读（soft-copy reading），用这种诊断方式取代传统的胶片（硬拷贝）结合观片灯的诊断模式。

1. 医学数据的重现　是进行"软阅读"方式的基础。医学影像在计算机显示器屏幕上显示的质量，对于影像诊断细节的观察至关重要，因此显示器就成为"软阅读"的关键所在。

普通彩色显示器的亮度只是灰度显示器（医用显示器）的 1/8 左右，它由红、黄、绿 3 个单元组成 1 个像素，其空间分辨力不及灰度显示器，所以医学影像诊断应尽可能使用灰度显示器。

2. 医学影像的处理　通常 PACS 的影像处理包含以下功能：缩放、移动、镜像、反相、旋转、滤波、锐化、伪彩、播放、窗宽窗位调节、提供感兴趣区值、长度、角度、面积等数据的测量。这些都是为辅助医师诊断而提供的基本图像处理功能。随着技术的进步和新型影像学检查设备的投入使用，PACS 的影像处理功能也在随之改变。

（1）三维技术得到了广泛的应用。通过三维重建后的图像，可以在一定程度上弥补设备的缺陷，医师可以快速、准确地找到关键断面和病灶，准确直观地了解到病灶与周围组织的关系。

（2）计算机辅助诊断功能越来越多。计算机辅助诊断功能的应用，可以自动计算出左右心室容量、射血分数；有的标注出血管狭窄、钙化位置、乳腺癌可疑点，提供 PET 的标准摄取值（SUV 值）和 CT 值等。这些功能极大地减轻了医师阅片工作的劳动强度，节约了诊断时间，提高了工作效率。

（五）医学影像信息与其他医疗信息的交换

近年来，随着医院管理信息化的程度不断加深，在 HIS 的各子系统之间医疗信息的交换日益成为人们关注的问题。随着大规模集成电路技术、大容量低成本存储系统、光纤和高速网络通信技术的进一步成熟，影像的实时分析成为可能，加上医院对"无胶片"诊断及影像学数字化管理的需求，MIIS 快速发展。

MIIS 作为在医院信息管理系统中医学影像信息的产生者，以及其他医疗信息的使用者，成为医疗信息交换过程中一个重要的组成部分。在这样的环境中，MIIS 已经不能再像以往那样作为一个相对独立的系统工作，它需要与外界进行大量信息交换。需要与 PACS 进行大量信息交换的部分主要包括影像学检查设备、RIS 及 HIS。

在信息交换过程中，除 DICOM 标准起着重要的作用外，HL7 协议也扮演着重要的角色。HL7 组织的主要目的是发展和整合各型医疗信息系统间，如临床、检验、药店、保险、管理、行政及银行等各项电子资料的交换标准。HL7 已被全球多个政府机构及大型企业所采用。它致力于发展一套联系独立医疗计算机系统的认可规格，确保医疗卫生系统如医院信息系统、检验系统、配药系统及企业系统等符合既定的标准与条件，使接收或传送一切有关医疗、卫生、财政与行政管理等资料或数据时，可及时、流畅、可靠且安全。

HL7 通信协议汇集了不同厂商用来设计应用软件之间接口的标准格式，它允许各个医疗卫生机构不同的系统之间，进行重要资料的通信往来。通信协议的设计同时保留相当的弹性，使得一些特定需求资料的处理维持兼容性。HL7 组织参考国际标准组织（International Organization for Standardization，ISO）开放式系统互联（open system interconnection，OSI）的标准通信模式，将 HL7 作为最高的一层，也就是应用层。它的规范提供了关联性的分类、有效检查的产生、结构性交换资料的机制与协商；功能则包括安全检查、使用者身份确认、有效检查、交换运作流通及其中最重要的资料交换建构等。

HL7 已经成为医疗信息交换协议的权威，允许不同系统在交换资料及数据时取得快捷、一致的效果。目前 HL7 的最新版本为 Version2.5 2003，是由美国国家标准学会（American National Standards Institute，ANSI）的程序投票一致通过的标准，也是被广泛使用的一个版本。HL7 组织正积极致力于发展新的版本。

1. 与影像学检查设备间的信息交换过程 PACS 与影像学检查设备间的信息交换，主要是医学影像的交换。与影像学检查设备进行医学影像的交换是 PACS 同外界最基本的信息交换。信息的交换过程同 PACS 获取医学影像的过程相差无几，只是在这个交换过程中保存在 PACS 的 DICOM 格式的影像文件也可返回到影像学检查设备。因此与影像学检查设备之间进行医学影像的交换是 PACS 的基本功能之一。

2. 与 RIS、HIS 之间的信息交换过程 RIS 是用来优化、管理影像科室日常诊断工作流程的系统，它是 PACS 最重要的"伙伴"，也是信息放射学中重要的组成部分。其主要功能包括预约登记功能、受检者基本信息和检查信息的输入即分诊功能、诊断报告的生成和确认功能、受检者相关信息的查询功能、影像科室工作量和其他管理信息的统计查询功能。

目前 RIS 的架构主要有两种：①PACS 与 RIS 相互分离，使用各自的数据库，各为独立的系统；②PACS 与 RIS 融合在一起，使用同一套数据库，PACS 与 RIS 是一个不可分割的整体，这种架构主要是国内厂家根据国内影像科室的工作流程及工作习惯而设计的，并在很多医院取得了很好的效果。

无论 PACS 和 RIS 如何组合，能够与 HIS 进行信息交换是 MIIS 最基本的也是最重要的要求。在不与 HIS 连接的环境中，RIS 要完成预约登记和分诊功能，要靠操作人员录入很多信息，如受检者的人口信息、受检者本次检查的相关信息，这就增加了分诊操作员的负担。当两个系统进行信息交换后，RIS 识别相关的受检者识别码，通过 HL7 协议或专门的接口可以直接显示该受检者的人口信息，以及本次检查的信息。这样分诊操作人员只需录入几个相应字符即可完成预约或分诊操作，大大提高了工作效率。在通常的工作流程中，影像学检查的诊断报告确认完毕后，胶片和报告由受检者自己或影像科工作人员带到临床医师处，再由临床医师完成临床诊断。这个过程中可能有多种原因造成临床医师得到受检者影像信息不及时，延误诊断。在 MIIS 与 HIS 可以进行交换的情况下，受检者的医学影像信息和影像诊断信息可以第一时间出现在临床医师的工作站上，省去胶片和诊断报告传递的时间，避免一些人为的错误，节约了临床诊断的时间，同时也在一定程度上确保了临床诊断的准确。

无论何种架构的 RIS 都需要与 PACS 以及影像学检查设备进行受检者信息的交换，这对于 PACS 和影像学检查设备都是十分有意义的。在传统的影像学检查流程中，设备操作技师或医师不能及时了解到要为哪些受检者进行检查，影像诊断医师也不能了解到要进行诊断的受检者当前处于检查流程中的哪个步骤，这样就造成了影像学检查、诊断过程中局部工作的无计划。而且很多受检者的信息分别存在于互不交换信息的 HIS、RIS 和 PACS 里面，许多信息需要在不同的系统和检查设备上重复输入，不能充分共享，更重要的是无法保证数据的一致性。在 RIS 可以与 PACS 和影像学检查设备进行信息交换的环境下，结合 RIS 与 HIS 的信息交换过程，可以很好地解决这些问题。当有一个新的受检者信息进入 HIS 或原有某受检者信息发生改变时，HIS 会自动通过 HL7 协议更新 RIS 的数据库，保存这些受检者信息；每完成一次预约或分诊，RIS 会自动通过 HL7 协议通知 PACS 和影像学检查设备有新的检查将要进行；检查开始时，影像设备会通过 DICOM 标准的相关部分由 RIS 查询受检者和检验基本信息，提取到设备操作台，并自动填写影像设备所需信息；检查完成后，影像设备会通过 DICOM 标准的相关部分通知 RIS 检查完成；影像诊断医师会在 RIS 得到相应的状态提示，并完成报告，RIS 会通过 HL7 传送报告给 HIS。这样就形成了一个完整、顺畅的工作流程，解决了受检者基本信息的多次输入问题。

二、功 能 特 点

从工程学角度来看，PACS 融合了计算机和网络相关技术，相比传统的胶片影像模式，具有多方面功能和优越性。

（一）工程学功能

1. 采用计算机技术存储和管理数字化医学影像资料，做到图像的高速存取。
2. 采用多种存储技术，可靠性高、节省资金，实现医院的无胶片化存档和管理。
3. 利用网络技术，实现影像资料的共享，可提高医学图像的利用价值和复用率，从而充分利用有限的图像资源。
4. 在互联网或多种通信技术充分发展的前提下，容易达到远程影像和远程医疗的目标。
5. 应用多种图像处理手段将大大丰富医生的诊断信息。

（二）临床优越性

1. 将从根本上改变传统的对胶片等硬拷贝的手工管理方式，有效提高医学图像的服务效率。
2. 对图像可进行多种后处理，从而可以观察到传统胶片无法观察或很难观察到的新的信息，有助于快速、准确地作出诊断。

3. 与传统方式相比，可减少档案保存设施和管理人员，从而降低图像的存档成本。

4. 可克服时间上和地域上的限制，使医护人员能为各类受检者提供及时的诊断、治疗和护理。

5. 采用全数字化的 X 射线摄影可使受检者的受照射剂量下降一个数量级，能有效降低受检者的辐射危险。

6. 数字影像的各种后处理技术，可直接提高诊断效率。

第 3 节　医学影像信息系统基本组成和应用流程

一、基　本　组　成

（一）基本架构

MIIS 的基本架构也称体系结构，它由多个部件以及它们彼此间的关系而组成，并且在一定的应用环境和规划原则下进行设计与演变，主要由硬件结构、网络结构和软件结构三部分组成。硬件结构是系统的载体，网络结构是系统的桥梁，而软件结构则是它的灵魂。

1. 硬件结构　主要包括服务器、存储、网络、工作站等。按照其功能、区域和作用可划分为三层硬件结构，即核心层、汇聚层以及接入层，具体来说包括五大硬件系统设备，即核心层设备、汇聚层设备、接入层的影像成像设备和工作站、存储设备、网络设备。

2. 网络结构　是医学影像信息系统中信息通信的载体和骨干，同样可划分为核心层、汇聚层，以及接入层等三层网络结构。核心层的网络连接采用光纤及与其配套的高性能网络交换设备，确保数据的传输速率、高可靠性以及万兆交换的可升级性。汇聚层的连接使用千兆主干网络交换技术和设备。接入层采用千兆桌面网络交换技术和设备。

3. 软件结构　可划分为三层软件结构，即系统层、数据层以及应用层。系统层软件包括网络操作系统（network operation system，NOS）；数据层软件包括数据库管理系统（database management system，DBMS）；应用层软件包括 RIS 和 PACS 服务器应用软件与客户端应用软件等。

医学影像信息系统的架构如图 9-3-1 所示，在具体实施和应用过程中，可以根据具体需求和实际情况添加、补充或变更图中所示服务器、工作站，存储设备的数量和用途。

（二）硬件的基本组成

医学影像信息系统的硬件由核心层设备、汇聚层设备、接入层的影像成像设备和工作站、存储设备、网络设备等五大硬件系统构成。

1. 核心层设备　包括 RIS/PACS 数据库服务器、PACS 在线存储管理服务器、PACS 近线存储管理服务器、RIS 应用服务器、RIS/HIS 集成服务器、影像胶片与报告集中/自助打印服务器、影像后处理服务器、远程放射学服务器、域控制器与后备域控制器以及网络时间服务器等设备。

2. 汇聚层设备　主要由各个影像科室的科室级应用服务器、DICOM 网关、住院部和门诊部影像调阅服务器，以及汇聚层存储设备组成。

3. 接入层的影像成像设备和工作站　主要包括数字化医学影像成像设备，以及影像诊断报告工作站、影像浏览工作站、影像技师机房工作站、质量保证/质量控制工作站、预约登记工作站、影像数据发布与备份工作站、系统管理员工作站、胶片数字化仪工作站、会诊读片工作站等设备。

4. 存储设备　是医学影像信息系统的核心组成部分，为患者保留所有影像数据信息，为核心层与汇聚层的 PACS 服务器、RIS 服务器等各级服务器中的系统程序、管理程序、应用程序的数据提供存储和读取服务，同时也为接入层的工作站设备通过服务器读取调阅数据提供服务。患者数据包括在线存储、近线存储和离线存储等。

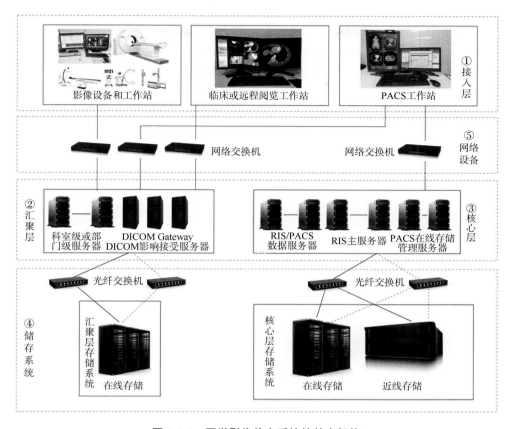

图 9-3-1　医学影像信息系统的基本架构

5. 网络设备　是医学影像信息系统的骨干和桥梁，负责各种影像业务数据流量的传输任务，其安全性、可靠性，以及传输效率将极大地影响医学影像信息系统和网络的运行情况。为保证网络系统的高可靠性、高稳定性及高性能，网络拓扑结构设计一般采用核心层、汇聚层和接入层的三级网络架构。

（三）各种类型服务器

服务器是计算机网络系统中提供数据服务的高效能计算机，具有高速度运算、长时间可靠运行、强大的外部数据吞吐等能力，是信息系统的核心部件。它用来接收和处理来自客户端的请求信息和工作任务，同时对整个系统进行管理、配置、调度、运算、请求响应等。为了确保运行安全，各部服务器最好配置成 2 台服务器组成的双机集群（cluster），以具备自动保持双机服务器主机和备机数据同步的功能，同时还具备在双机集群中实时监视检测服务器主机和备机的状态，在主机出现故障时或者接收到人工指令时，将主机切换到备机的功能。

随着技术的进步，服务器既可以采用单独存在的实体硬件，也可以采用分布式部署虚拟化硬件，由一套实体大型服务器为各种功能的虚拟服务器单独分配资源，单独完成其特有功能。

1. RIS/PACS 数据库服务器（RIS/PACS database server）　在完成数据库管理服务以及放射信息管理服务的过程中，负责接收保存汇聚层服务器、机房工作站传送来的信息和数据，同时负责与各 RIS/PACS 工作站之间有关 RIS 和 PACS 信息的检索、查询、管理。配置双机或多机集群，内置 RIS 和 PACS 数据库服务器应用软件、数据库管理软件，以及在双机集群中保持数据库主机和备机数据同步的软件。

2. PACS 存储管理服务器（PACS online archive server）　负责接收从 DICOM 网关传来的 DICOM

文件，存储到文件系统中，将 DICOM 影像文件的存储位置信息保存到 PACS 数据库服务器，接收 PACS 客户端的请求，将 DICOM 影像文件发送到客户端进行显示和浏览。配置双机或多机集群，内置 PACS 存储管理服务器软件，以及服务器与存储设备或者存储系统的接口和驱动软件。

3. RIS 应用服务器（RIS application server） 负责接收 RIS 客户端的请求，进行登记、检查、报告操作，在 RIS 客户端发出并驱动调阅 PACS 中 DICOM 影像的请求，接收 RIS 客户端上传的扫描申请单、报告文件、患者知情同意书等信息并且进行保存，提供管理界面，对 RIS 系统进行配置；提供对外接口，以供 RIS 集成服务器进行调用，提供 RIS 客户端的网络自动升级服务；与电子签名系统集成，共同完成报告的签发工作。配置双机集群架构，内置 RIS 应用服务器软件。

4. RIS/HIS 集成服务器（RIS/HIS integration server） 负责和 HIS 集成，接收 HIS 发出的影像学检查电子申请单等医嘱信息，以及收费记账等状态信息，并且进行保存；对于符合条件的医嘱，进行自动划价、自动预约，以及自动导检；接收 RIS 发出的 HIS 医嘱查询请求，提供符合条件的 HIS 医嘱信息；在 RIS 将与医嘱相关的影像学检查进行状态变更时，通知 HIS 同步更新状态；应用电子签名将报告签发完成后，将报告文本内容，以及电子签名的报告文档（通常为 PDF 格式）返回给 HIS，并发布到临床。配置单机或双机集群架构，内置 RIS/HIS 集成服务软件，并以 HL7 协议为基础，集成交互数据信息。

5. 影像科室部门级服务器（departmental server） 也称前置服务器，主要提供标准的 DICOM 接口，与分布于此区域内的影像成像设备实现网络连接，有效平衡网络通信、服务器、存储设备的负载，提高核心层主服务器的服务效能，以及全系统的总体效能，可以与主服务器进行分工，大部分常规图像存储于此服务器，而将有诊断价值和临床意义的医学影像传至 PACS 主服务器进行存储，这样可以节省医院级 PACS 主服务器端存储的容量。

根据需要，还可配置门急诊部和住院部影像临床发布服务器（out/in-patient and emergency departmental image publish server）、影像胶片与报告集中/自助打印服务器（image film and report central/self-service print server）、影像后处理服务器（image post processing server）等。

（四）各类型网络设备

在网络分层设计中，由于核心层、汇聚层、接入层的功能不同，不同层次选用的网络设备的性能也有所区别。

1. 核心层网络设备 是网络的高速交换主干，对整个网络的连通起到至关重要的作用。设备对核心层交换机的背板带宽与性能要求高，背板上预留总线接口用于后续扩容，背板数据交换大容量（Tbps 级别），端口高密度（支持千兆/万兆端口，端口数量扩展后可上百个），包转发速率性能越高越好。

2. 汇聚层网络设备 是网络接入层和核心层的"中介"，就是在工作站接入核心层前先做汇聚，以减轻核心层设备的负荷。同时，提供基于策略的连接。

汇聚层交换机需要更高的性能与更高的背板数据交换速率，并具备良好的可扩展性，能够提供路由决策、安全过滤、流量控制、远程接入等功能。主要设备有路由器、交换机。

3. 接入层网络设备 通常指网络中直接面向用户连接或访问的部分。主要设备有交换机、集线器等，可以选择不支持 VLAN 和三层交换技术的交换机。由于接入层网络设备直接和用户连接，容易遭受病毒攻击，为此要求接入层网络设备对部分常见和多发病毒（如"冲击波"病毒）的攻击具有一定的防御能力，以提升网络的安全性。由于接入层的入网终端用户数量庞大，要求接入层网络设备可提供堆叠接口模块，可以和其他交换机堆叠，提供更灵活的组网模式，更强大的处理能力，从而构建可靠、稳定、高速的 IP 网络平台。

（五）软件结构

软件结构可划分为三层，即系统层、数据层以及应用层。

系统层软件包括网络操作系统；数据层软件包括数据库管理系统；应用层软件包括 RIS 和 PACS 服务器应用软件与客户端应用软件等。

二、应 用 流 程

根据影像科的业务流程，分为预约、登记、检查、图像处理、报告生成、结果打印、统计管理等。每一个流程均由 RIS 来管理和完成。

RIS 除了负责记录受检者开始影像学检查的文本信息，还可以管理影像耗材物资、影像设备、科室信息报表等，检索、查询、统计分析上述信息，实现影像科室工作流程的计算机化、无纸化管理；为受检者在整个影像业务流程中的质量控制进行实时实地追踪；为医疗相关业务提供重要资料；RIS 是影像学检查科室日常医教研工作管理和量化统计的工具，为医教研提供病例资料，使影像科室的工作实践进入到数字化、信息化管理阶段。RIS 不仅担负管理影像科室、驱动 PACS 工作流程的重任，而且负责与HIS 交互信息、对接临床医疗流程，可以说医学影像相关其他系统都是在围绕 RIS 作集成、流程管理与数据交换。

基于医疗流程的 RIS 具有鲜明的个性特征，由于不同医疗机构医疗流程不同，必然导致其 RIS 不同，因此，RIS 的建设表面上是信息系统的建设，其实质是医疗机构医疗流程及管理流程的优化与重构、改革与创新的过程。

（一）预约与登记

预约与登记功能主要由影像科或使用部门的登记工作站来完成。

为避免现场拥挤和排队过长等现象，给受检者提供最短的等候时间以及相对准确的检查时间，可以根据不同的检查类型，预约受检者的检查申请。预约可以远程进行，可在医生工作站桌面或者患者的手机端进行预约。预约通知中包含预约时间和地点，还提供详细的检查准备和检查期间注意事项。

影像学检查前的准备事项非常复杂，而且不同的设备在不同的时间段进行不同的检查，这就需要人工登记，在正式检查前对患者的身份和准备事项进行确认，再分配检查房间。如果条件允许，可推行患者自助登记，直接选取到达即可实现自动登记。

（二）叫号与检查确认

叫号与检查确认由影像技师工作站来完成。

患者的检查排队是一个复杂的过程，为实现有序排队，可以通过叫号排队系统代替人工对受检者进行呼叫，患者可以实时观察查询排队情况，合理安排时间排队，这样可以实现少量受检者在检查室外等候检查，有效缓解科室接诊压力，同时可以最大限度地合理利用检查设备，提高检查效率，提升就医满意度。

检查确认事项包括患者身份确认、患者信息导入、患者检查信息确认等，信息核实完成后通过RIS/PACS 传入到检查设备中，检查完成后点击完成检查，图像开始自动上传至 PACS。

（三）图像处理

图像处理工作由后处理工作站来完成，如影像设备自带工作站或者 PACS 图像工作站。

检查设备采集的图像不一定符合诊断要求，还要根据临床需求做各种后处理，选择合适的方式呈现目标部位的各种特殊图像，并根据相关诊疗规范排版打印胶片。

图像后处理工作站要根据 PACS 要求设置网络配置，连接检查设备、PACS 存储服务器和胶片打印机。

（四）图像浏览和报告生成

图像上传至 PACS 服务器后，可在影像诊断报告工作站上进行图像的调阅，并由诊断医师完成检查报告的书写。门诊和住院医生工作站也配有简版图像浏览器。

诊断工作站承担的任务比较多，是影像科所有工作站中相对复杂的，其配置要求计算机性能好（内存和显卡要求高）、网络快速稳定，并单独配置诊断用专业显示器。

诊断工作站兼具图像处理和报告书写功能，配有专门的图像阅览器，配备各种图像测量工具、具有各种阅览方式，还应具备基本的三维重建功能，能做影像后处理和重组、重建等任务，以方便诊断医师能从各个角度去阅览图像，做出诊断。报告书写功能根据医院的管理模式进行设置，可分为一级、二级、三级审核机制，可调阅历史资料，也可进入电子病历查看患者临床资料。

随着 AI 诊断的发展，报告工作站上可以同时运行各种 AI 诊断工具。

（五）结果打印

影像医师完成报告后，图像通过上传至 PACS 服务器和临床发布服务器。上传至 PACS 服务器的图像和报告可在 PACS 任意诊断工作站中调阅。上传至临床发布服务器的图像和报告则由临床医生在门诊或住院部的医生工作站中调阅。

患者领取的结果包括最终的图像和诊断报告，可选择到影像科领取，也可在自助打印机上自行打印。

（六）统计管理

影像管理人员使用统计管理工作站对影像相关业务进行统计，并进行影像部门的行政管理。

统计工作包括对技师、医生的工作量、各设备各项目的检查数量等项目进行精确统计。

管理任务包括系统管理和行政管理。系统管理包括对系统的硬件、软件进行设置和管理，包括各种网络端口如检查设备、打印设备、工作站等参数的设置等。影像部门的行政管理包括医师、技师、登记人员的权限设置，还可能涉及质量控制、排班等内容。

第 4 节　医学影像科信息化管理的质量控制

医学影像科的信息管理的质量控制包含信息系统的各个环节，主要包括医疗质量管理、教学和科研管理、运行安全管理等多个方面，应用各种现代化质量控制工具，利用计算机技术，实现全环节、全流程实时动态管理，保障信息系统安全稳定运行，保证医疗业务的有效开展。

一、医疗质量管理

质量控制工作是医学影像科的长效管理机制，MIIS 建设要将医学影像诊断质量控制管理的功能要求融入 MIIS 中。

1. 对被检查者的影像学检查全流程进行实时记录，全流程管理，包含登记预约、图像采集、图像后处理、诊断报告、结果领取等环节，定期调阅数据进行分析，确保质量和效率。

2. 对采集的影像质量采用抽评或全评地开展等级评价，确保数字影像质量的稳定。充分利用信息系统的优势，对操作者或者采集设备进行全环节质量控制，再利用控制工具进行统计分析，质量评级电子化处理形成的数据表格可实时动态显示。

3. 对诊断报告多级审核修改的全过程进行质量控制，可以电子化自动比对和自动记录修改者、修改时间等要素。

4. 建立检查常规、规章制度、岗位职责的文档数据库，文档材料符合质量控制督查的要求，可在全科室的联网电脑上供全科室人员调阅。

5. 医学影像科护士日常工作应有岗位职责、操作规范的文本材料，抢救车药品和抢救器械应定期检查、核对，更换过期药品。针对护士工作的质量，包括注射、护理和注射相关物品管理、检查前准备（肠道准备和衣服更换）、不良反应记录和处理、抢救车药品和器械管理等，要定期考核。

二、MIIS 信息安全管理

MIIS 是保证医学影像科正常工作的重要系统，同时也关系到医院信息网络的安全。为确保医学影像科网络与信息安全，需制订医学影像科 MIIS 信息安全管理制度。

1. MIIS 信息运行要设置防火墙，安装防病毒软件，限制输出端口，拒绝外来的恶意攻击和病毒感染。

2. 对操作人员的权限严格按照岗位职责设定，设置不同的访问权限、相应的密码及口令。严禁操作人员泄露自己的口令。系统管理员定期检查操作人员权限。

3. 保护受检者个人信息，不得随意公布和拷贝与受检者有关的资料，无关人员不得随意浏览工作电脑。

4. 为确保 MIIS 不停机，或在故障期间不影响医疗工作，应准备应急预案，建立应急机制。当 MIIS 主服务器发生故障时，能够采用单机电脑通过手工方式实现登记和记账，及时检查和出具诊断报告。

（胡鹏志）

主要参考文献

黄钢，申宝忠，2016. 影像核医学与分子影像. 3 版. 北京：人民卫生出版社.

李月卿，2017.医学影像成像理论.2 版.北京：人民卫生出版社.

李真林，雷子乔，2016. 医学影像成像理论. 北京： 人民卫生出版社.

石继飞，2019. 放射治疗设备学. 北京： 人民卫生出版社.

童家明，2022.医学影像物理学.5 版.北京：人民卫生出版社.

王骏，2019. 医学影像成像原理. 北京： 科学出版社.

许少睿，苏浩波，楼文胜，等，2012. 下肢静脉步进式数字减影血管造影的优势. 中国医疗设备，27（7）： 17-20，56.

余建明，李真林，2021. 实用医学影像技术. 2 版. 北京： 人民卫生出版社.

张龙江，包颜明，杨亚英，2004. 多层螺旋 CT 血管成像. 昆明： 云南科技出版社.

张晓康，张卫萍，2014. 医学影像成像原理. 3 版. 北京： 人民卫生出版社.